ROMAN BAYER

HIIT Workout

Das funktionelle Ganzkörpertraining

Bibliografische Information der Deutschen Nationalbibliothek:
Die Deutschen Nationalbibliothek verzeichnet diese Publikation in der Deutschen Nationalbibliografie; detaillierte bibliografische Daten sind im Internet über http://d-nb.de abrufbar.

Wichtiger Hinweis:
Dieses Buch ist für Lernzwecke gedacht. Es stellt keinen Ersatz für eine individuelle Fitness- oder medizinische Beratung dar. Wenn Sie medizinischen Rat einholen wollen, konsultieren Sie bitte einen qualifizierten Arzt. Der Verlag und die Autoren haften für keine nachteiligen Auswirkungen, die in einem direkten oder indirekten Zusammenhang mit den Informationen stehen, die in diesem Buch enthalten sind.

Für Fragen und Anregungen:
info@eo-verlag.com

Originalausgabe
2. Auflage 2019

Johannisstraße 2
D-85354 Freising
Tel.: 0049 (0) 8161 / 54 99 03
Fax: 0049 (0) 8161 / 49 69 42

Lektorat: Janina Raab, München
Umschlaggestaltung: Sonja Kirsch, München
Fotos: Maximilian Raab
Model: Roman Bayer, Sigrid Ilumaa
Layout und Satz: Sonja Kirsch, München

ISBN Print: 978-3-9818145-6-9
ISBN eBook: 978-3-9818145-7-6

FASZINATION HIIT

Ich kann mich noch sehr gut an den Augenblick erinnern, als ich zum ersten Mal von HIIT gehört habe. Mein Abschluss an der Sportuniversität lag schon einige Zeit zurück und ich hatte zwei Jahre als Marketingmitarbeiter bei einem österreichischen Fußball-Bundesligaclub hinter mir. Wie ich feststellen musste, ist die Arbeit am Schreibtisch nichts für mich. Sport und Bewegung war und ist mein Leben und deshalb beschloss ich, in die aktive Welt des Sports zurückzukehren. Dazu ging ich für eine gewisse Zeit nach Kalifornien, wo ich in San Diego seit mittlerweile über 20 Jahren meine Sommerwochen verbringe. Insbesondere die amerikanische Westküste ist für sport- und fitnessbegeisterte Menschen ein Paradies. Neben Wellen zum Surfen an den wunderschönen Stränden, gibt es jede Menge Outdoor Basketball-Courts, Sportplätze und natürlich Fitnessclubs. Für mich ist es der perfekte Ort, um meine Lieblingssportarten auszuüben. In meiner Jugend spielte ich professionell Basketball und als Ausgleich entdeckte ich schon früh meine Leidenschaft für das Wellenreiten. Generell liebe ich es, unterschiedlichste Sportarten auszuprobieren. Für all diese Aktivitäten ist die körperliche Fitness mehr als nur eine Grundvoraussetzung und daher verbrachte ich schon immer viel Zeit in Fitnessstudios.

Geprägt wurde ich dabei auch durch meine Eltern, die jahrelang selbst ein Studio leiteten. Von klein auf an bekam ich somit die Arbeit im Fitness- und Gesundheitsmarkt mit und konnte dabei die verschiedensten Menschen bei ihren Trainingseinheiten beobachten und immer neue Trends der Fitnessbranche mitverfolgen. Von der Jane Fonda Dance- und Step Aerobic-Welle der 80iger, über die Low-Impact Kurseinheiten der 90iger bis hin zum funktionellen Training der heutigen Zeit. Dabei gab und gibt es in den USA immer wieder die neuesten Fitnesstrends zu entdecken.
Während meiner Zeit in Kalifornien konnte ich neben den Fitnesssportlern in den Studios auch den Footballspielern und Cross-Läufern bei ihrem Training auf dem Sportfeld zusehen. Das Training der Athleten unterscheidet sich zum Teil stark von dem, was in den Studios zu sehen war. Insbesondere schienen die Sportler in deutlich höheren Intensitäten zu trainieren. Die Motivation und Hingabe der Athleten für ihren Sport und ihr Training begeisterten mich. Ich dachte, würde man es schaffen diesen Enthusiasmus zu den Menschen in den Fitnessstudios und nach Hausen zu bringen, würde deren Training effektiver, abwechslungsreicher und deutlich mehr Spaß machen.
In etwa zur gleichen Zeit stieß ich auf einen wissenschaftlichen Artikel über eine neuartige Herangehensweise zum Thema Intervalltraining – das sogenannte High Intensity Intervall Training, kurz HIIT. Ich war sofort fasziniert.

Fortan begann ich, zuerst mit einfachen HIIT-Protokollen, selbst vermehrt in Intervallen zu trainieren. Ich lief siebenmal die Stadionrunde mit jeweils einer Minute Pause und war danach völlig ausgepumpt. Doch selbst diese monotonen HIIT-Intervalle machten richtig Spaß und ich merkte schnell eine Veränderung und Leistungssteigerung in den unterschiedlichsten Bereichen. Ich war beispielsweise nie ein guter Ausdauersportler und werde wahrscheinlich nie

Marathonläufer, dennoch konnte ich feststellen, dass sich durch HIIT meine Ausdauerfähigkeit merklich verbesserte. Mit der Zeit versuchte ich Stück für Stück meine Trainingseinheiten zu optimieren. Ich begann damit funktionelle Übungen mit dem eigenen Körpergewicht in mein HIIT zu integrieren. Der Kreativität sind dabei keine Grenzen gesetzt, ob Squat Jumps, Burpees oder Mountain Climbers, diese funktionellen Ganzkörperübungen erwiesen sich als perfekte Kombination zum klassischen HIIT Workout.

Meine Begeisterung für HIIT stieg weiter als ich nach Europa zurückkehrte und als Sportwissenschaftler und Personal Trainer mit meinen Kunden und Athleten diese Form des Workouts ausprobierte. Meine Faszination übertrug sich auf meine Sportler und deren Spaß und Erfolg gab den Trainingsprogrammen recht. Damit trainierten erstmals nicht nur Leistungssportler in hohen Intensitäten, sondern auch Breiten-, Fitness- und Gesundheitssportler.
Mittlerweile setzen, speziell im Leistungssport, immer mehr Athleten aus den unterschiedlichsten Sportarten wie etwa Fußball, Skifahren oder der Leichtathletik auf diese Trainingsmethode. Viele Methoden kommen daher immer noch aus dem Athletentraining und beinhalten oft komplizierte oder eintönige Formen des Trainings.

Das Ziel dieses Buches ist es einerseits, das Training der Athleten umsetzbar zu Ihnen nach Hause zu bringen. Andererseits möchte ich, mithilfe meiner großen Erfahrung mit HIIT und durch kreative Übungsgestaltung, der Monotonie im Trainingsalltag entgegen wirken. Eine Fülle an funktionellen Übungen ermöglicht ein ungemein abwechslungsreiches Workout. Klare, einfach umzusetzende, intensive Intervalle gestalten ein effizientes Training, das viel Spaß macht.
Mein HIIT Programm ist eine Kombination aus Ausdauer- und Muskeltraining, das es Ihnen erlaubt, mehrere Ziele gleichzeitig zu verfolgen. Die gesteigerte Ausdauer erhöht Ihre Leistungsfähigkeit, die vermehrte Muskelmasse formt Ihren Körper und baut unentwegt Fett ab. Dabei werden Stoffwechselvorgänge im Körper intensiv angeregt und in kurzer Zeit ein hoher Trainingsreiz erzeugt. Der Körper reagiert darauf mit einer Verbesserung der Leistungsfähigkeit – Sie werden je nach Zielsetzung fitter, definierter und nicht zuletzt schlanker!

Ich wünsche Ihnen viel Spaß beim Trainieren und wie wir Österreicher sagen würden „Auf gehts – dammawos“.

HIIT GRUNDLAGEN

Die Abkürzung „HIIT“ steht für High-Intensity-Intervall-Training (hochintensives Intervalltraining). Wie Sie bald erfahren werden, sagt der Name „HIIT“ bereits sehr viel über diese Trainingsmethode aus.

Was ist der Grundgedanke von HIIT?

Der Grundgedanke von HIIT basiert auf dem klassischen Intervalltraining. Der tschechische Langstreckenläufer Emil Zátopek, der seine größten Erfolge in den 1940er und 50er Jahren feierte, gilt als einer der ersten Sportler, die wirksam mit der Intervallmethode trainierten. Der mehrfache Weltmeister und Olympiasieger verschaffte sich schon damals durch diese Form des Trainings enorme Vorteile und war seinen Gegnern, die nach herkömmlichen Methoden trainierten, überlegen.

Das ursprüngliche, klassische Intervalltraining ist also nicht neu, neu sind allerdings eine Vielzahl an Studien in diesem Bereich, insbesondere im Breiten- und Gesundheitssport. Jahrzehntelang wurde das hochintensive Intervalltraining fast ausschließlich im Hochleistungssport eingesetzt und auch dort bestenfalls in ausgewählten Sportarten, wie der Leichtathletik oder dem Bodybuilding. Wissenschaftliche Studien konnten in den letzten Jahren jedoch zeigen, dass man speziell im Breiten-, Fitness- und Gesundheitssport große Trainingserfolge mit der Intervallmethode und insbesondere durch HIIT erzielen kann.

HIIT – Ein modernes Intervalltraining

HIIT beinhaltet generell kurze, hochintensive Intervalle, die von moderaten, lockeren Bewegungen oder Pausen unterbrochen werden. Die einzelnen Übungen werden dabei wiederholt an der individuellen Belastungsgrenze ausgeführt. Die Intensität befindet sich somit nahe am persönlichen Maximum bei 90 bis 100 Prozent der VO2max. (maximale Sauerstoffaufnahmekapazität). Die Dauer der Belastung kann dabei variieren und liegt zwischen 30 und 180 Sekunden pro Intervall. Auf jede Belastungsphase folgt eine Phase der Erholung. Die Länge der Pause wird an das jeweilige Trainingsziel und die Dauer der hochintensiven Phase angepasst.

Zusammenfassend bedeutet das:

- HIIT beinhaltet kurze, hochintensive Intervalle.
- HIIT besteht aus einem systematischen Wechsel zwischen Belastung und Pause.
- Die Belastungsintensität ist submaximal – „all-out" – supramaximal, die Erholung ist nicht vollständig. (Begriffserklärung siehe Seite 163)
- Das Erholungsniveau entspricht je nach Trainingsprotokoll in etwa der Pulsfrequenz nach dem Aufwärmen.

HIIT – Die genialste Trainingsform der Welt

Ich halte HIIT für eine der genialsten Trainingsform überhaupt. Die Übungsvielfalt, die intensiven Intervalle und die generell kurze Trainingsdauer machen HIIT besonders spannend. Die vielen Variationsmöglichkeiten bieten ein buntes, gesundes Training mit hohem Spaßfaktor.

Was auch immer Ihr Ziel ist – abnehmen, Körper formen, leistungsfähiger werden, Muskeln aufbauen oder die Gesundheit verbessern – mit HIIT können Sie ihre Ziele sehr effizient und schnell erreichen.

Vorab will ich Ihnen einige Vorteile von HIIT deutlich machen.

- Ein HIIT-Workout steigert die Ausdauerfähigkeit schnell und effektiv.
- HIIT ist eine wirkungsvolle Methode, um Kraft aufzubauen und den Körper zu formen.

- HIIT benötigt für die Leistungssteigerung deutlich weniger Zeit als andere Trainingsmethoden.
- Mit einer HIIT-Einheit werden sehr viele Kalorien verbrannt.
- Der „Nachbrenneffekt" ist merklich höher als bei anderen Methoden.
- HIIT verbrennt neben Kohlenhydraten auch jede Menge Fett.
- Die maximale Sauerstoffaufnahme-Kapazität (VO2max.) verbessert sich stark.
- Laktat kann vom Körper besser toleriert und verstoffwechselt werden.
- HIIT kann die Gesundheit positiv beeinflussen.
- HIIT stärkt das Immunsystem.
- HIIT stärkt den passiven Bewegungsapparat und damit die Knochen.
- HIIT kann nahezu überall durchgeführt werden.
- HIIT macht richtig viel Spaß!

Die positiven Effekte dieses Trainings sind weitreichend und werden in diesem Buch in den folgenden Kapiteln ausführlich beschrieben.

EIN LANGER ATEM – FITTER UND LEISTUNGSFÄHIGER DURCH HIIT

Als Personal Trainer und Sportwissenschaftler kommen immer wieder Kunden zu mir, die „fitter“ werden möchten. Auch bin ich häufig mit Athleten konfrontiert, die ihre Leistungsfähigkeit steigern wollen, um beispielsweise den nächsten Wettkampf zu gewinnen.

In diesem Kapitel möchte ich definieren, was es überhaupt heißt „fitter“ und „leistungsfähiger“ zu sein. Im Allgemeinen bedeutet es, sich in einem guten körperlichen und geistigen Zustand zu befinden. Belastungen des Alltags oder Anforderungen einer Sportart sollen dabei bestmöglich überwunden werden. Man möchte gesund sein, das Risiko für Krankheiten senken und seine Lebenserwartung erhöhen. Im Speziellen werden detaillierte Ziele gesetzt, um bessere Ergebnisse im Training oder der jeweiligen Sportart zu erreichen. Dabei könnte die Motivation im Freizeit- oder Leistungssport sein, schneller, kräftiger oder ausdauernder zu werden, beziehungsweise im Alltag fitter und schlanker.

Wie werde ich fitter und leistungsfähiger?

Zwei Faktoren beeinflussen maßgeblich die Fitness und sind somit ausschlaggebend dafür, wie fit und leistungsfähig wir sind.

- Die Ausdauerfähigkeit (Funktion und Umfang des oxidativen Stoffwechsels)
- Die Muskelkraft (Funktionalität und Größe der Muskulatur)

Die Verbesserung der Ausdauerleistungsfähigkeit sowie der Muskelkraft müssen somit eines der zentralen Ziele unseres Trainings sein. HIIT ist optimal geeignet, um beide Bereiche der körperlichen Fitness maßgeblich zu verbessern.

Anpassungserscheinungen des oxidativen Stoffwechsels durch HIIT

Bisher wurde generell die Meinung vertreten, dass nur umfangorientiertes, also lang andauerndes Ausdauertraining, mit eher niedrigen Intensitäten Anpassungen des oxidativen Stoffwechsels bewirkt. Neueste Studien zeigen jedoch, dass HIIT ebenfalls zu Verbesserungen des oxidativen Stoffwechsels führt.

Damit konnte gezeigt werden, dass hochintensives Intervalltraining nicht nur Verbesserungen im anaeroben Bereich bringt, sondern auf diese Weise auch die Grundlagenausdauer gesteigert werden kann.

Beim direkten Vergleich von umfangorientiertem Ausdauertraining (Hochvolumen Training – HVT) mit HIIT ergab sich eine vergleichbare Leistungsfähigkeit zwischen den untersuchten Gruppen. Zum Teil kam es durch HIIT sogar zu größeren Verbesserungen der Fitness.

Dies wird unter anderem durch eine Optimierung der Funktion und Dynamik von Mitochondrien (Kraftwerke der Zellen) erreicht. Auch die Anzahl an Mitochondrien in der Muskulatur nimmt zu. HIIT aktiviert dabei zentrale Enzyme des oxidativen Stoffwech-

Oxidativer Stoffwechsel

Ohne oxidativen Stoffwechsel wäre das menschliche Leben nicht möglich. Mit jeder Einatmung gelangt frischer Sauerstoff aus der Umgebung durch Mund und Nase in unsere Lungen. Die Luft sammelt sich in den Lungenbläschen (Alveolen) und geht von dort über die Blutgefäße (Kapillaren) ins Blut über. Der Sauerstoff wird in weiterer Folge über die roten Blutkörperchen (Hämoglobin) zu den Zellen transportiert, wo diese ihn aus dem Kapillarblut aufnehmen. Die Zelle verbraucht den Sauerstoff, um daraus Energie (Adenosintriphosphat) zu gewinnen.

Anaerober Energiestoffwechsel

Der menschliche Körper kann auch ohne Sauerstoff Energie gewinnen. Beim HIIT kann aus energiereichen Phosphaten schnellstmöglich die höchstmögliche Leistung gewonnen werden. Bei länger andauernden HIIT-Intervallen entsteht nach dem Verbrauch von Phosphaten – durch die Zuckerverbrennung – Laktat im Blut. *Siehe Kapitel: Das Laktat – gut oder böse? (Seite 30)*

sels, die in ihrer Dichte und Aktivität nach dem Training stark erhöht sind.

Daraus folgend lässt sich körperliche Ausdauer ganz und gar nicht nur durch lang andauerndes aerobes Training im Grundlagenbereich aufbauen. Belastungen an und über der anaeroben Schwelle führen zu einer Steigerung der Maximalkraft und der Schnelligkeit, sowie zu einer deutlichen Verbesserung des Energiestoffwechsels.

Das ist insbesondere deswegen interessant, weil für HIIT deutlich weniger Zeit benötigt wird, als für stundenlange Läufe oder Fahrten auf dem Ergometer im sogenannten „Plaudertempo“. Somit kann man durch HIIT in vergleichsweise kurzer Zeit beachtliche Fortschritte im Training erreichen, die gewünschten Ergebnisse stellen sich oft deutlich früher ein.

Mehr „Kraftwerke“ im Körper durch HIIT

Ohne funktionierende Mitochondrien ist es nicht möglich, körperliche Leistungen zu erbringen. Das heißt, je mehr Mitochondrien man besitzt und je besser diese zusammenarbeiten, desto fitter und leistungsfähiger ist man. Unser Ziel muss es also sein, die Dichte, die Funktion und den Inhalt der Mitochondrien zu verbessern. Die sogenannte „oxidative Kapazität“ beschreibt die mitochondriale Dichte im menschlichen Körper. Neben der Dichte gibt sie Aufschluss über die Fähigkeit des Organismus, die Energiegewinnung optimal auszunutzen und ist somit wiederum verantwortlich für die sportliche Leistung.

Durch HIIT wird die mitochondriale Dichte im Muskelgewebe, deren Funktion und Dynamik verändert, sozusagen trainiert.

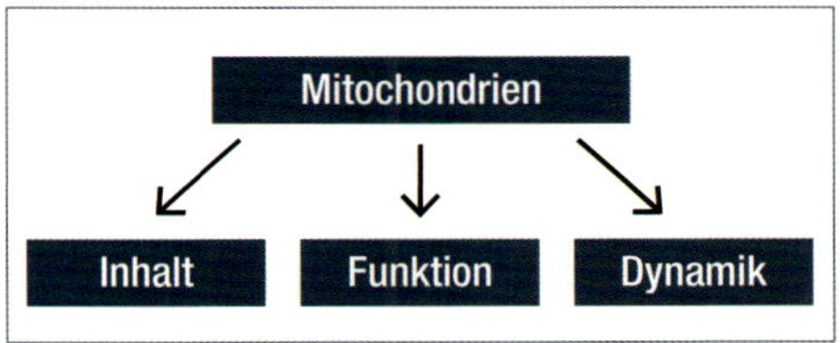

Inhalt (Anzahl) der Mitochondrien:

Die Anzahl oder Dichte der Mitochondrien in der Muskulatur wird durch gezieltes HIIT-Training deutlich erhöht. Das ist insbesondere deshalb so bemerkenswert, weil man in der Sportwissenschaft lange Zeit davon aus-

Mitochondrien

Diese kleinen kugel- bis bohnenförmigen, abgegrenzten Teile einer Zelle sind sehr zahlreich im Muskel- und Nervengewebe zu finden. Die Aufgabe der Mitochondrien ist es, Energie zu erzeugen. Daher werden sie auch oft als „Kraftwerke der Zellen“ bezeichnet. Speziell im Sport hat die Energiegewinnung eine enorm wichtige Bedeutung. *Mehr dazu siehe Kapitel: Hoch effektives Abnehmen durch HIIT (Seite 18).*

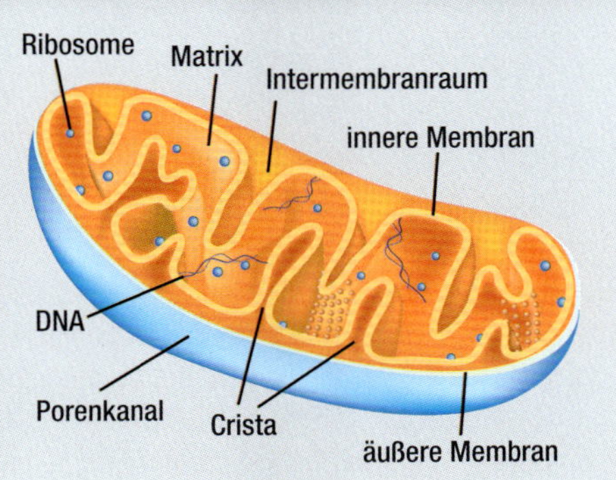

gegangen ist, dass hochintensives Training eher Mitochondrien zerstört, als diese aufzubauen. Neueste Studien belegen jedoch, dass die Anzahl der Mitochondrien durch HIIT deutlich gesteigert werden kann.

Funktion der Mitochondrien:
Neben der Menge an Mitochondrien wird auch deren Funktion signifikant verbessert. Vereinfacht bedeutet das, dass bei der gleichen Anzahl an Mitochondrien diese mehr Energie liefern können.

Dynamik der Mitochondrien:
Mitochondrien bilden in den meisten Zellen ein dynamisches Netzwerk. Zur Erhaltung dieses Netzwerks müssen sich Mitochondrien immer wieder teilen und miteinander fusionieren. Diese Dynamik ist sehr wichtig und kann ebenfalls verfeinert werden.
Weitere Studien zeigen, dass HIIT zudem den Transport von Glukose, Fetten, Laktat und Sauerstoff zu den Zellen verbessert. Das geschieht durch eine Erhöhung der Anzahl von Transportproteinen im menschlichen Körper. Somit wird die Verfügbarkeit von Nährstoffen, wie zum Beispiel Glukose, im Organismus erhöht. Diese Anpassungserscheinungen der Mitochondrien und der Transportproteine verbessern die oxidative Kapazität und die Substratverfügbarkeit im Skelettmuskel, was wiederum zu einer Leistungssteigerung führt.

„Mikrotraumata" – Auf- und Abbauprozesse im Körper

Der mechanische Stoffwechselweg wird unter anderem durch sogenannte Mikrotraumata aktiviert. Es handelt sich um mikroskopisch kleine Verletzungen der Muskelzelle, die von einer mechanischen Belastung ausgelöst werden. Durch sehr hohe Intensitäten, wie sie beim HIIT zu finden sind, entstehen insbesondere in den Muskelzellen vermehrt Traumata. Diese Prozesse sind notwendig, um einen trainingswirksamen Reiz auszulösen und können in der Regel vom Körper schnell repariert werden. Sogenannte „überschwellige" Trainingsbelastungen und die damit entstehenden Mikrotraumata sind essentiell für ein wirksames Training und kommen insbesondere im HIIT deutlich häufiger vor als beim HVT-Training.
Durch HIIT kommt es im Körper demnach zu katabolen sowie anabolen Prozessen, die zu Mikrotraumata und zu einem Nährstoffmangel führen. Diese müssen in Form von Regenerationsprozessen im Körper ausgeglichen werden. *Siehe Kapitel: Körperliche Regeneration nach HIIT (Seite 38).*

Katabol

Der Begriff „katabol" beschreibt abbauende Prozesse im menschlichen Organismus. Zu katabolen Reaktionen kommt es zum Beispiel bei der Verdauung von Nährstoffen zur Energiegewinnung. Während intensiver sportlicher Belastungen kommt es verstärkt zu katabolen Vorgängen im Organismus.

Anabol

Alle Wachstumsvorgänge des Körpers werden als „anabole Reaktionen" bezeichnet. Diese Aufbauprozesse, bei denen körpereigene Substanzen und neues Gewebe, wie zum Beispiel die Muskulatur, aufgebaut werden, benötigen viel Energie. Diese stellt der Körper in Form von ATP (Adenosintriphosphat) bereit.

Verhindern von „Leistungs-Barrieren“ – Optimale Belastungsgestaltung im HIIT

Zu den großen Stärken des menschlichen Organismus zählt seine Fähigkeit, sich bestmöglich an sich ändernde Umstände anzupassen. Die Anpassungserscheinungen sind vielfältig und oftmals individuell unterschiedlich. Sie reichen von Muskelaufbau über Verbesserung der Ausdauer bis hin zur Gewichtsreduktion. Für das Training bedeutet dies, dass sich unser Körper auf die geforderten Belastungen nach und nach besser einstellt. Bei immer gleichen Trainingseinheiten kann es allerdings zur Ausbildung einer „Barriere“ kommen. In Folge dieser Leistungsstagnation wird das Erreichen der individuellen Ziele deutlich schwieriger. Um definierte Vorhaben zu verwirklichen, ist eine optimale Gestaltung der Belastung im HIIT wichtig.

Das Entstehen einer Leistungsbarriere kann viele Gründe haben. Zu den Wichtigsten zählen, neben immer gleichen Trainingsinhalten und unveränderten Intensitäten, auch physiologische Anpassungsprozesse des Körpers.

Um zu verhindern, dass es zu einer Stagnation der Leistung kommt, müssen hauptsächlich zwei Prinzipen im HIIT Beachtung finden:

HIIT muss progressiv gestaltet werden (Prinzip der progressiven Belastung)

Obwohl im HIIT mit sehr hohen Intensitäten gearbeitet wird, müssen die Trainingseinheiten dennoch progressiv gestaltet werden. Die Steigerung soll grundsätzlich in kleinen Schritten erfolgen und der individuellen Leistungsfähigkeit des jeweiligen Sportlers angepasst sein. Kommt es bei bereits hohem Leistungsvermögen dennoch zur Stagnation, kann die Trainingsanpassung etwas sprunghafter erfolgen.

Zur Steigerung der Belastung im HIIT gibt es unterschiedliche Methoden.

- Mehr Trainingseinheiten pro Woche:
  Die Häufigkeit der HIIT-Trainingseinheiten kann bis zu einem gewissen Pensum pro Woche sinnvoll gesteigert werden. Beachtet werden muss, dass die Regenerationszeit nach einer HIIT Trainingseinheit mitunter 48 Stunden beträgt. Mehr als vier HIIT-Trainingseinheiten pro Woche sind demzufolge nicht empfehlenswert.
- Intensivere Intervalle:
  HIIT Intervalle zu steigern, ist bei sehr gut trainierten Personen bis hin zu „All-Out“ und supramaximalen Intervallen möglich. Vor einer sprunghaften Intensivierung des Trainings sollten auf alle Fälle überprüfende Belastungstests durch einen Trainer, Sportwissenschaftler oder Sportmediziner durchgeführt werden.
- Verkürzung der Pausenzeit:
  Ein paar Sekunden weniger Pause können im HIIT einen sehr großen Unterschied bedeuten. Grundsätzlich macht es Sinn die Pause „lohnend“ zu gestalten.
  Siehe Kapitel: Die Intensität (Seite 24)
- Erhöhung der koordinativen Anforderungen:
  Einfache Sprünge oder Sprints sind leichter durchzuführen als komplexe Übungsverbindungen wie Burpees oder Lunge-Jumps mit Rotation. Das regelmäßige Erhöhen der Komplexität der Übungen steigert den Trainingseffekt. Im praktischen Teil dieses Buches sind viele Variationen zu finden.

HIIT muss variabel gestaltet werden (Prinzip der Trainingsvariabilität)

Durch monotone oder zyklische Belastungsbilder kommt es zu physiologischen und funktionellen Anpassungen, unter anderem im vegetativen Nervensystem. Eintönige, gleichartige Trainingsreize führen demnach schnell zu einer Stagnation der Leistung.

Um dies zu verhindern, gibt es unterschiedliche Methoden zur Trainingsvariation:

- Variation des Trainingsinhalts:
  Durch ständig variierende Übungen werden die Trainingseinheiten abwechslungsreich, was die Effektivität des Trainings steigert.
- Variation der Trainingsmethoden:
  Auch eine regelmäßige Veränderung der Methodik des Trainings ist sehr wichtig. Es besteht die Möglichkeit der Variation von Intervallzeiten, Belastungsintensitäten und Dauer der Gesamtbelastung einer Einheit.
- Variation der Dynamik der Bewegungen:
  Durch Bewegungen mit dauerhaft gleichem Tempo kann es ebenfalls zum Leistungsstillstand kommen. Dem kann entgegengewirkt werden, indem die Übungsausführung beispielsweise explosiver erfolgt. Dabei kann höher gesprungen oder die Ausführungsgeschwindigkeit verändert werden.

Stützproteine schützen den Organismus
Stützproteine werden aufgrund der Synthese von Muskelproteinen produziert. Dieser Vorgang soll die Zelle vor mechanischer Überlastung schützen. Es erfolgt demnach eine Anpassung des Körpers an den sportlichen Reiz. Dies ist einerseits überaus positiv, da der Organismus gestärkt wird, kann jedoch nach einer gewissen Zeit ebenfalls zur Entstehung einer Leistungsbarriere beitragen.

Gesundheitsfördernde Wirkung von HIIT

Auch im gesundheitsorientierten Fitnesstraining ist HIIT überaus sinnvoll. Unterschiedliche Studien belegen, dass durch regelmäßiges High Intensity Intervalltraining das Blutbild positiv beeinflusst werden kann. Neben verbesserten Cholesterinwerten, können sich auch die Blutzuckerwerte normalisieren. Eine Studie aus Norwegen konnte zudem zeigen, dass die systolischen und diastolischen Blutdruckwerte durch HIIT signifikant gesenkt werden konnten.
Eine weitere Studie aus Skandinavien stellte fest, dass HIIT effektiver zur Reduktion kardiovaskulärer Risiken beitrug, als moderate Ausdauerbelastungen. Darüber hinaus konnte die Insulinsensitivität positiv beeinflusst werden.
HIIT kann ferner zu einem gesunden Knochen beitragen und somit das Risiko, an

Stützproteine

Proteine stellen 20 Prozent des menschlichen Körpergewichts dar und kommen häufig im Muskelgewebe vor. Stützproteine, wie Kollagen, sind ein wichtiger Bestandteil des Bindegewebes, dienen dem Zusammenhalt von Zellen und sind wertvolle Elemente von Haut, Gefäßen, Sehnen oder Knochen. Ein anderes wichtiges Stützprotein ist Titin. Es kommt in der Muskulatur des Menschen vor und dient der Aufrechterhaltung einer hohen Muskelspannung bei isometrischen Muskelkontraktionen. Es bildet die Grundvoraussetzung für einen reibungslosen Kontraktionsvorgang und verleiht dem Muskel Stabilität und Elastizität.

Osteoporose zu erkranken, verringern. Die körperliche Aktivität ist entscheidend für die Stärke von Knochen. Impact Kräfte, die von außen auf den Körper wirken, stärken den Knochen und machen ihn bruchfester. *Lesen Sie dazu mehr im Kapitel „Plyometrics – Die Kunst des Springens“ (Seite 34).*

Im praktischen Teil dieses Buches finden Sie eine Vielzahl an Übungen und Variationsmöglichkeiten. Variieren Sie dabei Übungen, Methoden sowie Dynamik und suchen Sie sich den individuell für Sie passenden Trainingsplan.

HOCH EFFEKTIVES ABNEHMEN DURCH HIIT

HIIT ist eine optimale, vielleicht sogar die Methode schlechthin, um Körperfett zu reduzieren. Verschiedenste Komponenten führen dazu, dass Körperfett durch HIIT effektiver verbrannt wird, als mit anderen Trainingsmethoden. Es stellt sich die Frage „Warum nehme ich mit meinem klassischen Training nicht oder nur langsam ab?“ und „Was macht HIIT anders und so effektiv?“. Diese und weitere Fragen werden wir in diesem Kapitel klären.

Übergewicht – Warum nehme ich nicht ab?

Ich bin in einem Fitnessstudio aufgewachsen und konnte Jahr ein Jahr aus dieselben Menschen beim Training beobachten. Die Bodybuilder, die an der Hantelbank vor dem Spiegel standen und die Abkürzung „Cardio" als Fremd- (Schimpf-)wort benutzten; den Hobby-Marathonläufer, der seine Mitgliedschaft ausschließlich während der Wintermonate auf dem Laufband nutzte; oder die Hausfrau, die bevorzugt BauchBeinePo und Aerobic Kurse besuchte.

Am interessantesten fand ich allerdings immer die etwas übergewichtige Dame auf dem Sitzergometer mit Sessellehne, die zwei- bis dreimal pro Woche ihr „Fettverbrennungsprogramm" absolvierte. Früher las sie in ihrem Hochglanzheft, heute blickt sie gelangweilt in den integrierten Flatscreen. Sie spult Tag für Tag dasselbe Fitnessprogramm ab, in der Hoffnung endlich die gewünschte Bikinifigur aus der Werbung zu bekommen. Nur leider wird diese für immer eine Illusion bleiben! Warum?

Eines vorweg, es liegt nicht am Zeitaufwand, nicht an der Regelmäßigkeit und nicht am fehlenden Ehrgeiz. Woran dann?

Sätze wie „Die Regelmäßigkeit ist der Schlüssel zum Erfolg", „Es ist wichtig eine Belastung über einen gewissen Zeitraum aufrecht zu erhalten – die Fettverbrennung startet erst nach 30 Minuten" oder „Nur bei niedrigen Intensitäten, im Plaudertempo, kann man Fett verbrennen" stiften immer noch große Verwirrung. Aber, alles der Reihe nach.

Wie Sie später noch erfahren werden, ist die Eintönigkeit des Trainings eines der größten Hemmnisse für den Erfolg. Bewegen Sie sich seit Jahren zwar regelmäßig, aber absolvieren das immer gleiche Trainingsprogramm, wird dies mit Sicherheit nicht zum gewünschten Fortschritt führen. Ist Abnehmen Ihr Ziel, müssen Sie also etwas an Ihrem Training verändern und Ihre Einheiten ständig variieren. Dabei ist es beispielweise möglich, die Übungen auszutauschen oder die Intensität des Workouts zu verändern. Genau hier liegt eine der großen Stärken von HIIT.

In diesem Buch werden eine Vielzahl an Übungen und die verschiedensten Kombinationen vorgestellt. Darüber hinaus wird Schritt für Schritt erklärt, wie Sie Ihr Programm ständig variieren, um mehr Erfolg durch das Training zu haben.

Fettverbrennung ab der ersten Minute

Die Fettverbrennung setzt nicht, wie fälschlicherweise häufig immer noch angenommen, erst 30 Minuten nach Beginn der Bewegung ein. Nein, jeder Mensch verbrennt zu jeder Zeit immer Fett. Während Sie jetzt im Sitzen gemütlich dieses Buch lesen, verstoffwechseln Sie sogar hauptsächlich Fette. Das klingt grundsätzlich vielversprechend!

Daraus könnten Sie folgern, dass Sie zum Abnehmen nichts weiter tun müssten, als dieses Buch in einer gemütlichen Sitzposition zu Ende zu lesen. Sie können es sich denken, die Sache hat einen Haken!

Das Problem ist die viel zu geringe Intensität der Belastung. Im Sitzen oder Liegen braucht Ihr Körper nur wenig Energie und hat lange Zeit, um aus Fetten Energie zu gewinnen. Allerdings ist die insgesamt verstoffwechselte Energiemenge sehr gering. Das heißt, Sie verbrennen zwar hauptsächlich Fett, jedoch nur in sehr kleinen Mengen. Wenn Sie mit Ihrem Training beginnen, gewinnt ihr Körper von der ersten Minute die benötigte Energie aus Fetten und anderen Energieträgern. Erhöht sich nun die Inten-

sität, so steigt die benötigte Energiemenge und der Kalorienverbrauch. So weit so gut.
Ihr Körper verwendet mit steigender Intensität nach und nach mehr Kohlenhydrate zur Energiegewinnung. Damit sinkt prozentual der Anteil der verstoffwechselten Fette. Die Gesamtmenge der benötigten Kalorien, die aus Fetten gewonnen werden, nimmt aber dennoch zu. Auf den Punkt gebracht, durch die Steigerung der Intensität, verbrennen Sie insgesamt mehr Fett.

Hohe Intensitäten kurbeln die Fettverbrennung an

Bisher ging man davon aus, dass nur bei geringen Intensitäten und lang andauernden Belastungen optimal Fett verbrannt werden kann. Neue Studien zeigen, dass die Fettverbrennung auch im hochintensiven Bereich ansteigt.
Studienergebnisse der Sporthochschule Köln zeigen, dass die Energiebereitstellung auch oberhalb der sogenannten anaeroben Schwelle zu einem größeren Teil aerob, also mit Sauerstoff, erfolgt. Es konnte gezeigt werden, dass die anaerob-laktazide Energiebereitstellung (knapp über dem Laktat-Steady-State) nur in etwa zwei Prozent beträgt.
Das heißt, neben Kohlenhydraten und Laktat wird weiterhin auch Fett zur Energiegewinnung herangezogen. *Lesen Sie dazu mehr im Kapitel: Laktat – gut oder böse (Seite 30).*
Darüber hinaus kommt es zwischen den Intervallen zu hohen oxidativen, metabolischen Flussraten und Umverteilungsprozessen im Körper. Der Körper versucht in dieser kurzen Pausenzeit unter anderem die Herzfrequenz zu senken, die Laktatkonzentration zu verringern und atmet dabei viel frischen Sauerstoff ein. Auch in dieser Phase werden viele Kohlenhydrate und Fette verstoffwechselt. Analysen konnten zeigen, dass ein zwanzigminütiges HIIT-Workout eine annähernd gleich hohe Glykogenverarmung in der Muskulatur erzeugen kann wie eine vierstündige Trainingseinheit mit niedriger Belastung.
Speziell nach dem HIIT-Workout benötigt der Körper viel Energie, um den Ausgangszustand wiederherzustellen. Dieses mehr an Energie wird vorwiegend aus Fetten bezogen.

Starker Kalorienverbrauch durch HIIT

Durch HIIT wird im Körper ein deutlich höherer Anpassungsimpuls erzeugt, als beim moderaten Ausdauertraining. Während einer HIIT-Einheit steigt der Kalorienverbrauch stark an. Somit wird in kurzer Zeit eine große Kalorienmenge verbrannt. Insbesondere durch den ständigen Wechsel von hochintensiven Belastungen und lohnenden Pausen erhöht sich die Stoffwechselaktivität stark. Dabei ergeben sich große Unterschiede in den Werten zwischen Ruhezustand und Belastungsspitze. Die ständige Veränderung, beispielsweise der Herzfrequenz, stellt eine enorme Belastung für den Körper dar und führt zu einer hohen Zunahme des Kalorienverbrauchs.
Ein weiterer Punkt ist der starke Anstieg der Körperkerntemperatur durch HIIT. Zum „Heizen und Kühlen" benötigt unser Körper große Energiemengen. Werfen Sie in heißen Sommermonaten einmal einen Blick auf Ihre Stromrechnung. Wenn Sie eine Klimaanlage betreiben, wissen Sie, was ich meine. Der Stromverbrauch steigt zum Leidwesen Ihres Portemonnaies stark an. Ähnlich funktioniert der menschliche Körper. Die Regulation der Kerntemperatur benötigt Energie und damit viel Kalorien.

Darüber hinaus wird beim HIIT – durch anaerobe Prozesse im hochintensiven Bereich – Laktat im Körper produziert. Der Abbau von sogenannten Stoffwechselmetaboliten erfordert ebenfalls einen erhöhten Energieverbrauch. *Siehe Kapitel Laktat – gut oder böse? (Seite 30).*

Die intensiven Belastungen im HIIT führen außerdem zu einem deutlich höheren Sauerstoffbedarf als beim klassischen niedrigintensiven Ausdauertraining. Dabei ist der Anstieg des Sauerstoffbedarfs im HIIT gleich zu Beginn der Belastung relativ stark. Das kann zu einem sogenannten „Sauerstoffdefizit" im Körper führen.

Sauerstoffdefizit durch intensives Training

Ein „Sauerstoffdefizit" entsteht immer dann, wenn der Anstieg der Leistung im Training schneller erfolgt, als der Anstieg der Sauerstoffaufnahme. Das heißt, die Atmung passt sich erst nach einer gewissen Zeit an den erhöhten Sauerstoffbedarf des Organismus bei Belastung an. Das ist aber grundsätzlich kein Problem. Denn zuerst greift der Körper auf die Sauerstoffreserven in den Alveolen sowie im Blut zurück. Sind diese erschöpft, verwendet er zur Energiegewinnung Phosphate und bildet in weiterer Folge durch die anaerobe Glukoseverbrennung Laktat. Die Höhe des Defizits hängt unter anderem von der Belastungsintensität, dem Trainingszustand oder der Tagesform ab.

Doch nicht nur während des Trainings wird mehr Sauerstoff benötigt, sondern insbesondere nach der HIIT-Einheit bleibt der Bedarf an Sauerstoff weiter erhöht. Dieser Effekt wird in der Sportwissenschaft „EPOC" (Excess Postexercise Oxygen Consumption) oder auch „Sauerstoffschuld" genannt. Sie fragen sich zurecht – Warum ist das überhaupt wichtig?

Die Sauerstoffschuld lässt Rückschlüsse auf die Höhe des „Nachbrenneffekts" einer Belastung zu. Dieser Nachbrenneffekt oder

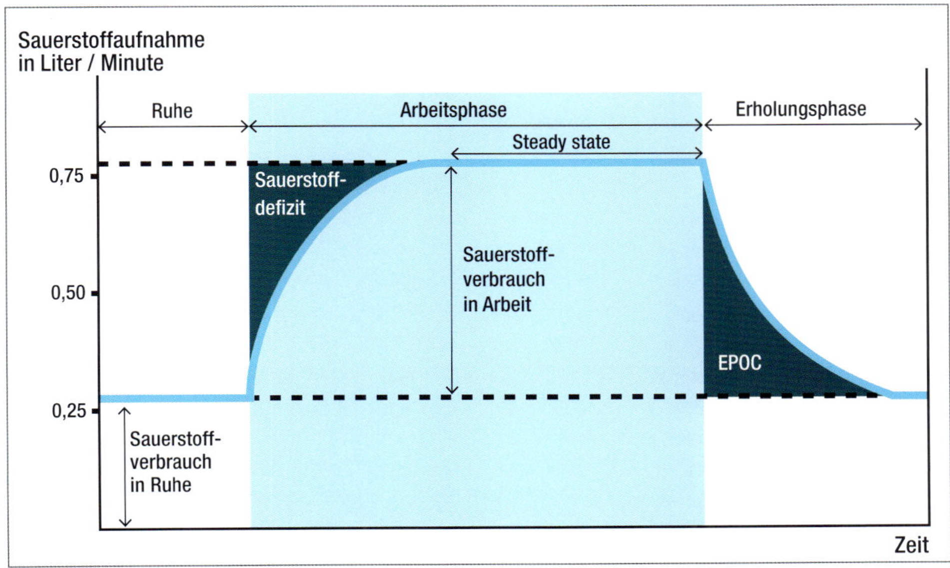

Sauerstoffverbrauch beim und nach dem Training.

„Metabolic Aftershock“ spielt für den Gesamtkalorienverbrauch und somit beim Abnehmen eine entscheidende Rolle.

HIIT erzeugt enormen Nachbrenneffekt

Wenn Sie Ihre HIIT-Einheit abgeschlossen haben und erschöpft aber glücklich duschen gehen, hat Ihr Organismus noch lange nicht Pause. Für Ihren Körper gibt es noch jede Menge zu erledigen. Das heißt, nach einem fordernden Training benötigt das gesamte System eine gewisse Dauer, um wieder in den Ruhezustand überzugehen. Die Stoffwechselaktivität ist für längere Zeit nach der Belastung weiter erhöht.
Die Menge an Energie, die der Körper nach dem Training benötigt, um seinen ursprünglichen Zustand wiederherzustellen (Homöostase), differiert stark, abhängig von der vorrausgegangenen Trainingseinheit. Die Länge und vor allem die Intensität eines Trainings spielen dabei eine maßgebliche Rolle. Insbesondere hochintensive Belastungen verlängern die Phase des Nachbrenneffekts. Das hat mehrere Gründe:
Es konnte festgestellt werden, dass sich der ständige Wechsel der Belastungsintensität nicht nur während des Workouts auf den Kalorienverbrauch auswirkt, sondern insbesondere nach dem Training zu einem erhöhten Bedarf an Energie führt.
Wie schon erwähnt, muss die Sauerstoffschuld, die der Organismus im Training eingeht, nach der Belastung beglichen werden. Je höher diese Schuld, desto höher ist der Nachbrenneffekt. Sie werden im Sitzen, Liegen und sogar beim Schlafen für längere Zeit mehr Kalorien verbrennen. Dieser Effekt kann bis zu 48 Stunden, also zwei Tage, anhalten. Beim HIIT werden neben Fetten selbstverständlich auch viele Kohlenhydrate verstoffwechselt. Nach einer intensiven Einheit können die Glykogenspeicher nahezu leer sein. Das vollständige Auffüllen der Speicher kann bis zu 48 Stunden dauern. Sind allgemein weniger Kohlenhydrate vorhanden, greift der Körper beim Stoffwechsel vermehrt auf Fette zurück. Das wiederum unterstützt Sie beim Abnehmen. *Lesen Sie mehr im Kapitel: Körperliche Regeneration nach HIIT (Seite 38).*
Aktuelle wissenschaftliche Studien belegen einen deutlich gesteigerten Kalorienverbrauch durch HIIT. Dieser kommt in erster Linie durch den starken Nachbrenneffekt zustande, der beim klassischen Ausdauertraining deutlich geringer ausfällt.
Zusammenfassend bedeutet das, dass der Gesamtenergieverbrauch inklusive Nachbrenneffekt bei einer 30-minütigen HIIT-Einheit signifikant höher ist als beim Hochvolumen Training.
An dieser Stelle möchte ich aber ausdrücklich erwähnen, dass HIIT das Grundlagentraining nicht vollständig ersetzen soll. Beide Trainingsformen sind auch weiterhin Teil eines effektiven Trainingsprogrammes.

Mehr Muskeln – erhöhte Fettverbrennung

Schön definierte Muskeln sehen nicht nur gut aus, unsere Muskulatur übernimmt im Körper eine Vielzahl wichtiger Funktionen und Aufgaben. Neben einer Verbesserung der Leistungsfähigkeit sind gut trainierte Muskeln entscheidend für die Stabilisation des passiven Bewegungsapparates. Sie dienen der allgemeinen Prävention von Rücken- und Gelenksbeschwerden und reduzieren das Verletzungsrisiko im Alltag und Sport. Neben diesen positiven Eigenschaften hat eine größere Muskelmasse noch einen ganz besonderen Bonus für alle Menschen, die abnehmen möchten:

Jedes Kilogramm an zusätzlicher Muskulatur verbrennt jeden Tag und jede Nacht extra Kalorien, auch in Ruhe. Sobald Sie sich bewegen, steigt der Anteil noch weiter nach oben. Das heißt, auch ohne Bewegung und bei Alltagstätigkeiten steigt Ihr Kalorienverbrauch. In der Literatur spricht man von einer Erhöhung des Grundumsatzes. Das ist jene Menge an Kalorien, die der Körper ohne zusätzliche Belastung an einem Tag zur Aufrechterhaltung seiner Funktionen benötigt.
Absolvieren Sie darüber hinaus zusätzlich Ihr HIIT-Programm und verbrennen somit noch mehr Energie, dann spricht man vom Leistungsumsatz. Dieser ist ebenfalls höher, je besser das Verhältnis zwischen Muskeln und Körperfett ist.

Während HIIT
Bei erhöhter Muskelmasse und gleichem Körpergewicht verbrennt Ihr Körper mehr Kalorien im Training. Der Kalorienverbrauch ist insbesondere hoch, wenn Sie mit funktionellen Ganzkörperübungen trainieren. Je mehr Muskeln an einer Bewegung beteiligt sind und je größer die beanspruchte Muskelmasse, desto mehr Energie kann verbrannt werden.

Nach HIIT
Mehr Muskeln bedeuten auch nach dem Training einen gesteigerten Energieverbrauch. Einerseits kommt dies durch den erhöhten Grundumsatz zustande, andererseits müssen mehr Muskeln versorgt und repariert werden. Das verstärkt den Nachbrenneffekt und steigert somit wiederum den Energie- und Kalorienverbrauch.
Um definierter und schlanker zu werden, muss es daher Ihr Ziel sein, bei reduziertem Gewicht dennoch Muskelmasse aufzubauen. Das Glück ist auf Ihrer Seite, denn HIIT hat hier die passende Antwort griffbereit.
Um effektiv Muskeln aufzubauen, muss mit hohen Intensitäten trainiert werden. Im HIIT wird immer mit höchster Intensität gearbeitet. Somit befinden Sie sich im optimalen Bereich zum Aufbau Ihrer Muskulatur.
Im Praxisteil des Buches werden eine Vielzahl unterschiedlichster Übungen zum Aufbau von ganzen Muskelgruppen und Muskelketten vorgestellt. Das bringt neben einem großen Gesamtkalorienverbrauch auch eine gesteigerte „Muskelintelligenz", also ein optimales Zusammenspiel der beteiligten Muskeln.
Wie Sie Ihre Muskulatur mit HIIT optimal trainieren, erfahren Sie im praktischen Teil dieses Buches.

DIE INTENSITÄT – AUF DER SUCHE NACH MOTIVATION UND DER RICHTIGEN BELASTUNGS-INTENSITÄT

Belastungskriterien im Workout

Haben Sie sich während oder direkt nach dem Training schon einmal im Spiegel betrachtet und dabei Ihren Kopf etwas genauer angesehen?
Vielleicht waren Sie dabei knall rot im Gesicht, oder Sie konnten gar ein weißes Nase-Mund-Dreieck in Ihrem verschwitzten Spiegelbild feststellen? Wenn Sie zusätzlich stark keuchend kalten Schweiß auf Ihrer Stirn gespürt haben, sind Sie mit ziemlicher Sicherheit über Ihre Belastungsgrenze hinausgeschossen. Man kann und soll im Training durchaus öfter an sein Limit gehen, um jedoch eine Überlastung zu vermeiden, ist es äußerst wichtig, seine eigenen Grenzen relativ genau zu kennen.
Die Intensität einer Belastung beschreibt immer den Anstrengungsgrad während des Trainings. Dieser drückt sich einerseits in objektiven Messgrößen aus, wie zum Beispiel der Laufgeschwindigkeit, der Herzfrequenz oder der zu messenden Laktatwerte im Blut. Andererseits in subjektiven Messgrößen, wie der Hautfarbe, der Atmung oder der individuellen Bewertung einer Anstrengung. Das alles sind Indikatoren dafür, wie hoch die Belastung und Intensität des Trainings ist und lassen Rückschlüsse über die vorausgegangene Anstrengung zu.

VO2max.

Die VO2max. steht für die maximale Sauerstoffaufnahmekapazität des Körpers pro Minute. Mit jeder Einatmung kommt frischer Sauerstoff in die Lungen. Wenn Sie einmal tief einatmen, befindet sich die Luft am Ende in den Lungenbläschen, den Alveolen. Von diesen Bläschen besitzt ein durchschnittlicher Mensch in etwa 300 Millionen. Die Zahl kann durch zielgerichtetes Training und insbesondere HIIT erhöht werden, wodurch der Körper mehr Sauerstoff aufnehmen kann. Das wiederum verbessert die VO2max. und steigert unsere Leistungsfähigkeit.

Objektive Belastungskriterien

- Herzfrequenz
- Laufgeschwindigkeit
- Watt am Ergometer
- Laktat
- VO2max.

Subjektive Belastungskriterien

Bei hoher Belastung steigt neben der Herzfrequenz auch die Atemfrequenz. Man beginnt zu schwitzen und die Gesichtsfarbe kann sich von leicht rosa, über hoch rot bis hin zu blass weiß verändern.
Subjektive Belastungskriterien sind dabei fast immer optisch sowie akustisch durch sich selbst oder eine andere Person feststellbar.

Innere subjektive Belastungskriterien

Die eigene, innere Bewertung einer Belastung ist für viele Menschen sehr schwer. Speziell im Bereich höherer Intensitäten fehlt oft die Erfahrung. Dabei kommt es auch auf die jeweiligen körperlichen Voraussetzungen an, denn dieselbe Übung kann sich für den Einen eher leicht anfühlen, während sich der Andere schon nahe seiner individuellen Belastungsgrenze befindet.
Die Bemessung des jeweiligen Trainingsreizes erfolgt demnach sehr individuell und ist von vielen Faktoren abhängig, wie dem aktuellen Trainingszustand, der Tageszeit oder dem subjektiven Belastungsempfinden.

Wert auf der Borg-Skala	Subjektives Empfinden	Geschätzter Puls	Trainingsschwerpunkt / Reizintensität
6	Keinerlei Anstrengung	60	Kein Training
7	Sehr sehr leicht	70	Regenerationstraining
8			
9	Sehr leicht	90	Regenerationstraining
10			
11	Leicht	110	Fettverbrennungstraining
12			
13	Etwas schwer	130	
14	Schwer	150	Herz-Kreislauf- und Cardiotraining
15			
16			
17	Sehr schwer	170	Anaerobes Training (Sauerstoffschuld)
18			
19	Extrem schwer	190	
20	Maximal schwer	200	

Die Borgskala

Die Borgskala

Eine einfache Möglichkeit, das eigene Belastungsempfinden herauszufinden, bietet die Borg-Skala.

Lernen, den Körper einzuschätzen

Subjektives Empfinden

Das Belastungsempfinden ist von Person zu Person sehr unterschiedlich und somit sehr individuell. Versuchen Sie sich anhand der Borgskala selbst einzuschätzen und auf einer Skala von sechs bis zwanzig einen Wert zu finden, der Ihrer derzeitigen Belastung entspricht.

Empfinden Sie die Belastung aktuell als „sehr leicht", „etwas schwer" oder als „extrem schwer"?

Die Atmung

Ich schließe mit Ihnen eine Wette ab! Beim Lesen dieses Buches, also genau jetzt, atmen Sie flach und eher Richtung Schlüsselbein ein und aus?! Sie bemerken wahrscheinlich nicht einmal, dass Sie gerade Atmen. Das ist die normale, unbewusste Atmung eines Menschen, der gerade auf dem Sofa sitzend ein gutes Buch liest. Sollten Sie allerdings gegenwärtig auf dem Fahrrad-Ergometer beim Intervalltraining sein oder zwischen den Kapiteln Burpees springen, hätte ich meine Wette jetzt verloren.

Mit steigender Belastungsintensität nimmt auch Ihre Atemfrequenz zu. Ihre Ein- und Ausatmungen passieren jetzt schneller und die Atemzüge sind tiefer und intensiver. Dabei wird oft in Richtung Brustbein geatmet. Eine erhöhte Atemfrequenz und -intensität ist demnach völlig normal und wichtig, um

den Körper ausreichend mit Sauerstoff zu versorgen.
Ist die Atmung allerdings stockend oder bekommen Sie Schnappatmung, dann ist dies ein Indiz dafür, dass Sie sich an oder über Ihrer individuellen Belastungsgrenze befinden.

Schwitzen und Ihre Hautfarbe
Schwitzen ist kein Indiz für den Trainingszustand oder die Leistungsfähigkeit einer Person. Bei Bewegung steigt die Körperkerntemperatur mitunter stark an. Der Körper reagiert mit Schwitzen, um zu kühlen. Bei sehr gut trainierten Personen kann das sehr schnell passieren, da der Organismus schon ahnt, was auf ihn zukommt. Bei Anfängern hingegen kann der Körper noch nicht abschätzen, wie er auf die kommende Belastung reagieren soll. Somit schwitzt man entweder zu viel oder mitunter gar nicht.
Zu starke Schweißentwicklung oder „kalter" Schweiß können jedoch Indikatoren für eine zu hohe Belastung sein. Ein roter Kopf oder ein weißes Nase-Mund-Dreieck dienen Ihnen ebenfalls als Anhaltspunkte für zu hohe Intensitäten.

An die Grenze gehen – Motivation im HIIT

Für viele Trainierende ist das Erreichen ihrer individuellen Belastungsgrenze sehr schwer. Durch jahrelanges Training im niederschwelligen Bereich kennt der Organismus diese gar nicht oder hat es schlichtweg verlernt, an sein persönliches Leistungslimit zu gehen. Aus Angst vor einer Überbelastung hört man lieber früher auf. Ferner ist man gewohnt, sich eine Trainingseinheit einteilen zu müssen, um noch genügend Reserven zu haben. Häufig wird die Restenergie dann gar nicht benötigt und die Effektivität des Trainings sinkt.

An seine Grenzen zu gehen, bis man wirklich nicht mehr kann, ist neben der körperlichen Beanspruchung auch eine psychische Herausforderung. Neben messbaren Größen, wie der Leistungsfähigkeit einer Person, hängt beim Bewältigen eines vorgegebenen Trainingsprogrammes viel von der Motivation und dem Willen des Trainierenden ab.
Im HIIT ist die hohe Trainingsintensität der Türöffner zum Erfolg. Die Überwindung, in immer wiederkehrenden Intervallen fortwährend seine individuelle Belastungsspitze zu erreichen, verlangt mentale Stärke und Motivation. Man braucht ein genau definiertes Ziel und den Glauben und Willen dieses zu erreichen. Schafft man es regelmäßig an seine Grenze zu gehen, stellt sich der Erfolg nachhaltig und wie von alleine ein.

Hartes Training – nichts für „Weichkekse"

Umfang und Intensität sind zwei Größen, die das Training bestimmen. Bei langem, umfangorientiertem Training, zum Beispiel bei einem Dauerlauf oder beim Fahren auf dem Fahrradergometer, spricht man oft von sanften oder lockeren Einheiten im „Plaudertempo".
Intensive, kurze Bewegungen mit hohen Belastungen werden oft als besonders hartes oder anstrengendes Training bezeichnet. Um besonders „hart" trainieren zu können, müssen Sie kein Leistungssportler, Olympiasieger oder Mount-Everest Bergsteiger sein, der Wille zählt!

Erfolg und Ziel fokussieren

Manche Menschen haben durch jahrelanges eintöniges Fitnesstraining die Motivation an regelmäßiger Bewegung völlig verloren. Da-

bei sinkt die Bereitschaft, sich zu überwinden und oft bleibt der trainingswirksame Reiz aus. Andere wiederum haben gute Vorsätze und schreiben sich in einem Fitnessstudio ein, finden aber immer wieder Ausreden, um nicht zum Training zu kommen.
Wenn selbst gesetzte Schranken und Barrieren den Wunsch, ein Ziel zu erreichen, überwiegen, wird die Motivation sinken und das eigentliche Ziel gerät in immer weitere Ferne. Daher ist es wichtig, sich dieser Hindernisse bewusst zu werden und diese abzubauen.
Das klare Definieren eines oder mehrerer Ziele trägt dabei stark zur Steigerung der Motivation bei.
Überlegen Sie: Was ist mein jetziger **IST-Zustand**? Was ist mein zukünftiger **WUNSCH-Zustand**?
Setzen Sie sich realistische Ziele und fokussieren Sie diese immer wieder. Machen Sie das zu Ihrer Gewohnheit und stellen Sie sich in regelmäßigen Abständen das Erreichen Ihres Zieles vor.
Ein optimales setzen von Zielen bedeutet:
Das Ziel soll

- **realistisch**,
- **klar definiert**,
- **zeitlich abgegrenzt**,
- **überprüfbar** und
- **herausfordernd** sein sowie
- einen **Reiz** haben.

Beispiele für gute Formulierungen sind:
Ich möchte in den nächsten zwei Monaten fünf Kilogramm abnehmen.
Ich möchte innerhalb des nächsten Jahres meinen Blutdruck signifikant senken.
Ich möchte in einem halben Jahr bei den Meisterschaften einen Wettkampf gewinnen.
Ich möchte meine Gesundheit langfristig erhalten und verbessern.
Ich möchte in den nächsten 30 Minuten Spaß haben, Gas geben und ein tolles Training haben.

Versuchen Sie jetzt gerne drei persönliche Ziele zu formulieren, die Sie mit HIIT und den im Buch vorgestellten Workouts erreichen wollen.

____

____

____

Tricks zur Motivationssteigerung

Neben dem Formulieren von Zielen gibt es einige Tricks und Hilfsmittel, um Ihre Motivation weiter zu steigern. Folgende Methoden helfen Ihnen bei hoch intensiven Intervallen Ihre persönliche Belastungsspitze zu erreichen:

- Gute mitreißende Musik
- Klatschen – Brüllen – sich selbst anfeuern
- Ein Trainingspartner – eine Trainingsgruppe
- Ein Spiegel
- Der Glaube an den Erfolg
- Das Fokussieren Ihres Zieles

Gute mitreißende Musik

Geschmäcker sind ja bekanntlich verschieden, speziell bei der Musik. Ob „Rock", „House" oder „Alternativ", entscheiden Sie selbst, was Sie gerne hören.

Klatschen – Brüllen – sich selbst anfeuern

Ab und zu muss es einfach raus! Lassen Sie Ihren Emotionen freien Lauf, dann wird der Nachbar vielleicht ebenfalls gleich motiviert, mitzumachen.

Ein Trainingspartner – eine Trainingsgruppe

Wenn Ihr Personal Trainer einmal keine Zeit hat, motivieren Sie Ihren Partner oder ein paar Freunde zum Training. Zu zweit macht es oft gleich viel mehr Spaß und die Motivation steigt.

Der Spiegel

Der Spiegel lügt nie! Ab und zu kann es richtig motivierend sein, sich im Spiegel beim Springen, Stützen oder Krabbeln zuzusehen. Ganz nebenbei können Sie damit die Technik Ihrer Bewegungsausführung genauer unter die Lupe nehmen.

Der Glaube an den Erfolg

Glauben Sie an Ihre Trainingsmethode, glauben Sie an den Erfolg und glauben Sie an das Erreichen Ihrer Ziele. Wenn Sie nicht länger zweifeln, können Sie Berge versetzen und Ihre Ziele Stück für Stück verwirklichen!

DAS LAKTAT – GUT ODER BÖSE?

Ob in meinen Ausbildungen oder im Training, wieder und wieder werde ich gefragt: „Ist Laktat eigentlich etwas Schlechtes? Oder hat es auch gute Eigenschaften? Kommt gar der Muskelkater vom Laktat?“.

Grundsätzlich kann festgehalten werden, Laktat (auch als Milchsäure bekannt) gilt in der Sportwissenschaft als leistungsbestimmendes Merkmal und ist in der Leistungsdiagnostik ein Parameter für die Ausdauerleistungsfähigkeit.

Bei der Energiegewinnung im menschlichen Körper fällt Laktat als Nebenprodukt an, wenn Kohlenhydrate im Muskel ohne Sauerstoff verstoffwechselt werden. Das heißt, bei intensiven Belastungen, bei denen in kurzer Zeit eine große Energiemenge benötigt wird, produziert der Körper besonders viel Laktat.

Produziert man Laktat auch in Ruheposition?

Da Stoffwechselprozesse im Körper grundsätzlich immer parallel ablaufen, entsteht zu jedem Zeitpunkt im Körper Laktat. Also JA, auch in Ruhe, auf dem Sofa, beim Lesen oder Fernsehen wird im Körper Laktat produziert. Dieses wird aber ständig wieder abgebaut und bleibt in der Regel auf einem sehr niedrigen Niveau (unter 1 mmol/l Laktat im Blut). Zu den laktatbildenden Strukturen im Körper zählen die Muskulatur (insbesondere bei hoch intensiven Belastungen), das Gehirn, der Darm und das Blut.

Laktat-Steady-State – Warum bekomme ich schwere Beine?

Das maximale Laktat-Steady-State (maxLaSS) ist der Bereich der Belastung im Training, bei der die Laktatbildung und der Abbau knapp noch im Gleichgewicht stehen. Belastungen die über diesen Bereich hinausgehen, führen zu einem exponentiellen Anstieg der Laktatkonzentration im Körper.
Haben Sie jemals versucht, 400 Meter (also eine Stadionrunde) so schnell wie möglich gegen die Stoppuhr zu laufen? Wenn nicht, probieren Sie es gerne bei Ihrem nächsten Stadionbesuch einmal aus. Spätestens auf den letzten hundert Metern, auf der Zielgeraden, werden Sie wissen wie sich eine sehr hohe Laktatkonzentration im Körper anfühlt. Die Beine werden schwer, ihre Koordination wird stark eingeschränkt sein und all das wird begleitet von einem höllischen Brennen Ihrer Beinmuskulatur. Das Laktat ist in diesem Beispiel leistungsbestimmender Faktor. Selbst wenn ich den Schmerz tolerieren könnte, wird mich die immer höher werdende Laktatkonzentration sehr zeitnah ausbremsen. Die Fähigkeit, hohe Laktatkonzentrationen auszuhalten (zu tolerieren), kann trainiert werden. Sie ist bei Spitzenathleten, wie zum Beispiel 800 Meter Läufern, sehr stark ausgeprägt – man spricht auch von einer sehr guten Laktattoleranz.
Was heutzutage noch wenige Leute wissen, zeigen neueste Erkenntnisse der Trainingswissenschaft: Nicht nur unter, sondern ebenfalls über dem maximalen Laktat-Steady-State läuft der muskuläre Energiestoffwechsel vorwiegend aerob (mit Sauerstoff) ab. Daher fordern Trainingsreize im Bereich des maxLaSS im erheblichen Maße die aerobe Energiebereitstellung. Das wiederum hat große Auswirkungen auf das HIIT-Training. Hoch intensive Belastungen haben demnach auch Auswirkungen auf den oxidativen Stoffwechsel. *Dazu mehr im Kapitel: Ein langer Atem (Seite 11).*

Gut oder böse?

Vor noch nicht allzu langer Zeit wurde Laktat als zentraler Einflussfaktor bei der muskulären Ermüdung angesehen. Ebenfalls glaubte man, dass Milchsäure unsere Kraftwerke der Zelle, die Mitochondrien, zerstört und damit zu beachtlichen Gewebsschäden im Organismus führt. Eine ungenügende Versorgung des Muskels mit Sauerstoff sollte nach früherer Annahme zu einer Anhäufung von Laktat im Blut führen. All diese Theorien scheinen jedoch nicht ganz richtig zu sein.

Vom Abfallprodukt – zum Nebenprodukt – zum Regulator

Laktat wurde lange Zeit als Stoffwechselendprodukt bezeichnet. Aktuelle Studien bestätigen aber, dass Laktat darüber hinaus eine wichtige Rolle in der oxidativen Energiebereitstellung spielt und damit ein bedeu-

tender Energieträger für den menschlichen Körper ist.
Neben der Glukose kann der Körper ebenso aus Laktat Energie gewinnen. Steigt die Laktatkonzentration im Blut, wird sogar der überwiegende Teil des Energiebedarfs durch Laktat bereitgestellt. Damit wird Laktat im Muskel nicht bloß hauptsächlich produziert, sondern auch vor Ort als Energie genutzt und eliminiert. Diesen Prozess sieht man zum Beispiel am verbesserten Laktatabbau während der aktiven Erholung im Vergleich zur passiven.
Zudem verbessert Laktat die oxidative Energiebereitstellung und soll eine regulierende Funktion bei Anpassungsprozessen erfüllen sowie an der Wundheilung und Blutgefäßneubildung beteiligt sein.

Führt Laktat zu Muskelkater?

Natürlich NICHT!
Die offensichtlich immer noch weit verbreitete Meinung, dass Laktat Muskelkater verursachen kann, hält sich als großer Fitnessirrtum immer noch hartnäckig.
Da ein Muskelkater häufig nach einem anstrengenden Training, oft bei einem hoch-intensiven Training zu beobachten ist, hat man kurzerhand angenommen, hier würde ein Zusammenhang bestehen. Dieser Hypothese folgend, müsste es speziell bei intensiven ausdauernden Belastungen, bei denen es zu einer hohen Laktatkonzentration im Körper kommt, vermehrt zu Muskelkater kommen. Das mag stimmen, erklärt jedoch nicht, dass fast noch häufigere Auftreten von Muskelkater nach einem intensiven Krafttraining. Denn beim Krafttraining wird in der Regel nur wenig Laktat produziert.
Laktat kann darüber hinaus im Körper sehr schnell wieder abgebaut werden. Den Muskelkater spürt man allerdings oft erst nach zwei Tagen am stärksten. Beim Muskelkater handelt es sich um eine Verletzung des Muskelgewebes. Durch einen sehr bzw. zu hohen Trainingsreiz entstehen im Muskel sogenannte Mikrotraumata. Das sind Risse in den kleinsten Einheiten des Muskels. Dadurch kann Wasser eindringen und es kommt mitunter zu äußerst schmerzhaften Entzündungen. Ein Muskelkater ist aber grundsätzlich unproblematisch, denn der Körper kann diese Traumata binnen weniger Tage selbst heilen.
Speziell bei exzentrischen, also bei bremsenden Bewegungen, wie einer Landung nach einem Sprung, dem Bergablaufen oder exzentrischem Krafttraining kann es zu starkem Muskelkater kommen.
Ziel – im Sinne der Trainingswissenschaft – sollte es dennoch nicht sein, einen Muskelkater durch Training zu provozieren. Vielmehr soll der Trainingsreiz an die jeweilige Person individuell, optimal angepasst werden.

Laktat im HIIT-Training

Insbesondere beim High-Intensity Training kommt es vermehrt zu einer erhöhten Laktatausschüttung. Dass dies für den Körper kein Problem darstellt, das wissen wir jetzt. Vielmehr kommt es im Körper zu einer Fülle von Anpassungsprozessen, die sich bei regelmäßigem Training positiv auf die Leistungsfähigkeit und den gesamten Organismus auswirken:

- **Im anaeroben Bereich kann das Laktat besser verwertet werden.** Bei derselben Belastungsintensität kommt es, im Vergleich zu weniger gut trainierten Personen, zu geringeren Laktatkonzentrationen. Dafür verantwortlich ist mitunter eine erhöhte Glukoneogenese aus Laktat im Muskel. Das heißt, sobald die Laktatkonzentration im Blut ansteigt, wird

Laktat der favorisierte Stoff der Energiegewinnung. Mehr als die Hälfte des Energiebedarfs werden fortan mit Laktat gedeckt. Funktioniert diese Verwertung besser, steigt letztendlich die Leistungsfähigkeit.

- **Laktat kann in hohen Konzentrationen vom Körper besser toleriert werden.** Somit ist der laktatbedingte Leistungsabfall geringer. Das heißt, das Gefühl „schwerer Beine“ stellt sich erst später ein und führt zu einem weniger starken Koordinationsverlust.
- **Neben einer verbesserten anaeroben Energiebereitstellung wird ebenfalls die aerobe Energiebereitstellung optimiert.** Dies hat signifikante Auswirkungen auf die Ausdauerleistungsfähigkeit von Sportlern.

Glukoneogenese

Die Synthese oder Herstellung von Kohlenhydraten im menschlichen Körper aus anderen Stoffen, wie zum Beispiel Proteinen oder Laktat, wird Glukoneogenese oder auch „Zuckerneubildung“ genannt. Diese Aufbereitungsprozesse finden im Körper hauptsächlich in den Organen Leber und Nieren statt. Sie stellt bei Hungersnöten, Mangelernährung, Low-Carb Diäten oder starken sportlichen Belastungen die Versorgung des Gehirns und der Muskulatur sicher.

PLYOMETRICS – DIE KUNST DES SPRINGENS

Laufen, Hüpfen und Springen gehören zu den natürlichsten Bewegungsformen des Menschen. Können Sie sich noch daran erinnern, wieviel Spaß es machte, als Kind am Spielplatz oder im Wald zu spielen und herumzuspringen. Die gute Nachricht zuerst – gerade HIIT beinhaltet viele plyometrische Übungen, bei denen Sie sich richtig austoben können und sich dabei wieder wie ein Kind fühlen dürfen.

Heute bewegen sich sowohl Kinder als auch Erwachsene jedoch weit weniger als noch vor einigen Jahrzehnten. Insbesondere betrifft dies Bewegungsformen des Laufens und Springens – galten diese doch lange Zeit als schädlich für den Bewegungsapparat und die Gelenke.

Die Fitnessindustrie war an dieser Entwicklung nicht ganz unbeteiligt. Jahrelang wurde propagiert, dass die durch Sprungbewegungen hervorgerufene Belastung schädlich für den Körper sei. Man versuchte diese demnach zu vermeiden und im sogenannten „Low Impact" Bereich (Bewegungen bei denen immer mindestens ein Bein den Boden berührt wie z. B. beim Gehen) zu bleiben. Heute weiß man jedoch, dass Strukturen, wie Sehnen, Bänder und insbesondere Knochen, gerade von diesen Reizen sehr stark profitieren.

Impact-Kräfte für starke Knochen

Die Höhe des Knochenmineralgehaltes ist maßgeblich für die Stärke beziehungsweise Dichte des Knochens verantwortlich. Sie bestimmt die generelle Bruchfestigkeit des Knochens: Im Leistungssport, um Knochenbrüche aufgrund hoher Belastungen zu vermeiden und im fortscheitenden Alter, um die Erhaltung des Knochens im Sinne einer Osteoporoseprophylaxe zu unterstützen.
Knochen werden vor allem durch mechanische Belastungen im sportlichen Training beeinflusst. Sogenannte **Impact-Kräfte** entstehen bei erhöhten Zug- und Druckbelastungen auf den Körper. Diese treten vor allem beim Laufen oder Springen auf. Die Substantia Compacta (kompakte Knochenrinde) nimmt an Dicke zu und die Substantia Spongiosa (Knochenbälkchenstruktur) verstärkt sich entlang ihrer Druckkraftlinien. Der Knochenmineralgehalt wird somit direkt durch die Art der Bewegung beeinflusst. Stoßkräfte stärken den Knochen und fördern den Mineralgehalt beziehungsweise den Knochenaufbau.

Die Anatomie des Sprunges

Sprungbewegungen folgen zumeist einem gewissen Muster. Nach einer Ausholbewegung, die unmittelbar vor dem Sprung passiert, folgt der eigentliche Sprung. Zuerst kommt es demnach zu einer exzentrischen (verlängernden) Phase, an die direkt eine konzentrische (verkürzende) Muskelkontraktion anschließt. In der Sportwissenschaft spricht man vom sogenannten Dehnungs-Verkürzungs-Zyklus (DVZ).
Stellen Sie sich ein Gummiband vor, dass zuerst gespannt wird, um dann die Energie schlagartig wieder freizusetzen. Beim DVZ wird also aus der vorausgegangenen Bewegung potentielle Energie im Körper gespeichert. Bei einem Sprung kann diese Energie genutzt werden, um beispielsweise höher, weiter oder ökonomischer zu springen.
Bei schnell aufeinander folgenden Sprüngen, die bei plyometrischen Bewegungen üblich sind, kommt es darüber hinaus zur Aktivierung des sogenannten Muskelspindelreflexes. Je stärker der Reiz, der auf das System wirkt, desto größer ist der Reflex.

Substantia Compacta

Dieses kompakte Knochengewebe umschließt den inneren Kern, der aus Bälkchengewebe besteht, und wird durch dichte Knochenlamellen zusammengesetzt. Damit ist der Knochen sehr gut vor Brüchen geschützt. Direkt darüber liegt die Knochenhaut, die für das Wachstum und die Regeneration des Knochens verantwortlich ist. Durch Impact-Kräfte wird die Produktion von Knochenzellen, sogenannten Osteoblasten, angeregt.

Substantia Spongiosa

Der Innenraum des Knochens ist gefüllt mit einem schwammartigen Material, das dem Knochen Stabilität verleiht. Diese Knochenbälkchen bilden ein enges Netzwerk, besonders entlang der Druckkraftlinien eines Knochens. Speziell die Substantia Spongiosa profitiert von Impact-Kräften.

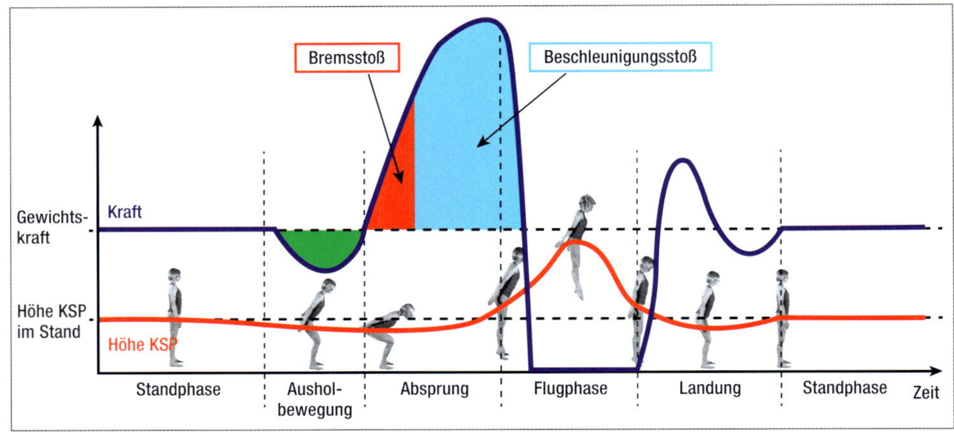

Der plyometrische Sprung.

Um den Muskelspindelreflex optimal auszunutzen, muss die Kontraktion nach der exzentrischen Phase relativ schnell erfolgen.

Muskelspindelreflex

Der Muskelspindelreflex ist ein Schutzmechanismus der Muskulatur vor Verletzungen. Durch eine plötzliche, schlagartige Muskel-(über)-dehnung senden Nerven ein Signal an das Rückenmark. Um eine Verletzung zu verhindern, wird der Muskel unbewusst, blitzartig angespannt.

Vorteile plyometrischen Trainings

Ein großer Vorteil des plyometrischen Trainings liegt in der Anpassungsmöglichkeit des Trainings an die jeweilige Sportart. Während bei einem klassischen Krafttraining Gewichte zumeist nur geradlinig bewegt werden, kann man durch Plyometrics auch komplexere Bewegungen sportartspezifisch trainieren. Als Basketballer ist es beispielsweise wichtig, nach einer Abfolge komplexer Bewegungen, wie Dribbling, Pass oder Richtungswechsel, möglichst hoch zu springen. Daher müssen im Training ähnliche Situationen bewusst geübt werden. Sprünge zwischen zwei Plyoboxen mit einem Medizinball in den Händen, würden sich hervorragend zur sportartspezifischen Verbesserung der Sprungkraft eignen. Ein isoliertes Krafttraining der Oberschenkelmuskulatur würde hier bei Weitem nicht ausreichen.

Im plyometrischen Training werden Bewegungen oft explosiv und mit hohen Intensitäten ausgeführt. Dies hat im Leistungssport eine große Bedeutung zur Verbesserung der Schnelligkeit und Explosivkraft. Im Breiten- und Gesundheitssport tragen explosive und hochintensive Bewegungen dazu bei, in kurzer Zeit große Mengen an Energie freizusetzen. Damit werden viele Kalorien verbrannt und das hilft bekanntlich beim Abnehmen und formt den Körper.

Darüber hinaus kann durch gezielte, plyometrische Übungen die Kapazität dieser potentiellen Energie in der Muskulatur verbessert werden. Das heißt, die Fähigkeit des Körpers, elastische Energie in den Muskeln, Sehnen und Bändern zu speichern, nimmt zu. Somit können Bewegungen schneller,

kraftvoller und ökonomischer ausgeführt werden. Das heißt vereinfacht, man kann höher springen und bei mehreren Sprüngen in Folge die Sprunghöhe konstant hochhalten. Es kommt somit durch plyometrisches Training zu einem funktionellen Kraftzuwachs.
Übrigens, plyometrische Bewegungen können nicht ausschließlich bei Sprüngen angewandt werden. Beispielsweise im Liegestütz oder in den Dips können die Vorteile des plyometrischen Trainings gleichermaßen angewandt werden und für die Strukturen des Oberkörpers genutzt werden.

Alle Vorteile des plyometrischen Trainings im Überblick:

- Impact-Kräfte stärken den Knochen und fördern den Knochenaufbau.
- Explosive, hochintensive Bewegungen verbessern die Leistungsfähigkeit und formen den Körper.
- Verbessert die Kapazität der potentiellen Energie in der Muskulatur, die Fähigkeit des Körpers elastische Energie zu speichern nimmt zu.
- Bewegungen können schneller und kraftvoller ausgeführt werden.
- Bewegungen können ökonomischer und funktioneller ausgeführt werden.

Im praktischen Teil dieses Buches werden Sie eine Vielzahl plyometrischer Übungen kennen lernen, die Sie gleich selbst ausprobieren können.

KÖRPERLICHE REGENERATION NACH HIIT

„Nichtstun ist die schwierigste Tätigkeit und zugleich diejenige, die am meisten Geist erfordert." (Oscar Wilde)

In vielen Trainingsbüchern findet man Anleitungen zur Gestaltung und Optimierung des Trainings während der Einheit. Wenige dieser Anweisungen enthalten allerdings Informationen über das, was nach dem Sport im Körper passiert und wie wir diese Prozesse beeinflussen können. Im Folgenden konzentrieren wir uns auf Vorgänge im Organismus nach dem HIIT und wie diese optimiert werden können.

In den vorangegangenen Kapiteln haben Sie viel über den menschlichen Stoffwechsel, die Entstehung von Laktat, Leistungsstagnation oder den Nachbrenneffekt gelernt. Dieses gesamte Wissen kommt zur Anwendung, wenn man sich mit der körperlichen Regeneration befasst.

Actio und Reactio – Balance ist der Schlüssel zum Erfolg

Als Regeneration werden im Körper Prozesse bezeichnet, die zu einer Wiederherstellung der Homöostase (Gleichgewichtszustand) des Organismus beitragen. Die Regeneration wird maßgeblich von der Dauer und Intensität der vorangegangenen Belastung bestimmt.
Schon Newton stellte fest: „Auf jede Aktion folgt eine gleich große Reaktion." Etwas allgemeiner formuliert, könnte man sagen, auf „Sonne folgt Regen" oder auf „warm folgt kalt". Auf das Training angewandt heißt das, auf „Belastung folgt Regeneration".
Im HIIT bedeutet es speziell, je intensiver die „Aktion" oder Belastung während des Trainings ist, desto stärker fällt die „Reaktion" in der Regenerationsphase aus.

„Zurück in die Zukunft" – Wie kommt der Körper zurück in die Homöostase?

Je stärker die Homöostase, also der physiologische Gleichgewichtszustand des Körpers, aus der Balance geraten ist, desto mehr Prozesse müssen im Organismus ablaufen, um den ursprünglichen Zustand wieder herzustellen. Unser Körper muss etwa das Fehlen von Stoffen ausgleichen, Stoffwechselmetaboliten (z.B. Laktat) abbauen, Regulationsprozesse einleiten, das Sauerstoffdefizit ausgleichen, die Herzfrequenz normalisieren sowie Muskeln, Sehnen, Bänder und Knochen reparieren beziehungsweise stärken.
Sie sehen also, um den Organismus nach dem Training wieder ins Gleichgewicht zu bringen, sind eine Menge an Vorgängen nötig, die zum Teil sehr positiv beeinflussbar sind. Was im Organismus im Detail passiert und was wir dazu beitragen können, um unseren Körper bei der Regeneration zu unterstützen, sehen wir uns im Folgenden an.

Das Fehlen von Stoffen – WAS sollte WANN ausgeglichen werden

Was der Körper braucht:

- **Grundnährstoffe für die Energiebereitstellung** (Glukose, Fette, Eiweiß)
- **Mineralstoffe – Elektrolyte** (Natrium, Kalium, Kalzium, Magnesium, Chlorid und Phosphor)
- **Spurenelemente** (Chrom, Eisen, Fluor, Jod, Kupfer, Mangan, Molybdän, Selen und Zink)
- **Vitamine**
- **Wasser**

Grundnährstoffe für die Energiebereitstellung

Der Mensch muss über die Nahrung Nährstoffe aufnehmen, um die Energieversorgung aufrecht zu erhalten. Schnelle Energie liefern Kohlenhydrate, deren Speicher jedoch relativ rasch aufgebraucht sind. Die Fettvorräte stellen eine weitaus ergiebigere Energiequelle dar und sind nahezu unerschöpflich. Eiweiß dient dem Körper hauptsächlich als Baustoff und spielt als Energielieferant eine deutlich untergeordnetere Rolle. Dennoch benötigt der Organismus nach HIIT alle drei Nährstoffquellen: Kohlenhydrate und Fette, um die Energiespeicher wieder aufzufüllen; Proteine, um zum Beispiel Muskeln aufzubauen und Mikrotraumata zu reparieren. Daher sollte man unbedingt auf eine ausgewogene Ernährung achten. Speziell vor und nach dem HIIT spielt, je nach Zielsetzung, die Nähstoffzufuhr eine große Rolle. *Dazu mehr unter Nahrungs- und Flüssigkeitsaufnahme – Der richtige Zeitpunkt (Seite 42).*

Mineralstoffe – Elektrolyte

Intensive Belastungen können zu einer hohen Körperkerntemperatur führen. Der Körper beginnt zu schwitzen, um zu kühlen. Beim Schwitzen gehen viele Mineralstoffe verloren, die nach dem Training wieder aufgenommen werden müssen. Mineralstoffe haben unterschiedliche Funktionen für den Organismus. Magnesium zum Beispiel ist ein wichtiger Baustoff für den menschlichen Knochen und reguliert eine gesunde Muskelfunktion. Bei einem Mangel kann es zu Muskelkrämpfen kommen, die insbesondere bei intensiver sportlicher Betätigung auftreten.

Der Regenerations-Smoothie ist ein „HIIT"

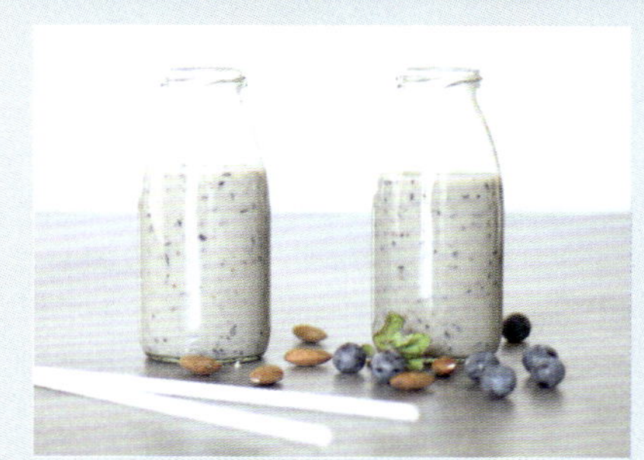

Ca. 1 Liter / 2 Portionen

150 g Heidelbeeren
1 Banane
2 TL Honig
2 TL Erdnussbutter
1 TL Chia Samen
¼ Liter Mandelmilch
¼ Liter Wasser

Alle Zutaten in einer Schüssel vermengen und ungefähr eine halbe Minute mixen. Fertig ist der optimale Regenerations-Smoothie!

Ebenfalls weit verbreitet ist ein Kaliummangel, der durch starkes Schwitzen entstehen kann und auch zu Krämpfen führt. Frische Früchte, wie Bananen oder Himbeeren, enthalten besonders viel Kalium und Magnesium und sollten daher bei Sportlern in den Speiseplan integriert werden.
Elektrolyte sind Mineralstoffe, die im Körper in Flüssigkeiten innerhalb und außerhalb der Zelle vorhanden sind. Sie müssen in ausreichender und ausgewogener Form bereit stehen, um das Funktionieren der Zelle zu gewährleisten. Zu den wertvollsten Elektrolyten für den Menschen zählen Natrium, Kalium, Kalzium, Magnesium, Chlorid und Phosphor.

Spurenelemente

Essentielle (für den Körper lebensnotwendige) Spurenelemente kommen im Körper in sehr geringen Konzentrationen vor. Eine ausgewogene Versorgung ist für die Gesundheit und die sportliche Leistung überaus wichtig. Zu wenige Spurenelemente können Mangelerscheinungen hervorrufen. Zu wenig Zink beispielsweise erhöht die Infektanfälligkeit, was klarerweise zu Leistungseinbußen führt. Dabei ist es jedoch wichtig, nicht nach dem „Gießkannenprinzip" zu supplementieren, sondern gezielt bei Bedarf zu versuchen, den Mangel auszugleichen. Denn eine Überdosierung durch Nahrungsergänzungsmittel kann auch negative Auswirkungen hervorrufen. Zu den wichtigsten Spurenelementen zählen Eisen, Fluor, Jod, Kupfer, Chrom, Selen und Zink.

Vitamine

Der Mensch muss Vitamine über die Nahrung aufnehmen, da er sie selbst im Körper nicht oder nur in unzureichender Menge herstellen kann. Diese organischen Substanzen sind jedoch dringend erforderlich für einen funktionierenden Stoffwechsel. Bei einer ausgewogenen Mischkost mit viel Obst und Gemüse besteht kaum die Gefahr einer Unterversorgung. Die starke antioxidative Wirkung von gewissen Vitaminen kann zu einer Verringerung von Entzündungsprozessen im Körper beitragen und damit die Regeneration verbessern und beschleunigen. Vitamin A, C, E und Beta Carotin sind starke Antioxidantien und sollten insbesondere bei intensiver sportlicher Belastung in ausreichender Form zugeführt werden.

Wasser

„Sie trinken zu wenig Wasser" – „Sie trinken zu viel Wasser" – die Liste der Ratschläge, in Bezug auf die richtige Wasseraufnahme, ist lang und wird kontrovers diskutiert. Unbestritten ist, dass der Körper während HIIT viel Flüssigkeit verliert und dieser Verlust schnell wieder ausgeglichen werden sollte, um eine optimale Regeneration des Organismus zu ermöglichen. Bei schlechter Wasserversorgung arbeitet die Muskulatur weniger effektiv und der reibungslose Ablauf von Bewegungen ist beeinträchtigt. Für Körperzellen und Organe ist eine ausreichende Flüssigkeitszufuhr daher außerordentlich wichtig. Das menschliche Blut besteht beispielsweise in etwa zu 90 Prozent aus Wasser. Bereits eine leicht reduzierte Wasserkonzentration im Blut kann zu einer Veränderung des Blutflusses führen und hat somit negative Auswirkungen auf die Leistungsfähigkeit.
Treten während oder nach dem Training Symptome wie Kopfschmerzen, Muskelkrämpfe, trockene Lippen oder Konzentrationsstörungen auf, sind das klare Anzeichen für eine Dehydration des Körpers. Sie sollten schnell reagieren und ausreichend Flüssigkeit aufnehmen.

Tipps zur Flüssigkeitsaufnahme beim HIIT:

- Achten Sie auf eine gute Flüssigkeitsversorgung vor Trainingsbeginn – trinken Sie also bewusst ein bis zwei Stunden vor einer geplanten HIIT-Einheit mehr Wasser.
- Grundsätzlich brauchen Sie bei ausreichender Hydrierung (Wasserversorgung) während einer 30-minütigen Einheit kaum Flüssigkeit aufnehmen.
- Wenn Sie während des Trainings Durst verspüren, trinken Sie am besten Wasser in kleinen Schlucken.
- Versuchen Sie nach einem abgeschlossenen Training relativ rasch Flüssigkeit aufzunehmen. Der Flüssigkeitsbedarf des Körpers bleibt noch Stunden nach dem HIIT erhöht. Daher empfiehlt es sich, danach weiterhin mehr Flüssigkeit in Form von Wasser, gespritzten Fruchtsäften oder Smoothies aufzunehmen.

Körperregulation und HIIT

Die intensiven Belastungen im HIIT stellen für den Körper in Bezug auf die Regulationsprozesse eine große Herausforderung dar. Um eine Homöostase aufrecht zu erhalten oder wiederherzustellen, muss der Organismus verschiedenste Aufgaben bewältigen. Dies betrifft beispielsweise die Regulation der Körpertemperatur oder die Verwertung von Stoffwechselmetaboliten wie Laktat.

Regulation der Körpertemperatur

Beim HIIT kommt es, im Vergleich zum Ruhezustand, zu großen Schwankungen der Körperkerntemperatur. Bei einem Wert zwischen 37 und 39 Grad Celsius beginnt der Körper durch die Produktion von Schweiß zu kühlen. Das Schwitzen wird bis zu einem individuellen Maximum gesteigert. Dabei setzt die Schweißproduktion bei sehr gut trainierten Athleten oft schon früher ein, was auf ein besser funktionierendes Thermoregulationssystem zurück zu führen ist. Steigt die Kerntemperatur auf oder über 40 Grad Celsius, muss man mit einer Verminderung der Leistungsfähigkeit rechnen. Bei zu hohen Werten kann es sogar zu einem sogenannten „Hitzekollaps“ kommen. Achten Sie daher, speziell bei heißen äußeren Temperaturen, auf Überhitzungssymptome und verschaffen Sie sich gegebenenfalls schnell Kühlung.

Die Symptome einer Überhitzung sind:

- Übelkeit – Erbrechen
- Kopfschmerzen
- Schwindel
- Hoch roter Kopf
- Überhöhte Herzfrequenz – Herzrasen

Um einen Hitzeschlag zu verhindern, reagieren Sie rechtzeitig auf die Symptome und beenden Sie die HIIT-Einheit. Suchen Sie einen kühlen Ort auf und bringen sich in eine angenehme Position im Sitzen oder Liegen. Unterstützen Sie den Körper beim Kühlen durch nasse Handtücher, Ventilatoren, Cool-Packs oder nehmen Sie eine kühlende Dusche.

Regulation des Säure-Basen-Haushaltes

Durch hoch intensive Trainingseinheiten kommt es, wie schon beschrieben, zur Bildung von Laktat. Dadurch tritt eine Verschiebung des pH-Wertes im Körper in Richtung „sauer“ ein. Der Organismus kann diese „Übersäuerung“ durch körpereigene Prozesse grundsätzlich sehr gut kompensieren. Für die Normalisierung des Säure-Basen-Haushaltes wird allerdings eine hohe Menge an Energie benötigt. Das Erlangen einer Homöostase nimmt, je nach Trainingsbelastung, ziemlich viel Zeit in Anspruch. Daher ist unbedingt auf ausreichende Regenerationszeiten zwischen den HIIT-Einheiten zu achten.

WAS – WIE (wird) die Regeneration beeinflusst?

Wussten Sie, dass ein Saunabesuch die Regenerationszeit nach einer intensiven Trainingseinheit eher verlängert, als diese zu verkürzen? Oder, dass Spaziergänge im Wald besser geeignet sind, um sich zu erholen, als der Liegestuhl im Garten?
Für die Regeneration nach sportlichen Belastungen sind eine ganze Reihe von Faktoren verantwortlich. Dabei gibt es sogenannte „intrinsische Faktoren“ (innere Faktoren), wie den derzeitigen Trainingszustand, den Stoffwechsel, die Tagesverfassung oder das Alter. All diese Parameter können allerdings kaum oder nur wenig beeinflusst werden. Daher werden wir uns im Folgenden auf jene „extrinsischen Faktoren“ (äußeren Faktoren) konzentrieren, die durch das Setzen gezielter Maßnahmen positiv verändert werden können.

Extrinsische Faktoren

- Nahrungs- und Flüssigkeitsaufnahme – Der richtige Zeitpunkt
- Aktive vs. Passive Erholung – Regenerationsspazieren versus Liegestuhl
- Die Faszienrolle
- Die Kältekammer
- Ausreichend Schlaf als Schlüssel zur Regeneration
- Regenerationsfördernde Massagen

Nahrungs- und Flüssigkeitsaufnahme – Der richtige Zeitpunkt

Um eine optimale Leistung im Training zu erbringen, ist ein gut gefüllter Glykogen- (Kohlenhydrat-) speicher entscheidend. Dies gilt beim HIIT umso mehr, da bei hochintensiven Belastungen Glukose die vorwiegend vom Körper verwendete Energieform ist. Während einer Einheit werden viele Kalorien verbrannt und der Glykogenspeicher wird stark belastet. Um diesen Speicher vollständig aufzufüllen, sind in etwa 48 Stunden notwendig. Bei schlechter oder falscher Ernährungsweise, wie zum Beispiel durch Alkohol oder fetthaltige Speisen, kann sich die Regenerationszeit auf bis zu 72 Stunden erhöhen. Achtet man jedoch besonders auf die richtige Nährstoffzufuhr, ist sogar eine Verkürzung der Phase möglich. Neben der Qualität der Mahlzeit, ist auch der richtige Zeitpunkt der Nahrungsaufnahme ausschlaggebend.

Tipps zur richtigen Nährstoffaufnahme:

Kurz vor dem Training

- Unmittelbar vor dem HIIT sollte keine Nahrung mehr aufgenommen werden.
- Der letzte sinnvolle Zeitpunkt der Nahrungsaufnahme liegt ein bis zwei Stunden vor dem Training.
- Dabei sollten leicht verdauliche Kohlenhydrate aufgenommen werden, beispielsweise in Form von Getränken. Eine gute Wahl sind dünn gemischte Fruchtsäfte mit Wasser im Verhältnis 1:3.

Kurz nach dem Training

- Nach der Einheit ist es wichtig, so schnell wie möglich Flüssigkeit zu sich zu nehmen, damit der Wasserhaushalt ausgeglichen werden kann. Erste Kohlenhydrate in Form von Getränken können aufgenommen werden.
- Nicht sofort nach einer hochintensiven Belastung feste Nahrung zuführen. Die Verdauungsprozesse würden den Organismus zusätzlich unnötig belasten und die Regenerationszeit würde sich verlängern.
- Innerhalb der ersten Stunde leicht verdauliche Kohlenhydrate essen. Zum Beispiel Smoothies, Riegel, Bananen, ...

Zwischen den Trainingseinheiten

- Bei den Speisen, je nach Zielsetzung, das Verhältnis der Nährstoffe Kohlenhydrate, Eiweiße und Fette anpassen.
- Für HIIT ist eine abwechslungsreiche Mischkost, die reich an Kohlenhydraten ist, von Vorteil. Eine ausreichende Kohlenhydratversorgung verhindert dabei den unerwünschten Abbau von Proteinen im Körper. Viele gute Kohlenhydrate liefern Vollkornnudeln, Nuturreis, Vollkorngetreide, Hülsenfrüchte und Obst.
- Zu jeder Mahlzeit genügend Flüssigkeit in Form von Fruchtsäften trinken. Apfel-, Orangen- oder Johannisbeersaft liefern dabei die nötigen Nährstoffe und Mineralien wie Kalium, Kalzium und Magnesium.
- Eine ausreichende Eiweißzufuhr mit essentiellen Aminosäuren ist für den Muskelaufbau und zur Regeneration von Mikrotraumata in den Zellen enorm wichtig.
- Bei gesunder Ernährung ist eine ausreichende Versorgung mit Proteinen und Fetten gegeben. Gute Proteinquellen sind beispielsweise bei den Kombinationen von Vollei und Kartoffeln sowie Bohnen und Rindfleisch gegeben.
- Übrigens, auch mit vegetarischen Speisen kann die Zufuhr an essentiellen Aminosäuren sehr gut gedeckt werden.

Essentielle Aminosäuren

Essentielle Aminosäuren sind Proteine, die der Körper nicht selbst herstellen kann. Diese müssen daher über die Nahrung aufgenommen werden. Insgesamt gibt es acht essentielle Aminosäuren, die in tierischen sowie pflanzlichen Nahrungsquellen vorkommen. Gute tierische Quellen sind beispielsweise Fisch, Fleisch und Eier. Pflanzliche Lieferanten sind unter anderem Hülsenfrüchte, Getreide- und Sojaprodukte.

18% Milchprodukte:
bevorzugt fettarm
7% Fleisch und Fisch:
Fleisch ruhig mal durch Fisch ersetzen
2% Fette und Öle:
in Maßen genießen
täglich mindestens
1,5–2 Liter Flüssigkeit
17% Obst:
zweimal täglich
30% Getreideprodukte:
Brot, Nudeln, Reis und
Hafer-Erzeugnisse
26% Gemüse:
reichlich einplanen

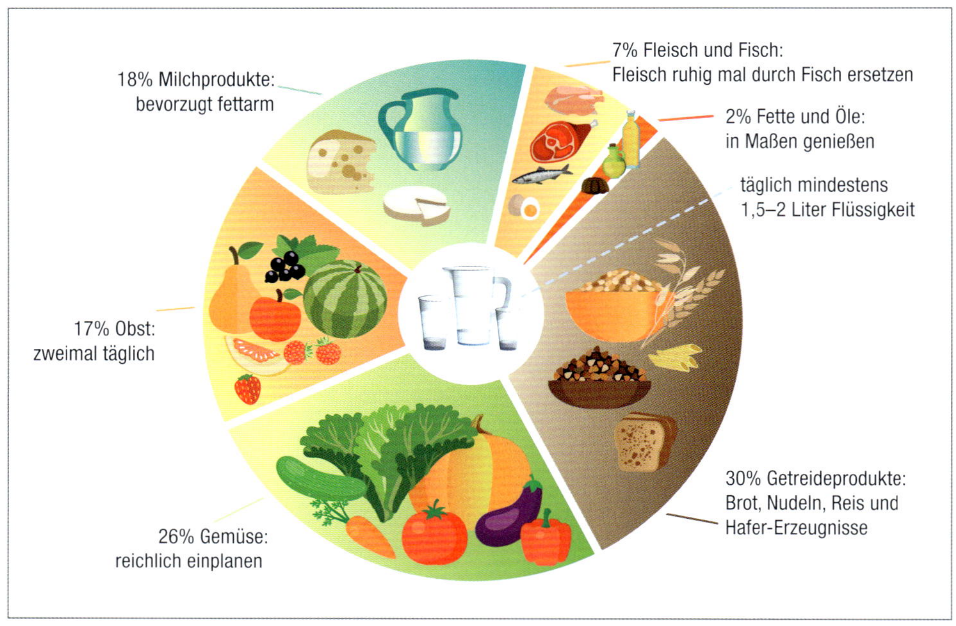

Ernährungsempfehlung für Sportler Sporthochschule Köln

Hülsenfrüchte, Quinoa oder Chia Samen liefern viel Eiweiß und Kohlenhydrate für ihre nächste HIIT-Einheit.

Aktive vs. passive Erholung – Regenerationsspazieren versus Liegestuhl

Es gibt nichts Besseres, als im Sommer am Strand bei Sonnenschein und einem leichten Lüftchen im Liegestuhl zu relaxen und dabei ein gutes Buch zu lesen.

Während des Trainings, in den Intervallpausen, ist das Liegen im Liegestuhl allerdings nicht das Beste für ihren Organismus. Wie Sie bereits wissen, produziert der Körper insbesondere im intensiven Intervalltraining sehr viel Laktat. Es muss daher ihr Ziel sein, die Pause zwischen den Intervallen bestmöglich zu nutzen, um so viel Laktat wie möglich in kürzester Zeit abzubauen. Studien zeigen, dass der menschliche Körper sich mit moderater Bewegung weitaus schneller erholt, als im Liegen oder Sitzen.

Das heißt, während HIIT sollten Sie immer in Bewegung bleiben. Lockerungsübungen, die Beine ausschütteln oder gezielte Mobilisationen der Muskeln und Gelenke sind die optimale Pausenbewegung.

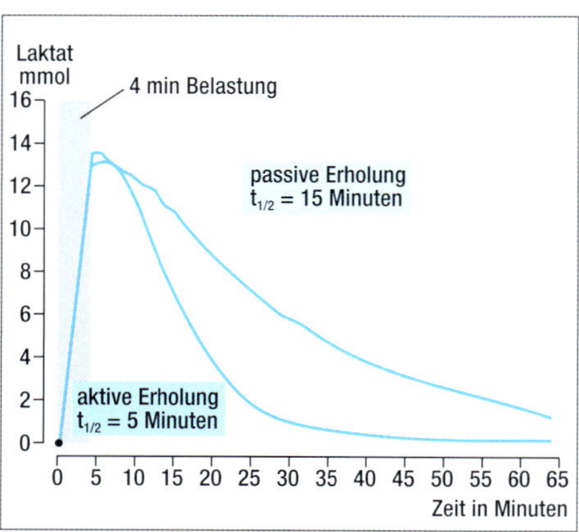

„Aktive vs. passive Erholung“: Die Grafik zeigt, dass der Laktatspiegel durch eine aktive Erholung deutlich schneller sinkt, als bei einer passiven.

Nach dem Workout fördert eine Phase der aktiven Erholung die Durchblutung und trägt somit ebenfalls dazu bei, Stoffwechsel-Metaboliten zu eliminieren.
Ein Cool-Down sollte mindestens zehn Minuten lockeres Ausgehen oder -laufen sowie spezielle Mobilisationsübungen, Lockerungs- und Stretchingmethoden beinhalten. *Mehr dazu siehe Kapitel: Cool Down (Seite 139).*
An HIIT-trainingsfreien Tagen unterstützen leichte Läufe sowie Spaziergänge eine verbesserte Regeneration. Ich bin mir sicher, dass sich danach die Sonnenliege im Garten umso besser anfühlt.

Faszienrolle

Ein allgemein guter Zustand der Faszien (Bindegewebe) ist nicht nur für Sportler sehr wichtig, sondern ebenso im Alltag von Vorteil. Eine optimale Faszienstruktur und gut funktionierende Faszienbahnen ermöglichen einen buchstäblich „reibungslosen" Ablauf der HIIT-Einheit. Neben einer verbesserten Leistungsfähigkeit können fasziale Sportverletzungen vermindert werden.
Nach dem HIIT ist ein langsames ausrollen mit der Faszienrolle empfehlenswert. Diese Form des Ausrollens am Ende oder direkt nach der Einheit ist entspannend und begünstigt die Regeneration der Muskeln und Faszien nach intensiver Anstrengung.

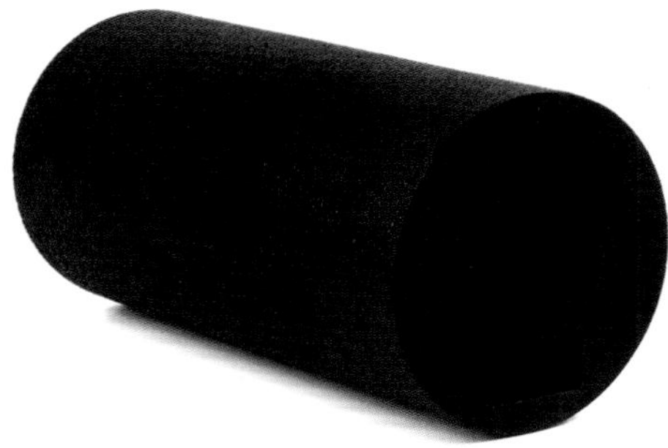

Eine Faszienrolle der Firma Blackroll.

Die Faszienrolle übt auf das Bindegewebe und die Muskulatur einen gewissen Druck aus. Dieser führt in der Regenerationsphase zu einer verstärkten Durchblutung des Gewebes und beschleunigt damit die muskuläre Erholung.
Sollten Sie nach dem HIIT einmal einen Muskelkater verspüren, kann die Faszienrolle zu einer schnelleren Linderung der Schmerzen beitragen. Rollen Sie dazu langsam und nicht zu fest über die betroffenen Stellen. Der Rollendruck sollte so gestaltet werden, dass ein sich angenehmes, belebtes Gefühl der Körperregion einstellt.

Die Kältekammer

Eine Kältekammer ist ein Raum ähnlich einer Sauna. Im Gegensatz zu den heißen Temperaturen einer Sauna herrschen hier Temperaturen bis zu -110 Grad Celsius. Durch die extrem niedrigen Temperaturen wird die Körperkerntemperatur viel schneller abgekühlt. Darüber hinaus verengen sich die Blutgefäße unter der Haut und mehr Blut kommt nach innen zu den Muskeln, wo es zur Reparatur dringend gebraucht wird. Auch Entzündungen sowie mögliche Schwellungen können auf diese Weise eingedämmt werden. Somit beschleunigt die Kälte die Regeneration nach intensiven Belastungen signifikant.
Alternativ wirken auch eine kalte Dusche oder eine Eiswasserwanne erfrischend und unterstützen das Regenerationspotential.

Erholsamer Schlaf als Schlüssel zur Regeneration

Schlafmangel ist der Feind eines funktionierenden Regenerationsvorgangs. Im Schlaf erholt sich unser Organismus von einem anstrengenden Tag voller Arbeit, harten Trainingseinheiten und Stresssituationen. Dabei finden unglaublich viele Regenerationsprozesse im Körper statt. Muskeln, Sehnen, Bänder, Bindegewebe und Bandscheiben

tanken in der Tiefschlafphase neue Energie. Zudem werden Wachstumshormone ausgeschüttet, die den Körper zum Aufbau neuer Zellen anregen.
Für eine optimale Regeneration ist es enorm wichtig, ausreichend und vor allem erholsamen Schlaf zu finden. Versuchen Sie jeden Tag mindestens sechs bis acht Stunden zu schlafen – an intensiven Trainingstagen eher zu viel als zu wenig. Gönnen Sie sich auch während des Tages, beispielsweise zu Mittag, gerne eine Ruhephase und versuchen Sie generell Ihren persönlichen Biorhythmus kennenzulernen. Sind Sie eher ein Abend- oder ein Morgenmensch? Planen Sie Ihr Training, soweit das möglich ist, in der Phase Ihrer höchsten Leistungsfähigkeit. Je genauer Sie Ihren Biorhythmus kennen, desto besser werden Ihre Leistungen und desto effektiver Ihre Regeneration. Ihre Fitness, bei der HIIT-Einheit am darauffolgenden Tag, wird mit Sicherheit davon profitieren.

Regenerationszeiten nach dem HIIT-Workout

Der Anpassungsprozess des Körpers an HIIT erfolgt nicht während der Trainingseinheit, sondern in der Regenerationsphase zwischen den Trainingseinheiten. Geben Sie Ihrem Körper daher ausreichend Zeit, um wieder frische Kräfte zu tanken.
Die Regenerationszeiten sind, wie Sie schon wissen, von unterschiedlichen Faktoren abhängig, die zum einen besser, zum anderen schlechter beeinflussbar sind. Durchschnittlich geht man von einer Regenerationsdauer von ungefähr 48 Stunden nach einer HIIT-Einheit aus. Daraus ergibt sich eine maximale Trainingshäufigkeit von drei bis vier HIIT-Einheiten pro Woche.
Wer jeden Tag in sehr hohen Intensitäten trainiert, gibt dem Organismus keine Möglichkeit zur Erholung. Dies führt zu einer Überbelastung und der gewünschte Trainingserfolg bleibt aus.

Die häufigsten Fehler in der HIIT-Trainingsgestaltung sind:

- Zu hohe Umfänge
- Zu hohe Intensität
- Zu häufige Trainingseinheiten
- Zu kurze Regenerationszeiten
- Allgemeiner Stress

Was passiert bei Nichteinhaltung der Regenerationszeiten?

Trainiert man mit zu hohen Umfängen, zu hohen Intensitäten, setzt zu häufig Trainingsreize, beachtet die Regenerationszeiten nicht und kommt eventuell noch Stress hinzu, kann es zu einem sogenannten „Übertraining“ kommen.
Übertraining ist grundsätzlich eine starke, länger andauernde negative Reaktion des Körpers auf zu viel und zu hartes Training. Man fühlt sich krank und das Leistungsniveau sinkt trotz ständigen Trainings immer weiter ab.

Diese Symptome des Übertrainings sollten Sie beachten:

- Trotz anstrengender Einheiten keine Fortschritte im Training
- Zu hoher Ruhe- und Belastungspuls
- Ständige Unkonzentriertheit und Nervosität
- Ständige und starke Müdigkeit
- Gelenk- und Gliederschmerzen
- Infektionsanfälligkeit
- Allgemeine Lustlosigkeit

Sie sehen also, nicht immer ist „mehr“ besser, dies gilt insbesondere in der Gestaltung Ihrer HIIT Trainingseinheiten. Um ein

Übertraining oder sonstige Fehlbelastungen zu vermeiden, ist eine optimale Trainingsplanung ihrer HIIT-Einheiten entscheidend. *Lesen Sie dazu mehr im Kapitel: Optimale Belastungsgestaltung im HIIT (Seite 15).*

HIIT WORKOUT BASICS

RICHTIG TRAINIEREN – TECHNIK IST ALLES!

Die richtige Ausführung der Übungen im HIIT-Workout ist sehr wichtig. Damit steigern Sie einerseits die Effektivität des Trainings, andererseits vermeiden Sie dadurch unnötige Verletzungen. Im Praxisteil wird die Technik für jede Übung und deren Variationen genau erklärt.

Einige wichtige Begriffe, die in den Übungsbeschreibungen immer wiederkehren, werden im Folgenden genauer erklärt.

WICHTIGE BEGRIFFE

ROM – RANGE OF MOTION

Im funktionellen HIIT Workout steht die ROM für das vollständige Ausnutzen des gesamten Bewegungsumfangs einer Übung. Für den Pushup bedeutet das beispielsweise, dass der Oberkörper bis knapp über die Matte abgesenkt wird bevor Sie sich zurück in die Ausgangsposition drücken. Damit wird die maximal mögliche Bewegungsamplitude ausgenutzt.
Biomechanisch betrachtet wird bei voller Nutzung der ROM mehr Arbeit erledigt und somit auch mehr Energie aufgewandt. Infolgedessen ist der trainingswirksame Reiz auf den Organismus höher und damit verbessert sich die Effektivität Ihres HIIT-Workouts.

NEUTRALE WIRBELSÄULENPOSITION

Die Wirbelsäule des Menschen hat von der Seite betrachtet eine natürliche Doppel-S-Form. Diese gilt es auch während der Übungen beizubehalten, um so funktionell wie möglich zu trainieren. Nur mit einer neutralen Wirbelsäule während des Trainings unterstützt und fördert man die natürliche Haltung und die korrekten Bewegungsabläufe.

DER CORE

Der muskuläre Kern des menschlichen Körpers setzt sich vorwiegend aus tieferliegenden Muskelschichten, die um und an der Wirbelsäule liegen, zusammen. Dazu gehören insbesondere der m. transversus abdominis, die mm. multifidi, die Beckenbodenmuskulatur und das Zwerchfell.
Ein starker „Core“ ist speziell im HIIT wichtig, weil jede funktionelle Bewegung des Körpers maßgeblich von einer stabilen Körpermitte abhängt. Die Kernmuskulatur stabilisiert den Rumpf und ermöglicht es somit, Arme und Beine mit einer möglichst hohen Bewegungsgenauigkeit zu aktivieren. Die Bewegungen werden ökonomischer und der passive Bewegungsapparat, wie zum Beispiel die Wirbelsäule, wird geschützt.

Aktivierung der Core-Spannung
Die Aktivierung der „Core-Spannung“ ist bei jeder HIIT-Übung enorm wichtig! Üben Sie zuerst im *aufrechten Stand* und wenden Sie dann das Geübte in den komplexeren Übungen an. Im Folgenden versuchen Sie, über den m. transversus abdominis Spannung aufzubauen.

- Begeben Sie sich in den *aufrechten Stand*. Achten Sie besonders auf einen aufgerichteten Oberkörper.
- Ziehen Sie Ihren Bauchnabel sanft nach innen und oben, in Richtung Wirbelsäule.
- Ihr Bauchprofil bleibt dabei unverändert.
- Spüren Sie, wie sich die tieferliegende Muskulatur des Rumpfes zusammenzieht und ein Muskelkorsett schnürt.

Versuchen Sie im Folgenden bei allen HIIT-Übungen eine aktivierte „Core-Spannung“ beizubehalten!

AUSGANGSPOSITIONEN

AUFRECHTER STAND

- Stellen Sie sich aufrecht hin und öffnen Sie die Beine hüftbreit.
- Die Zehenspitzen zeigen etwas nach außen.
- Die Beine sind leicht gebeugt, die Beinmuskulatur ist aktiviert.
- Der Oberkörper ist aufgerichtet und Ihr Scheitel zieht in Richtung Decke.
- Die Arme sind seitlich rechts und links vom Oberkörper platziert.

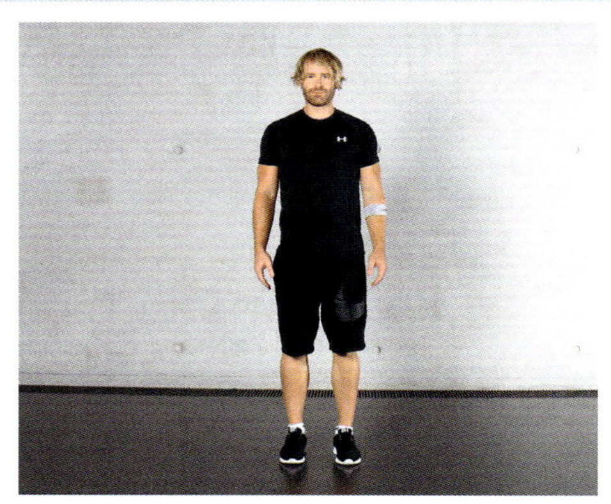

BREITER BEINSTAND

- Stellen Sie sich aufrecht hin und öffnen Sie die Füße mehr als schulterbreit.
- Die Zehenspitzen zeigen etwas nach außen.
- Die Beine sind im Kniegelenk gebeugt, die Beinmuskulatur ist aktiviert.
- Der Oberkörper ist aufgerichtet und der Scheitel zieht in Richtung Decke.
- Die Arme sind seitlich rechts und links vom Oberkörper platziert.

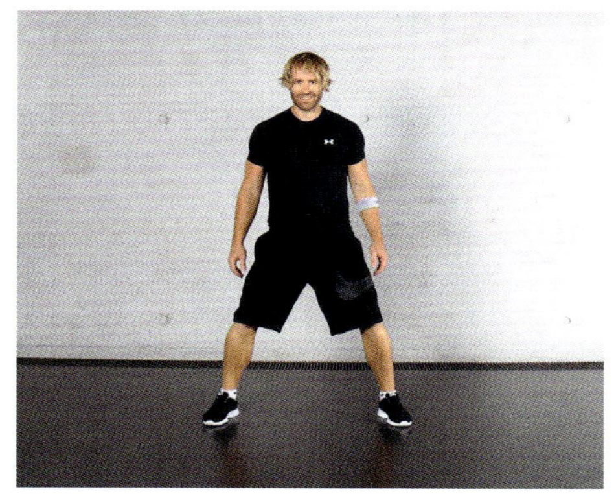

TIEFER LUNGE

- Kommen Sie in eine Schrittposition.
- Stellen Sie Ihr vorderes Bein mit der gesamten Fußsohle nach vorne am Boden ab. Das hintere Bein berührt mit dem Fußballen den Boden.
- Das vordere Bein ist gebeugt und das Knie ist direkt über dem Knöchel platziert.
- Die Zehenspitzen beider Füße zeigen nach vorne.
- Der Oberkörper ist aufgerichtet.

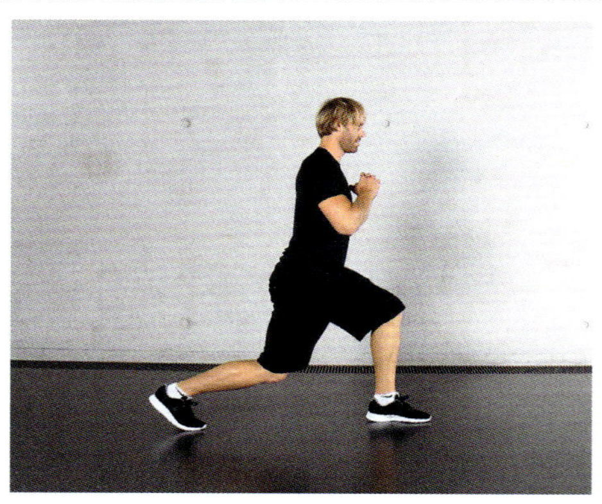

AUSGANGSPOSITIONEN

DAS BRETT

- Platzieren Sie die Hände schulterbreit am Boden.
- Spreizen Sie die Finger auf dem Boden und nutzen Sie die Hand- und Fingermuskulatur, um sich aus dem Boden raus zu schieben.
- Das Körpergewicht wird gleichmäßig auf Hände und Fußballen verteilt.
- Halten Sie eine „brettgerade" Linie vom Scheitel bis zu den Fersen.
- Vermeiden Sie, in den Hüften durchzuhängen.

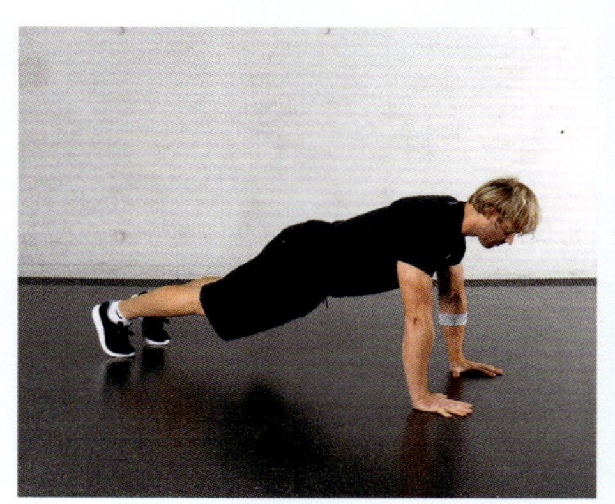

AUFRECHTER SITZ

- Sitzen Sie mit angewinkelten Beinen am Boden, sodass Ihre Sitzbeinhöcker den Boden berühren.
- Richten Sie Ihren Rücken so gerade wie möglich auf.
- Lassen Sie den Schultergürtel entspannt nach unten sinken.

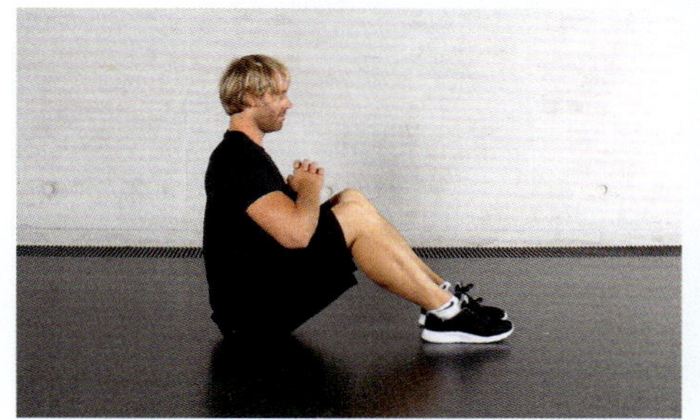

RÜCKENLAGE

- Legen Sie sich mit dem Blick nach oben hin und strecken Sie die Beine aus.
- Arme und Kopf liegen entspannt rechts und links vom Oberkörper auf dem Boden.
- Der untere Rücken ist etwas losgelöst vom Boden um eine neutrale Wirbelsäulenposition beizubehalten.

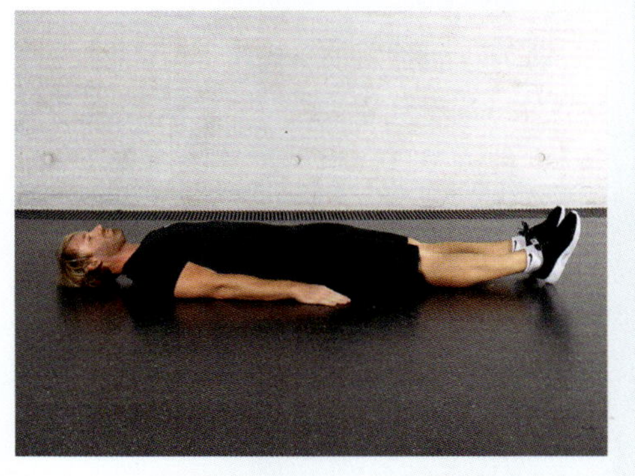

MOVEMENT PREPARATIONS – WARM UP!

Insbesondere im HIIT-Workout ist es wichtig, den Körper auf die folgenden hochintensiven Belastungen entsprechend vorzubereiten. Die Dauer der Aufwärmphase sollte daher nicht kürzer als fünf Minuten sein.

Ziel des Warm ups ist es, den gesamten Organismus zu aktivieren. Das Herz-Kreislaufsystem kommt in Schwung, Muskeln werden aufgewärmt und die Sauerstoffaufnahme steigt. Dabei werden die Stoffwechselrate sowie die Körperkerntemperatur erhöht. Ebenso beschleunigt sich die Leitungsgeschwindigkeit von Nervenimpulsen, um intensive Bewegungen schneller und explosiver ausführen zu können. Darüber hinaus wird die sogenannte „Synovialflüssigkeit" gebildet, um Gelenke geschmeidiger zu machen und Verletzungen der Sehnen und Bänder vorzubeugen.

Die Mobilisation der im HIIT hauptbeanspruchten Gelenke durch gezielte „Movement Preparations" ist entscheidend. Zu den hauptsächlich belasteten Gelenken zählen das Fußgelenk, Hüftgelenk, Kniegelenk, die Wirbelsäule und der komplette Schultergürtel.

RIGHT & LEFT

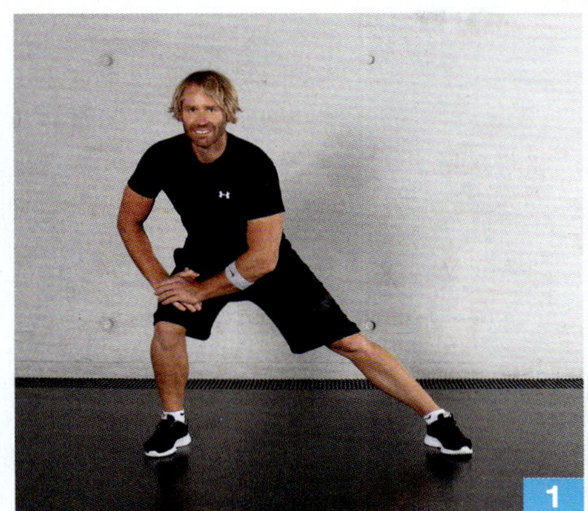

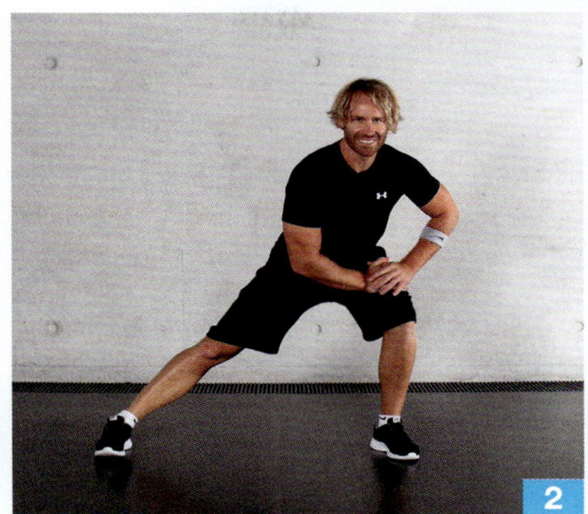

Gehen Sie bei dieser ersten Übung in den breiten Beinstand. Verlagern Sie abwechselnd Ihr Körpergewicht von der rechten zur linken Seite und wieder zurück. Der Oberkörper bleibt während der gesamten Übungsausführung aufrecht.

HIGH KNEES

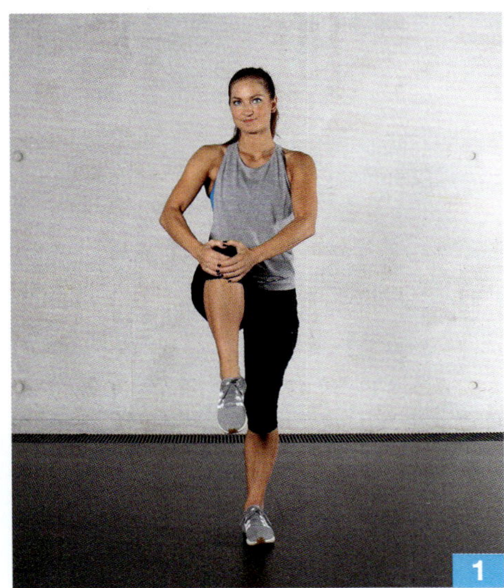

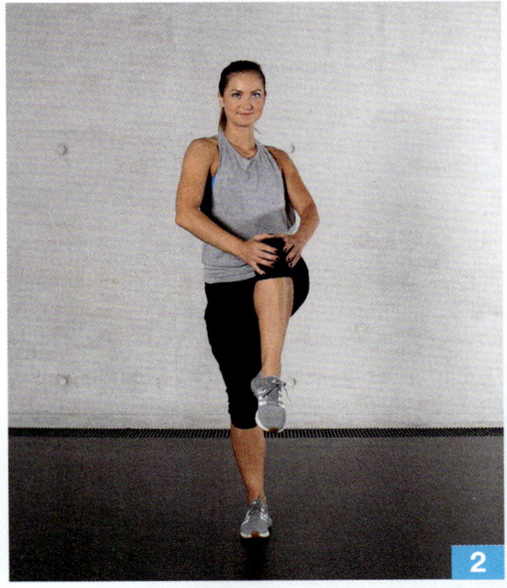

Bringen Sie aus dem aufrechten Stand abwechselnd Ihr rechtes und linkes Knie zum Oberkörper. Benutzen Sie dabei gerne Ihre Hände, um das Bein nach oben in Richtung Brustbein zu ziehen – dadurch kann die volle ROM ausgenutzt werden.

SPINE ROTATION

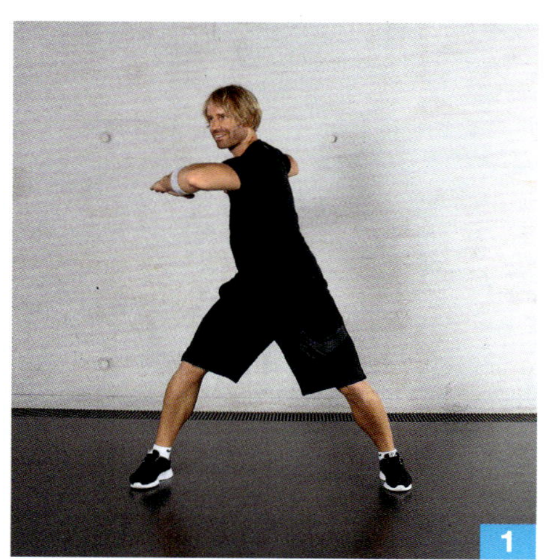

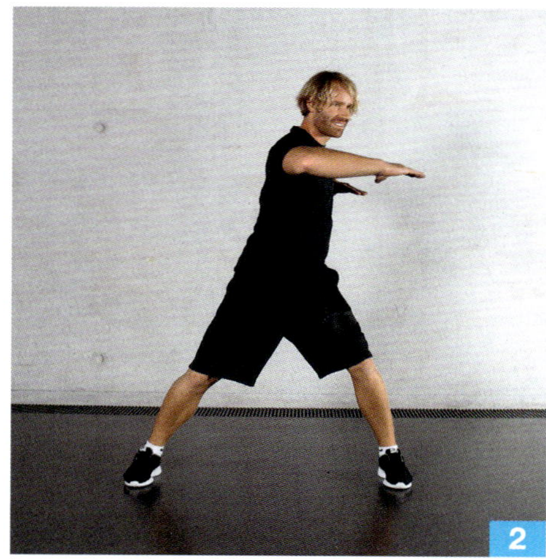

Starten Sie im aufrechten Stand. Beginnen Sie den Oberkörper aufrecht abwechselnd nach rechts und links zu rotieren. Die beiden Hüftknochen zeigen während der Übungsausführung parallel nach vorne.

SPINE FLEX & EXTEND

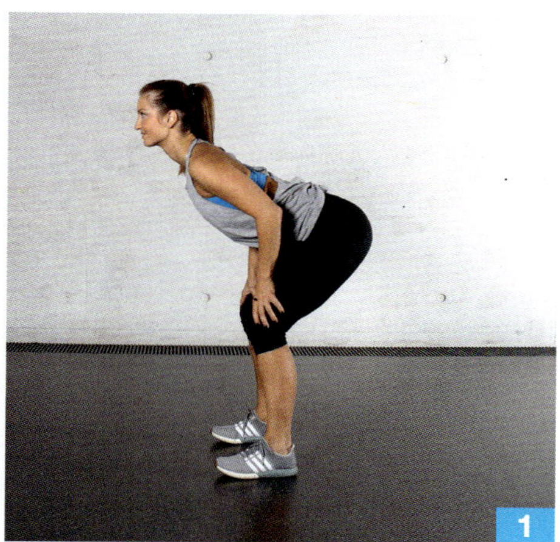

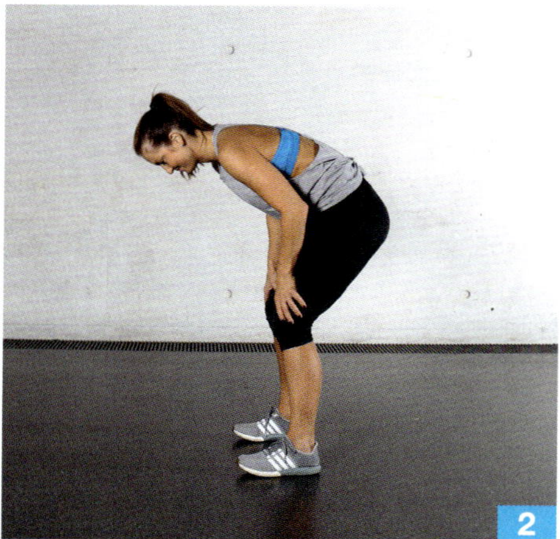

Stützen Sie sich im breiten Beinstand mit beiden Händen rechts und links auf Ihren Oberschenkeln ab. Abwechselnd rollen Sie sich im Rücken ein und werden danach wieder lang in der Wirbelsäule.

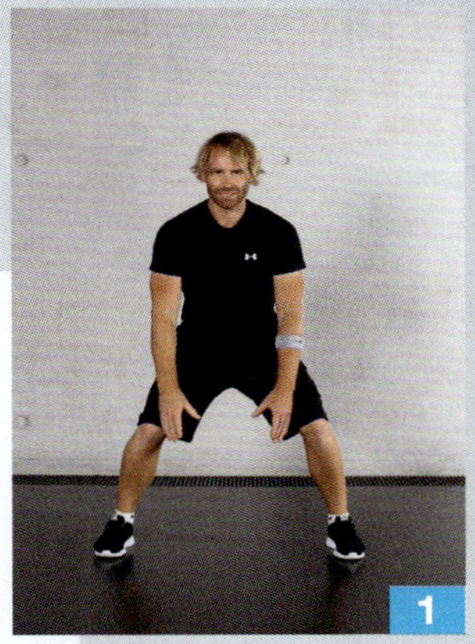

HALO – ARM CIRCLE

Lassen Sie Ihre Arme im breiten Beinstand vor dem Oberkörper gestreckt nach unten hängen. Zeichnen Sie jetzt einen möglichst großen Armkreis über Ihren Kopf in die Luft. Führen Sie zuerst einige Kreise im Uhrzeigersinn aus und wechseln dann die Richtung.

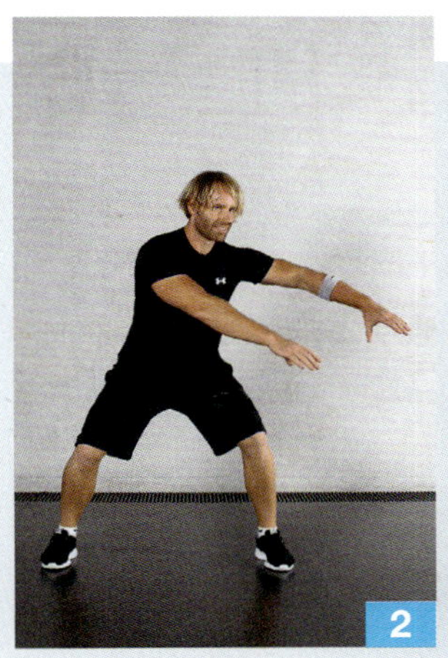

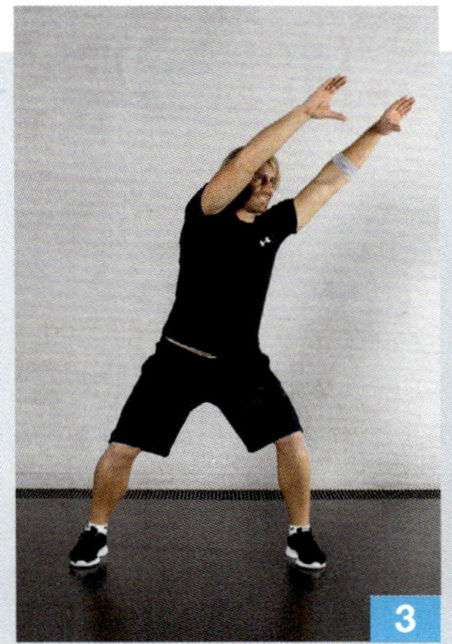

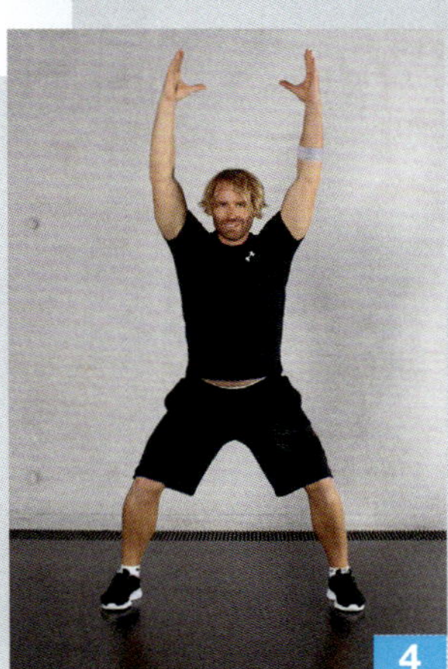

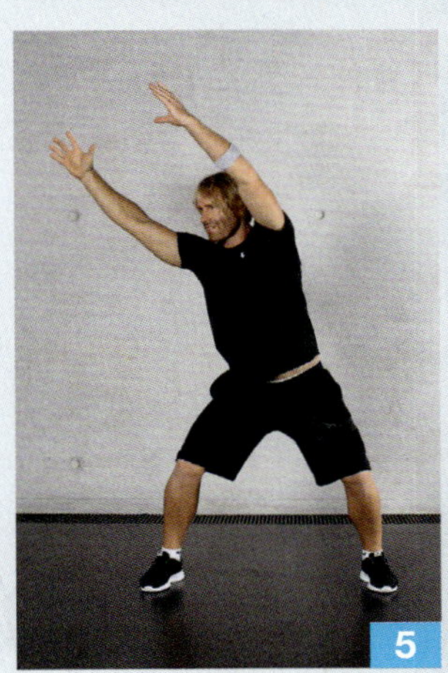

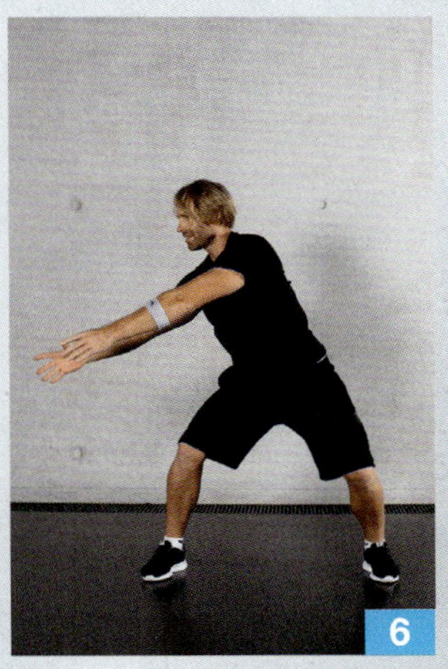

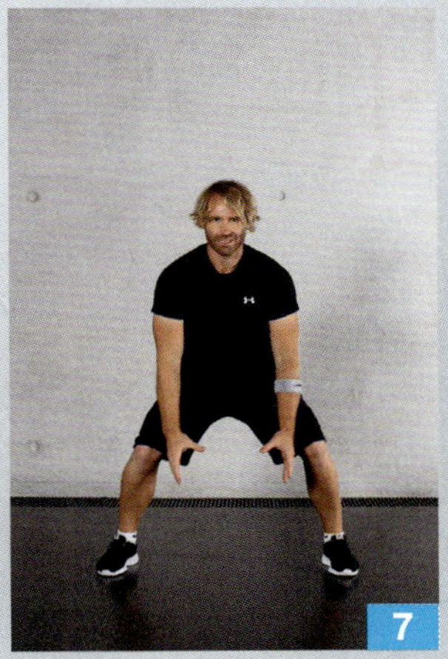

STEP BACKS

Gehen Sie in die breite Beinposition. Steigen Sie jetzt abwechselnd mit Ihrem rechten und linken Bein nach hinten und kommen Sie anschließend wieder in die Ausgangsposition zurück. Versuchen Sie, dabei mit Ihren Füßen auf einer Linie nach hinten zu steigen.

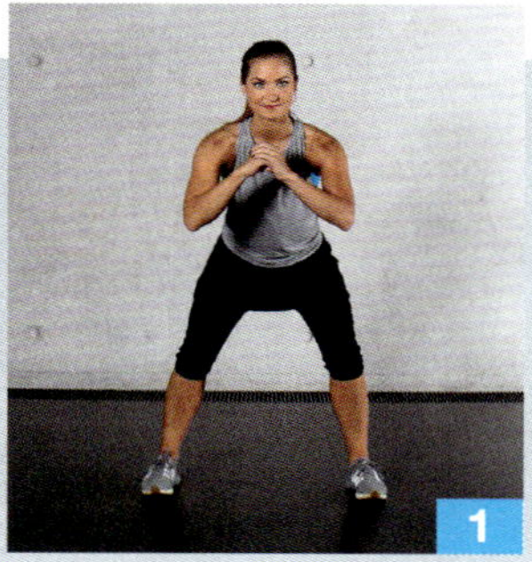
1

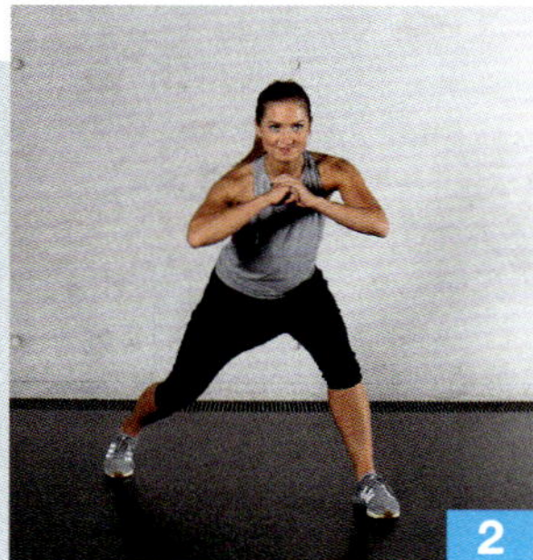
2

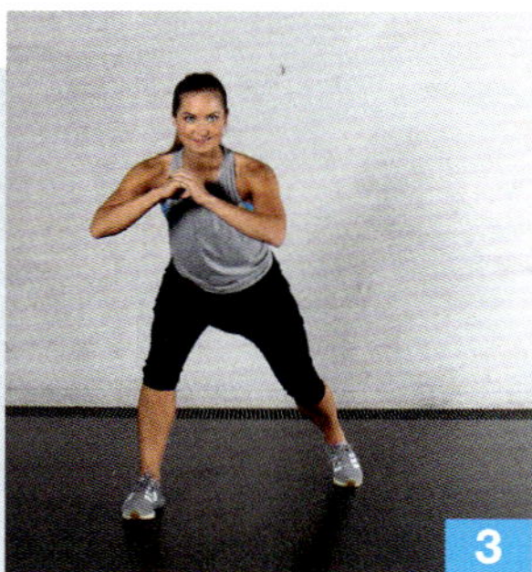
3

LEG SWINGS

Starten Sie im tiefen Lunge. Bringen Sie in einer fließenden Bewegung Ihr Bein von hinten nach vorne oben. Strecken Sie dabei das Bein aus und versuchen Sie mit Ihren Fingerspitzen die Zehenspitzen zu berühren. Schwingen Sie immer fünf Mal pro Seite und wechseln Sie dann das Bein.

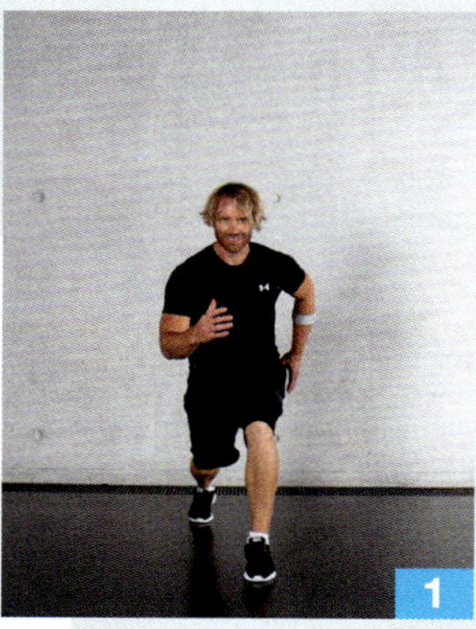
1

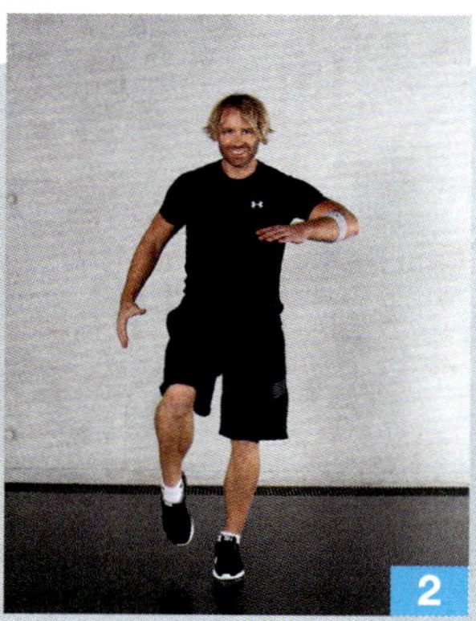
2

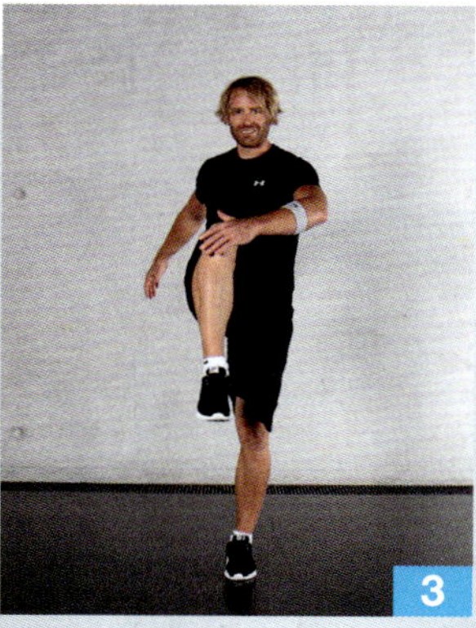
3

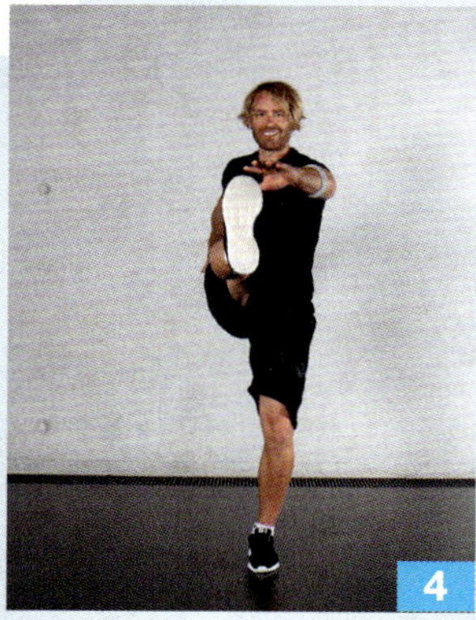
4

CHOP

Stellen Sie sich einen Holzhacker bei der Arbeit vor. Führen Sie beide Arme diagonal über Kopf schräg nach oben. Bewegen Sie jetzt die Arme fließend mit einer leichten Rotation und Beugung im Oberkörper von rechts oben nach links unten. Wechseln Sie danach die Seite und „hacken" Sie auf die andere Seite.

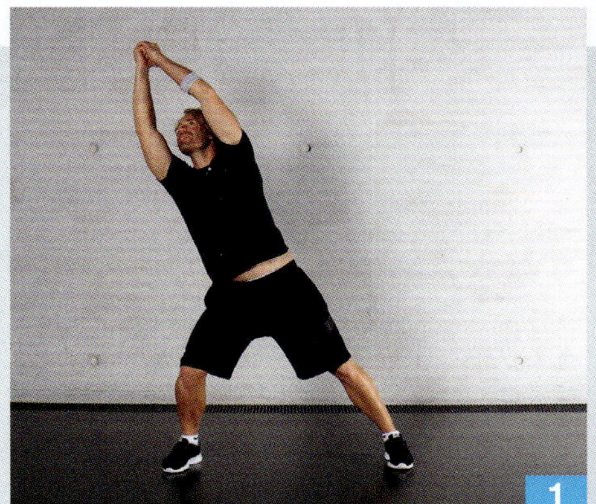

1

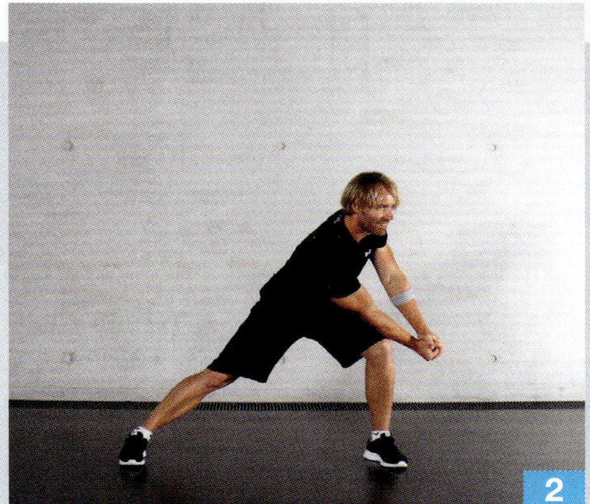

2

ARM SWINGS

Starten Sie im breiten Beinstand mit gebeugten Beinen. Bringen Sie Spannung in Ihre leicht gebeugten Arme. Lassen Sie beide Arme gleichzeitig vor dem Oberkörper von rechts nach links hin und her pendeln.

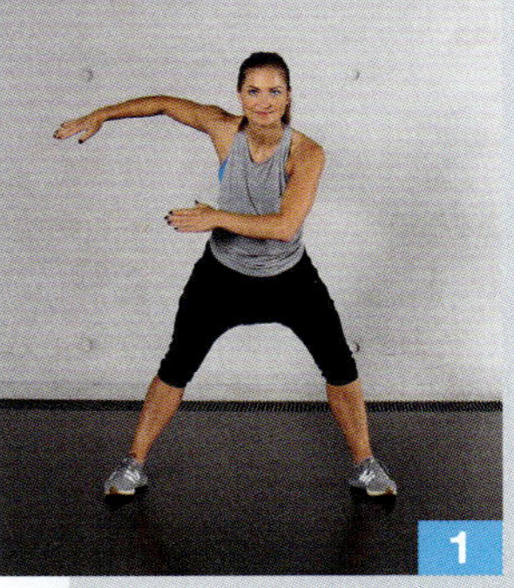

1

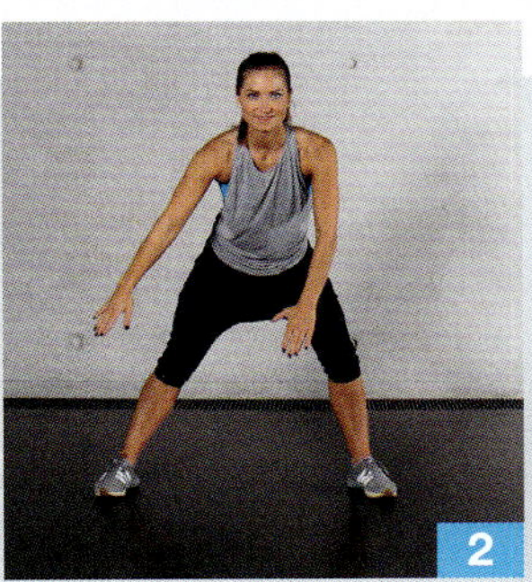

2

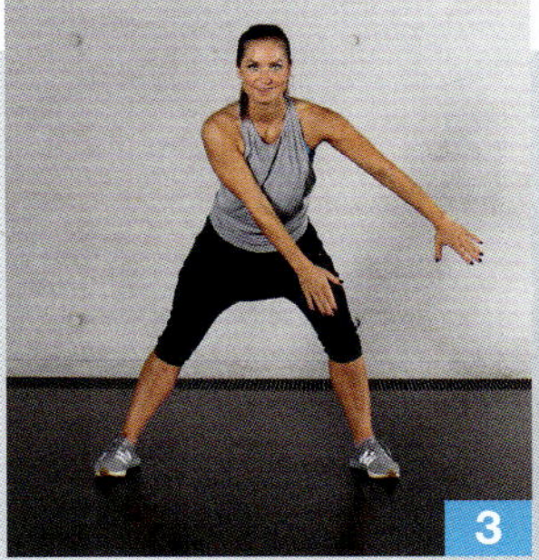

3

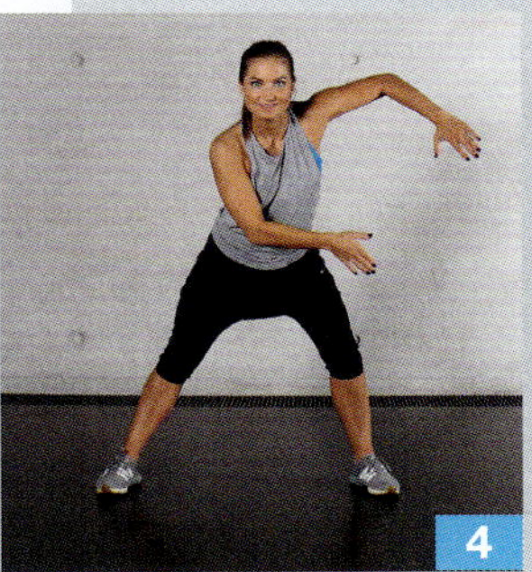

4

HIP MOBILITY

Beginnen Sie im breiten Beinstand und verlagern Sie das Gewicht nach rechts. Versuchen Sie, mit Ihrem linken Bein einen großen Kreis in die Luft zu zeichnen. Dabei bleibt das Bein gebeugt. Nach der Kreisbewegung stellen Sie das linke Bein wieder am Boden ab und beginnen fließend mit dem rechten Bein einen Kreis zu zeichnen.

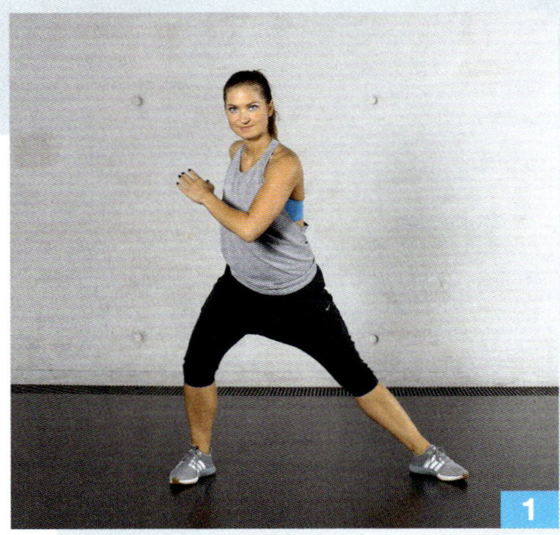

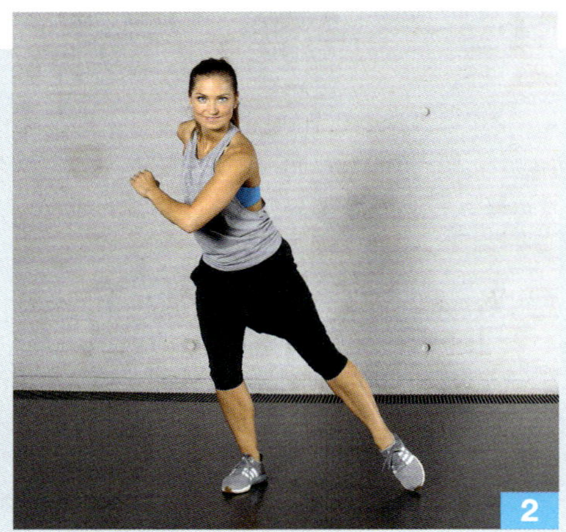

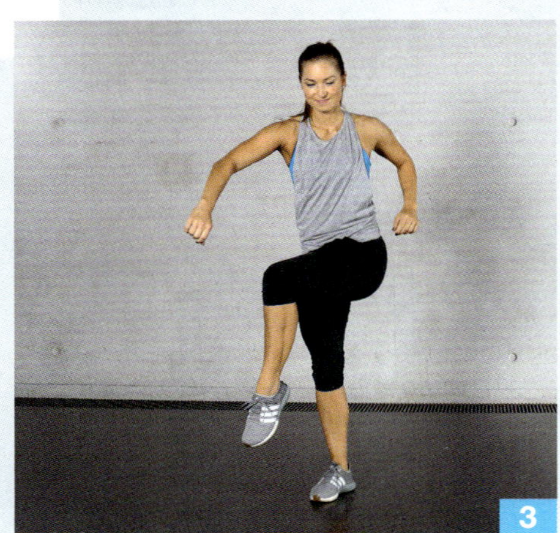

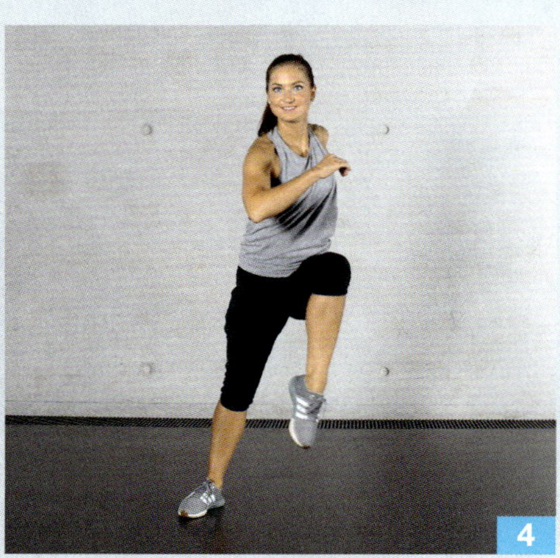

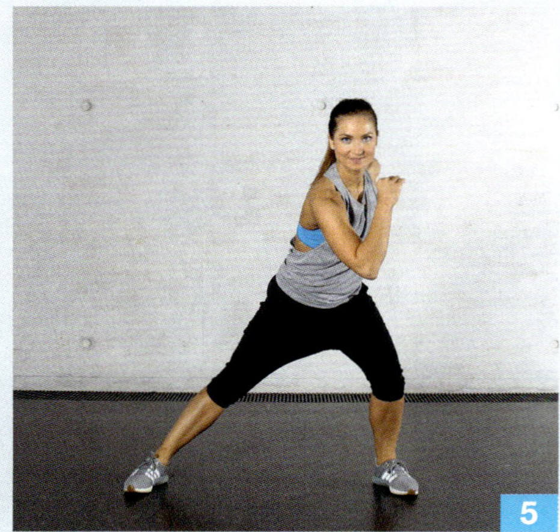

TRAINING BODYWEIGHT

DER SQUAT

Der Squat – die Kniebeuge – ist eine der funktionellsten Bewegungen und stellt die Basis für eine Vielzahl an Übungen im HIIT dar. Die Kniebeuge kräftigt hauptsächlich die Streckerschlinge der Beine. Dazu gehört der m. quadriceps femoris, die Gesäßmuskulatur und die Wade.

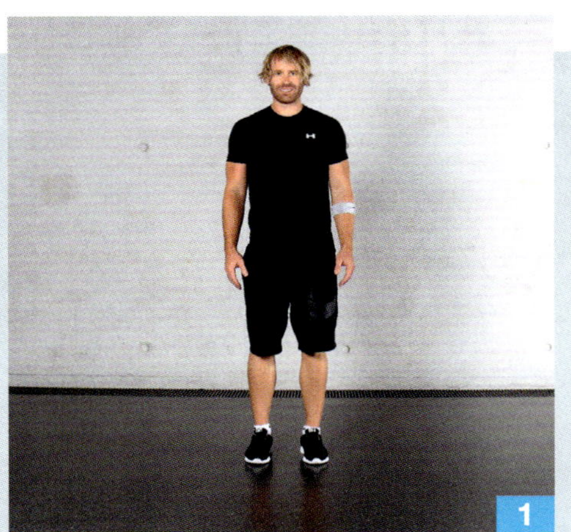
1

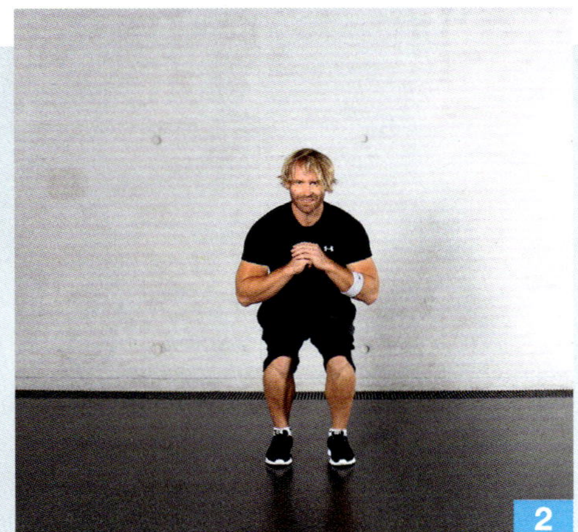
2

Ausgangsposition:
Aufrechter Stand – Beine hüftbreit geöffnet.

Jetzt geht's los! – Durchführung:

- Aus dem aufrechten Stand: beginnen Sie die Beine zu beugen und senken Sie Ihr Gesäß ab.
- Nutzen Sie die gesamte ROM aus, indem Sie Ihre Oberschenkel etwas unter die parallele Position zum Boden bewegen. Ihr Gesäß ist am Umkehrpunkt somit knapp unter Ihrer Kniescheibe platziert.
- Die Aufwärtsbewegung folgt dem Tiefgehen in einem Fluss, ohne Pause.
- Unter Beibehaltung der Körperspannung drücken Sie sich nach oben zurück in die Ausgangsposition.

Auf das sollten Sie achten!

- Die Knie zeigen während der Übungsausführung in Richtung der Füße. Vermeiden Sie ein Knicken der Knie nach innen oder außen sowie ein nach vorne Schieben der Knie über die Zehenspitzen.
- Halten Sie die Spannung in der Streckerschlinge der Beine während des gesamten Bewegungsablaufs.
- Der Rücken bleibt während der Übungsausführung so gut wie möglich aufgerichtet und in der *neutralen Wirbelsäulenposition.*

STEP FORWARD SQUAT

Bei dieser Variation wird der klassische Squat etwas komplexer und dynamischer. Starten Sie im aufrechten Stand und nehmen Sie einen großen Schritt nach vorne. Senken Sie dabei Ihr hinteres Knie Richtung Boden ab. Steigen Sie wieder zurück in die Ausgangsposition und führen Sie einen vollständigen Squat aus. Wechseln Sie jetzt das Bein und wiederholen Sie die Übung auf der anderen Seite.

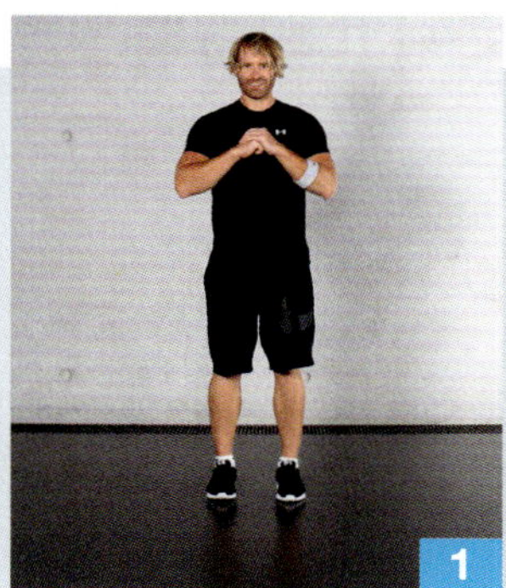
1

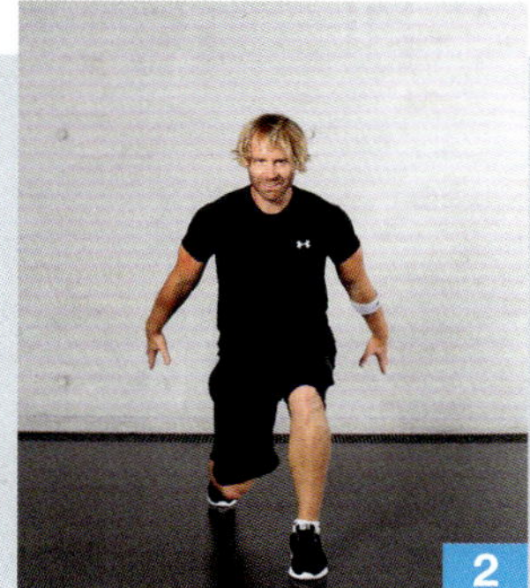
2

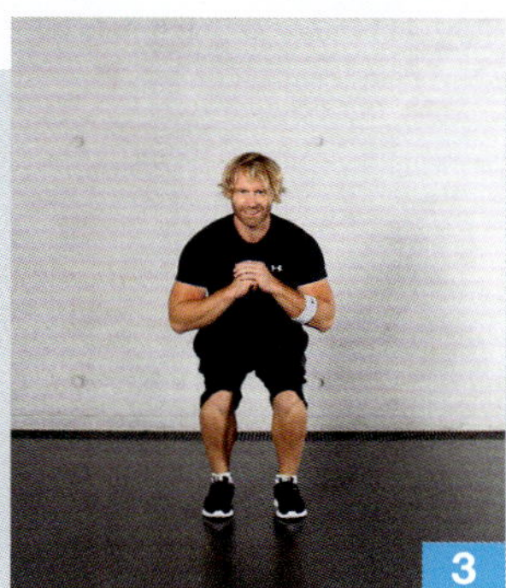
3

LATERAL SQUAT

Aus dem aufrechten Stand nehmen Sie zuerst einen großen Schritt zur Seite. Achten Sie darauf, dass Ihre Zehenspitzen nach dem Aufkommen des Fußes auf dem Boden leicht nach außen zeigen. Je tiefer Sie sinken, desto intensiver wird die Übung. Richten Sie sich kraftvoll wieder auf und kommen in die Ausgangsposition zurück. Wechseln Sie jetzt das Bein und damit auch die Seite.

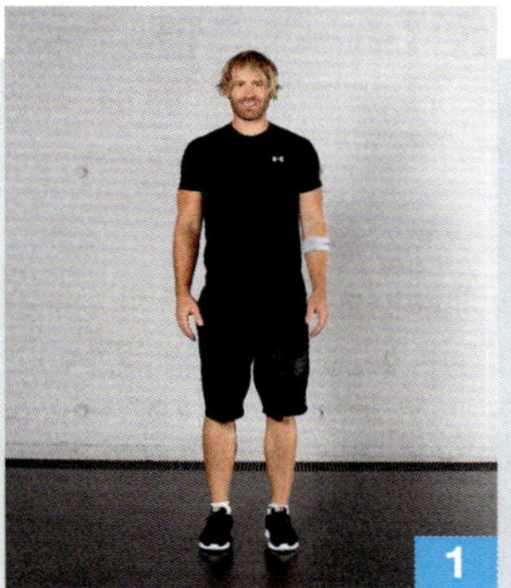
1

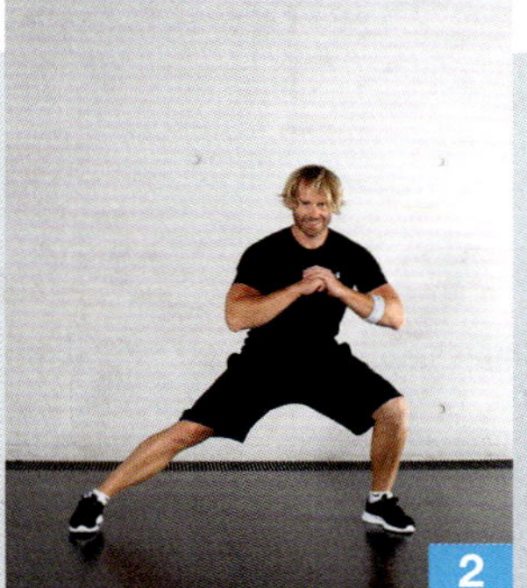
2

ROTATION SQUAT

Versuchen Sie in dieser Variation den klassischen Squat mit einer Rotationsbewegung des Oberkörpers zu verbinden. Rotieren Sie dazu beim Beugen der Beine Ihren Oberkörper nach rechts. Berühren Sie mit dem linken Ellbogen den rechten Oberschenkel. Der Rücken bleibt dabei möglichst lang und wird nicht rund. Richten Sie sich danach wieder auf und führen Sie die Übung auf der anderen Seite aus.

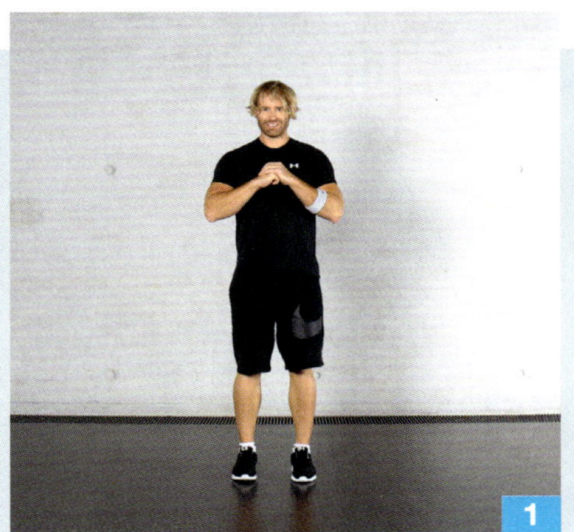
1

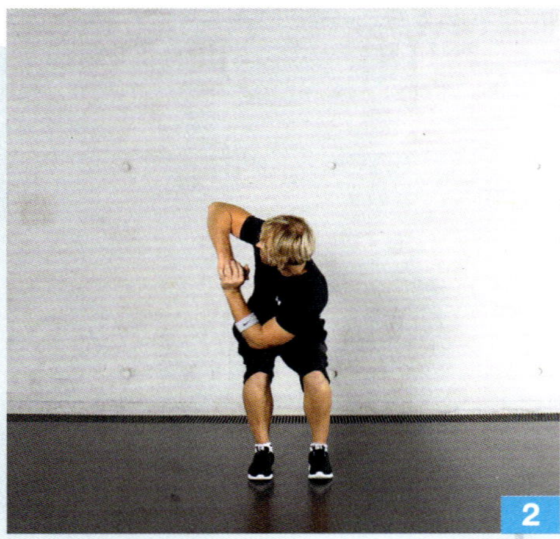
2

DER SQUAT JUMP

Eine intensive Variante des klassischen Squats ist die Kniebeuge mit Sprung. Diese Übung ist vielseitig im HIIT einsetzbar. Dabei wird die Streckerschlinge der Beine gekräftigt und die Schnell- und Explosivkraft trainiert. Ganz nebenbei verbessern Sie auch noch Ihre Sprungkraft.

Ausgangsposition:
Aufrechter Stand – Beine hüftbreit geöffnet.

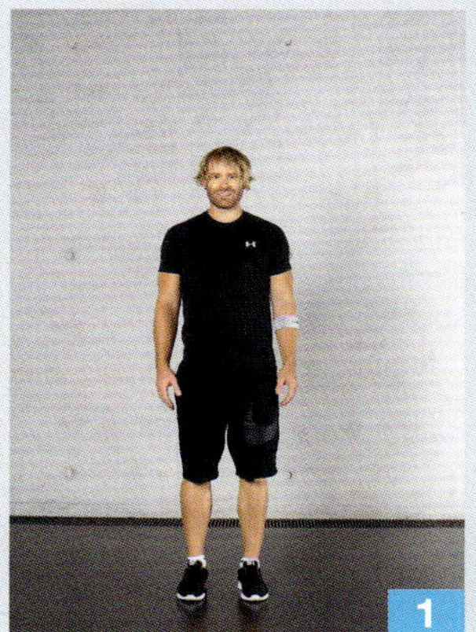
1

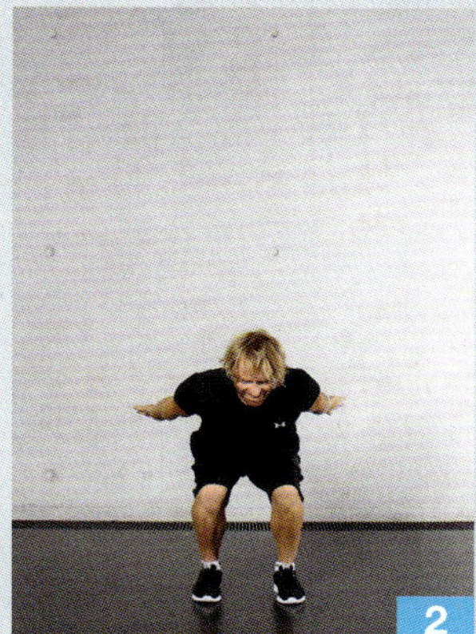
2

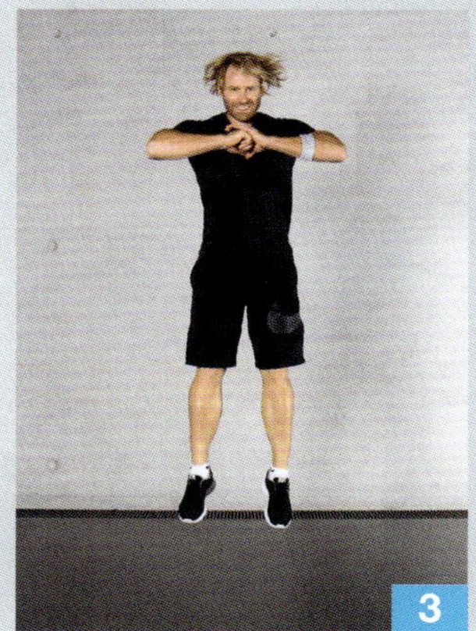
3

Jetzt geht's los! – Durchführung:

- Starten Sie, wie beim Squat ausführlich beschrieben, mit dem Beugen der Beine.
- Senken Sie die Hüfte nach unten ab. Gleichzeitig holen Sie mit Ihren Armen Schwung, indem Sie beide Arme nach hinten schwingen lassen. Ihr Oberkörper ist lang.
- Durch das Tiefgehen und die damit verbundene Gegenbewegung holen Sie Schwung für den Absprung
- Ohne in der tiefsten Position zu warten, leiten Sie in einem Fluss die Gegenbewegung ein.
- Strecken Sie dazu explosiv die Beine und schwingen Sie gleichzeitig beide Arme nach vorne oben in Richtung Brust.
- Bremsen Sie die Armbewegung in der Luft langsam ab und halten Sie die Körperspannung.
- Landen Sie sicher mit beiden Beinen gleichzeitig am Boden.

Darauf sollten Sie achten!

- Ihr Oberkörper bleibt während der Übungsausführung lang. Behalten Sie eine *neutrale Wirbelsäulenposition* bei.
- Achten Sie auf Ihre Beinachse – beim Tiefgehen sowie beim Absprung. Die Kniegelenke sollten dabei parallel bleiben und nicht nach innen oder außen knicken.

Variationen:

POP SQUAT

Wie der Name dieser Variation schon erkennen lässt, geht es bei der Übung um einen schnellen „Pop“. Stellen Sie sich das blitzartige in die Luft Schnellen von erhitztem Popcorn vor. Versuchen Sie jetzt, aus der tiefen, *breiten Beinposition* diesen Vorgang zu imitieren: Während Sie explosiv wegspringen, lassen Sie die Arme explosiv nach oben schnellen und landen anschließend wieder in der breiten Beinposition.

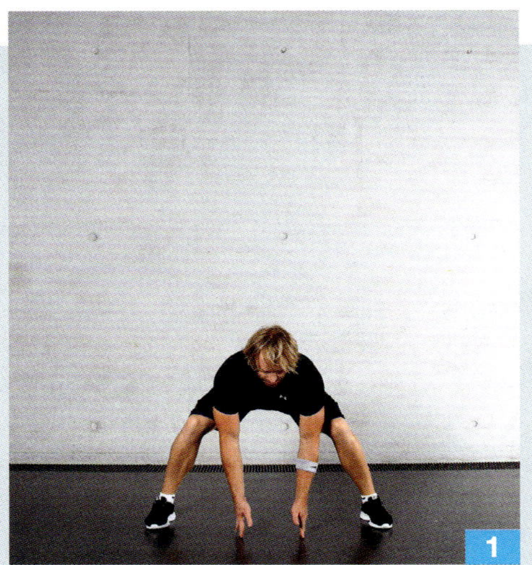
1

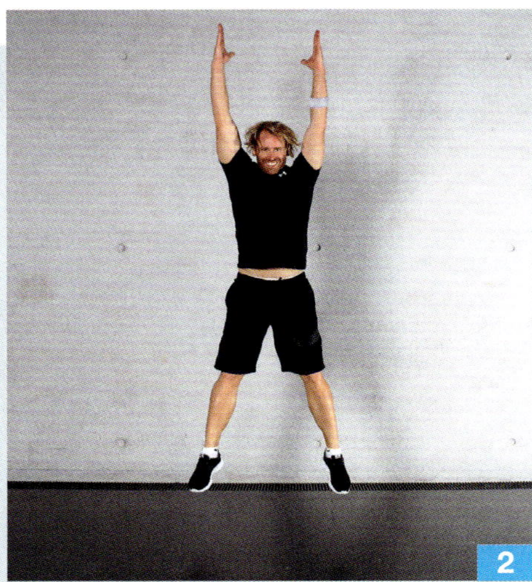
2

SPEED JUMPS

Bei dieser Übung versuchen Sie mit Doppelbeinsprüngen so schnell wie möglich Sprung für Sprung nach vorne zu springen. Nach fünf Sprüngen machen Sie eine halbe Drehung und springen denselben Weg mit der gleichen Anzahl an Squat Jumps zurück. Gehen Sie dabei nicht ganz so tief wie in der klassischen Version und holen Sie mit Ihren Armen keinen Schwung.

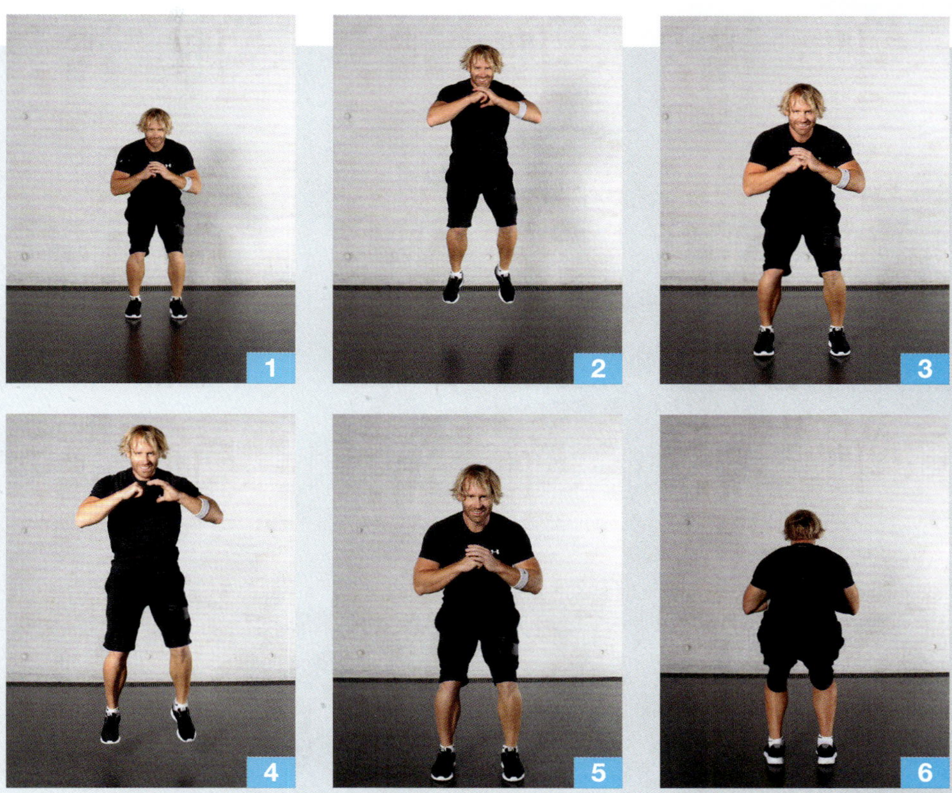

QUICK STEPS – SQUAT

Beugen Sie die Beine und gehen Sie in den *tiefen Squat*. Nehmen Sie insgesamt vier schnelle Schritte nach außen und innen. Öffnen Sie zuerst mit zwei Schritten die Beine nach außen, dann schließen Sie die Beine in zwei Schritten zurück in die Ausgangsposition. Danach folgt der Sprung nach oben.

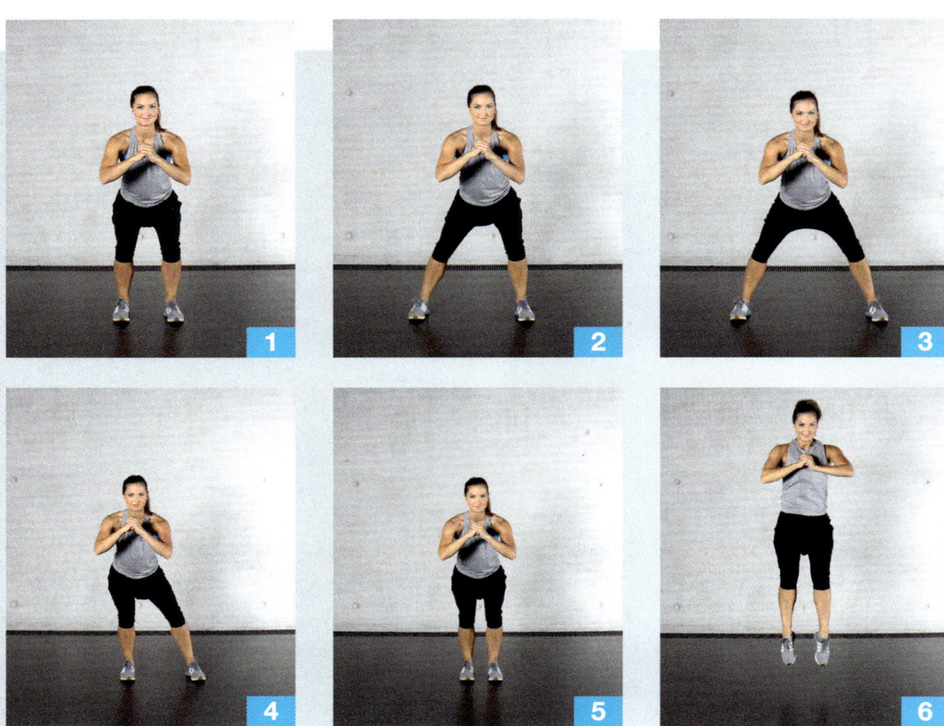

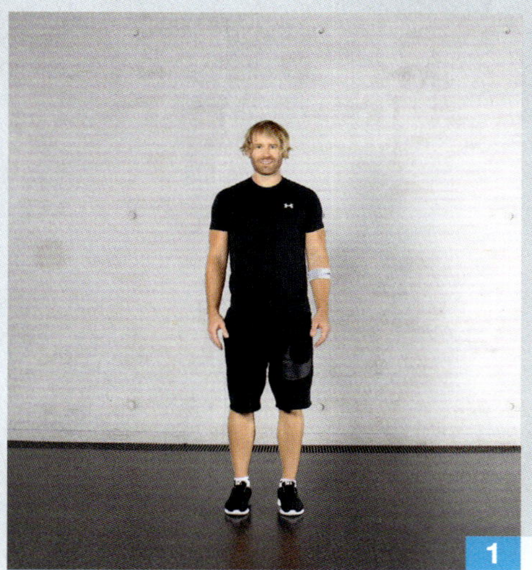

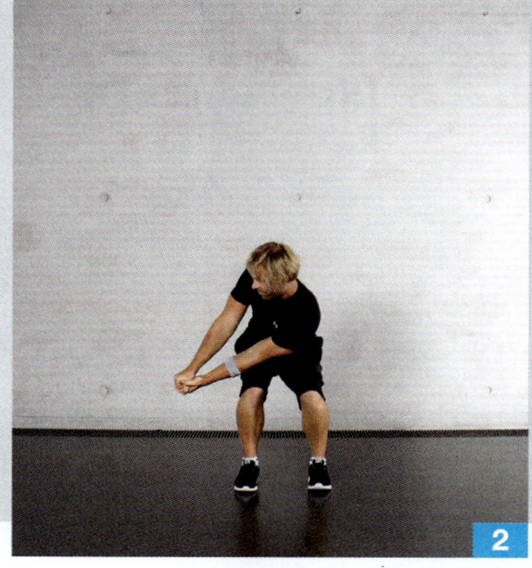

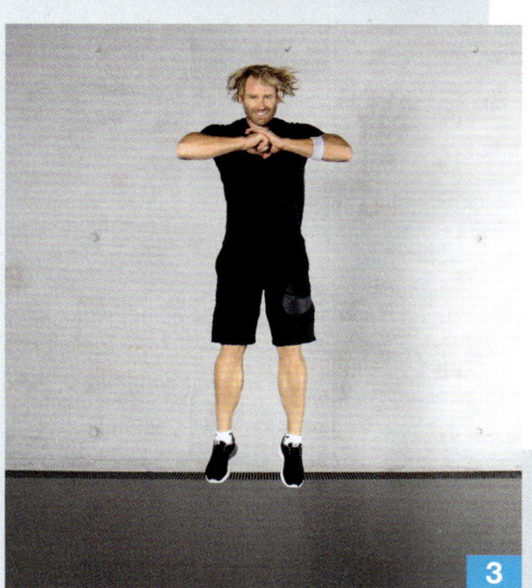

CHOP SQUAT JUMP

In dieser Variante integrieren Sie eine Rotationsbewegung in die Übungsverbindung. Versuchen Sie, mit Ihrem rechten Ellbogen den linken Oberschenkel zu berühren. Der Rücken bleibt beim Tiefgehen lang, der Kopf bleibt in Verlängerung der Wirbelsäule. Nach der Berührung rotieren Sie zurück und springen nach oben. Führen Sie diese Übung abwechselnd links und rechts aus.

DER LUNGE

Der Ausfallschritt stellt, wie der Squat, die Ausgangsposition für eine Vielzahl an HIIT-Übungen dar und schafft somit die Basis für komplexe Kombinationen. Mit dem Lunge kräftigen Sie ebenfalls die Streckerschlinge der Beine. Die Position ist dabei deutlich instabiler, somit steigt die Anforderung an die tiefer liegende Rumpfmuskulatur.

Ausgangsposition:
Aufrechter Stand – Beine hüftbreit geöffnet.

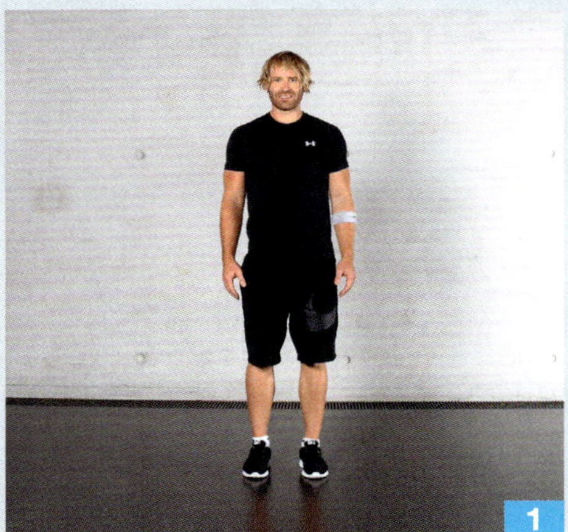
1

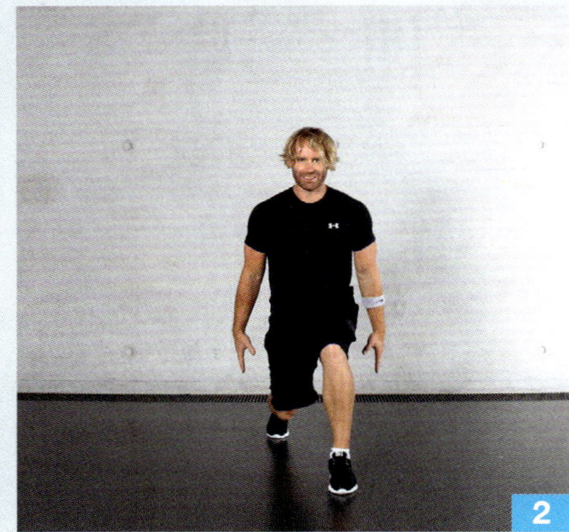
2

Jetzt geht's los! – Durchführung:

- Aus der Ausgangsposition nehmen Sie ein Bein in einem großen Schritt nach vorne.
- Die Ferse berührt den Boden zuerst, der Rest des Fußes folgt. Das Gewicht verlagert sich etwas mehr auf das vordere, gebeugte Bein.
- Ab jetzt steuert das hintere Bein die Bewegung. Nutzen Sie die gesamte *ROM* aus und senken Sie das Knie des hinteren Beines bis knapp über den Boden ab. Das vordere Bein ist jetzt ungefähr im rechten Winkel gebeugt.
- Aus dem tiefen Ausfallschritt drücken Sie sich – unter Beibehaltung der Körperspannung – mit dem vorderen Bein stark vom Boden ab und kommen in einer Bewegung zurück in die Ausgangsposition.

Darauf sollten Sie achten!

- Achten Sie auf Ihre Beinachse! Die Knie zeigen immer in Richtung der Füße – versuchen Sie, ein Knicken der Knie nach innen oder außen sowie ein nach vorne Schieben der Knie über die Zehenspitzen zu vermeiden.
- Der Rücken bleibt während der gesamten Zeit aufgerichtet und in der *neutralen Wirbelsäulenposition*.

Variationen:

TOE-TOUCH LUNGE

Diese Variation erfordert besonders viel Stabilität. Aus der tiefen Ausfallschritt-Position lösen Sie Ihr hinteres Bein vom Boden ab und bringen es nach vorne oben. Strecken Sie das Bein und versuchen Sie, mit Ihren Fingerspitzen die Zehenspitzen zu berühren.

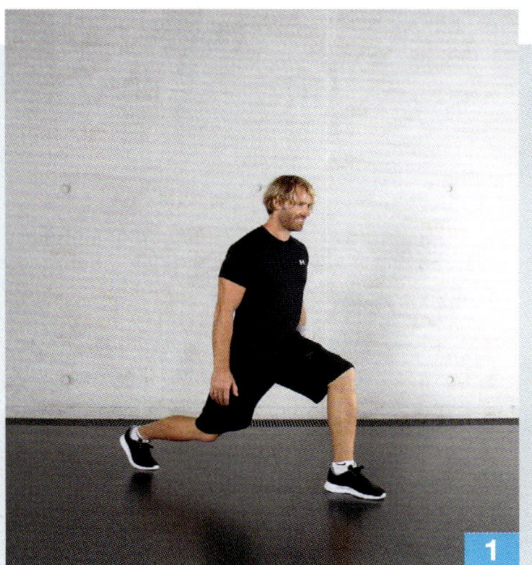

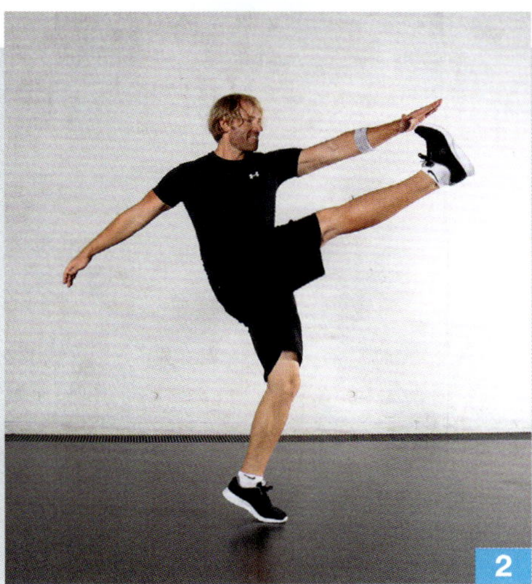

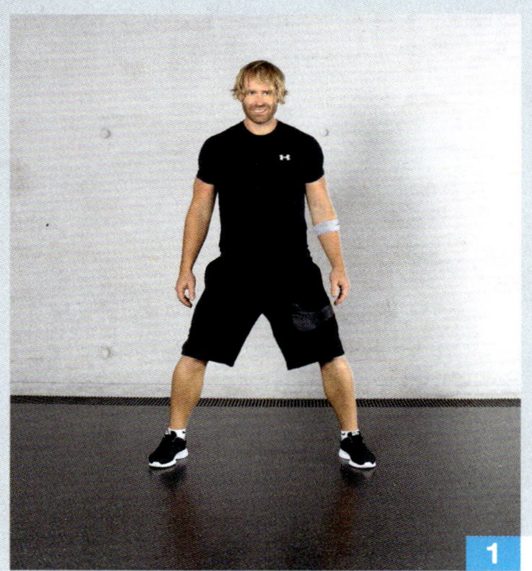

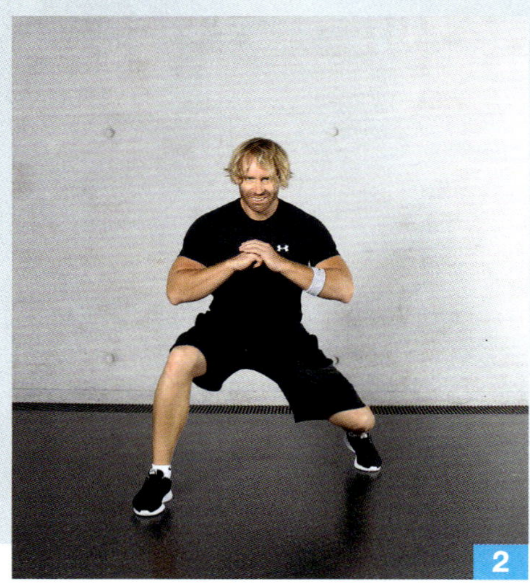

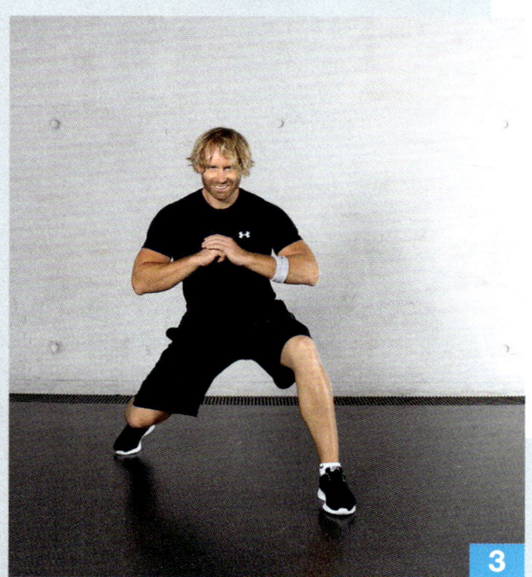

ALTERNATING FRONT LUNGE

Nehmen Sie einen großen Schritt nach vorne. Anstatt gerade zu steigen, platzieren Sie Ihr Bein seitlich versetzt, diagonal vom Oberkörper. Der Oberkörper bleibt während der gesamten Übungsausführung gerade und zentral, als würden Sie einen klassischen Lunge ausführen. Lateral wirkende Kräfte sorgen für eine erhöhte Anforderung an die Core-Stability.

FARMERS WALK

Bei dieser interessanten Variation verlassen Sie Ihre Position und gehen Lunge für Lunge ein Stück weiter nach vorne. Starten Sie mit dem rechten Bein, nehmen Sie einen Schritt nach vorne und gehen Sie in die tiefe Lunge Position. Danach lösen Sie direkt das linke Bein und bringen es ebenfalls nach vorne in die tiefe Lunge Position. Nach fünf bis zehn Schritten drehen Sie um und „lungen" denselben Weg zurück.

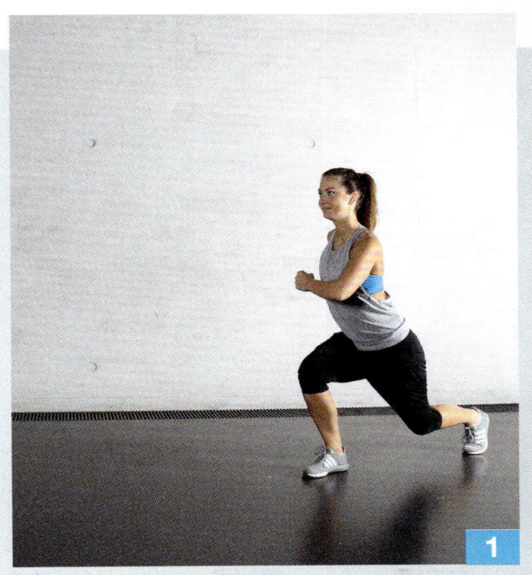
1

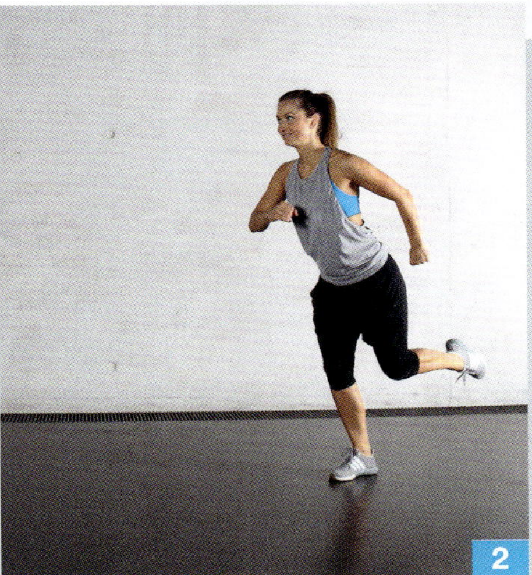
2

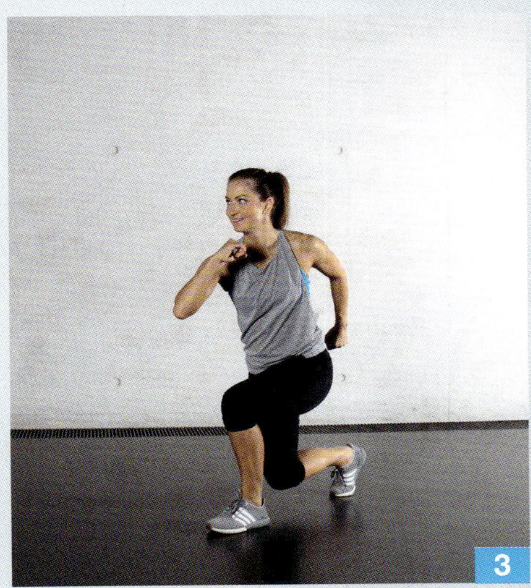
3

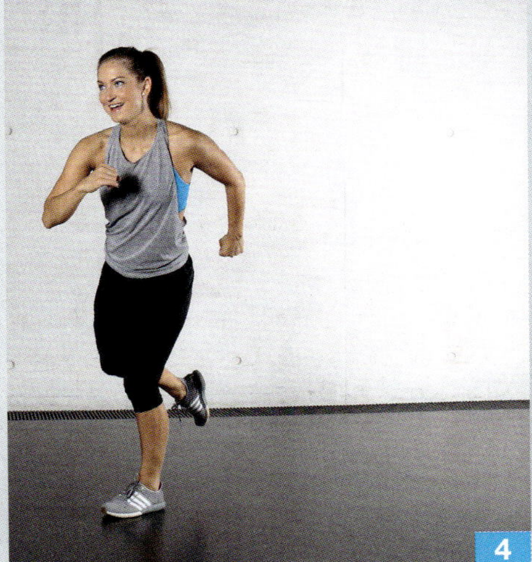
4

DER LUNGE JUMP

Die gesprungene Variante des Lunges steigert zusätzlich die Anforderungen an Kraft und Stabilität. Insbesondere das Herz-Kreislaufsystem wird intensiv trainiert. Neben kleineren Sprüngen mit schnellen Beinwechseln, können Sie auch hohe schwungvolle Sprünge ausprobieren.

Ausgangsposition:
Tiefer Lunge

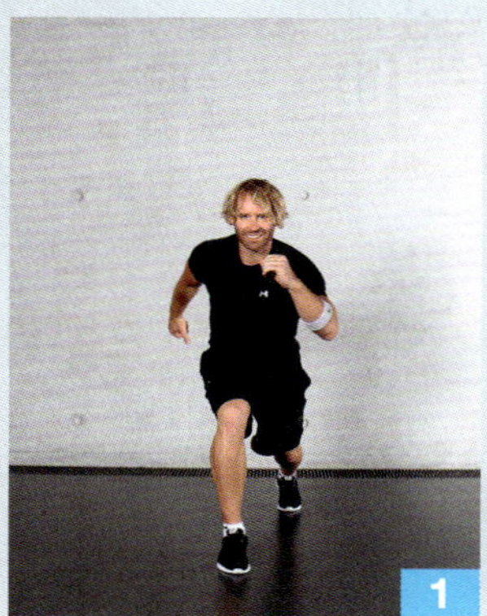
1

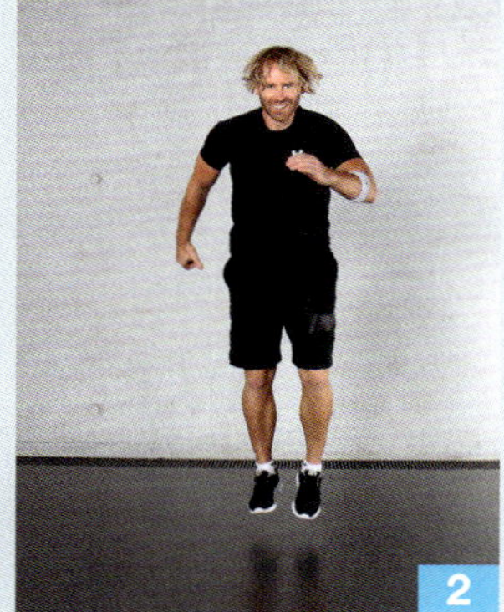
2

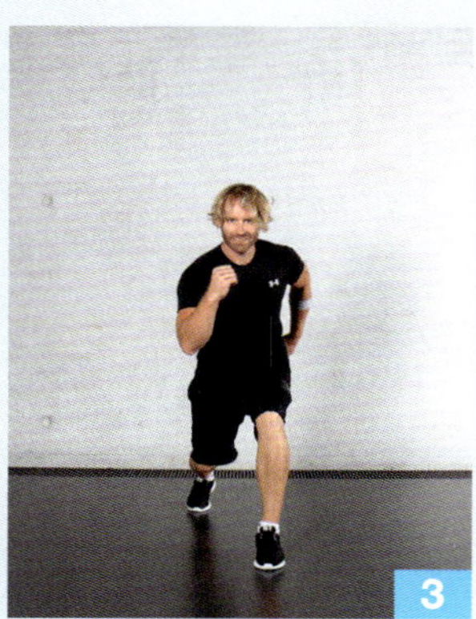
3

Jetzt geht's los! – Durchführung:

- Starten Sie im Basis-Lunge mit dem rechten Bein vorne. Bringen Sie den linken Arm abgewinkelt nach vorne.
- Springen Sie ab! Drücken Sie sich dazu explosiv vom Boden weg und strecken Sie das rechte Bein.
- In der Luft wechseln Sie die Position der Beine und Arme, sodass jeweils die andere Extremität vorne platziert ist.
- Landen Sie mit beiden Beinen gleichzeitig am Boden im tiefen Lunge. Ohne in der tiefsten Position zu warten, leiten Sie in einem Fluss die Gegenbewegung ein und springen wieder ab.

Darauf sollten Sie achten!

- Versuchen Sie, die Bewegung der Beine flüssig mit den Armen zu koordinieren und mit Schwung auszuführen.
- Achten Sie auf Ihre Beinachse – beim Landen sowie beim Absprung. Die Kniegelenke sollten dabei nicht über die Zehenspitzen gehen und nicht nach innen oder außen knicken.
- Ihr Oberkörper ist während der Bewegung ruhig und aufgerichtet. Behalten Sie eine *neutrale Wirbelsäulenposition* bei.

Variationen:

DOUBLE ARM SWING LUNGE JUMPS

Bei dieser besonders schwungvollen Variante starten Sie im Basis-Lunge und nehmen beide Arme gestreckt nach hinten. Mit dem Absprung schwingen beide Arme explosiv nach vorne oben. Nutzen Sie den zusätzlichen Schwung und springen so hoch wie möglich nach oben. Sie haben dadurch mehr Zeit in der Luft und können sich optimal auf die Landung vorbereiten. Direkt nach der Landung schwingen die Arme wieder zurück nach hinten. Sobald die Arme in der Ausgangsposition sind, springen Sie wieder ab.

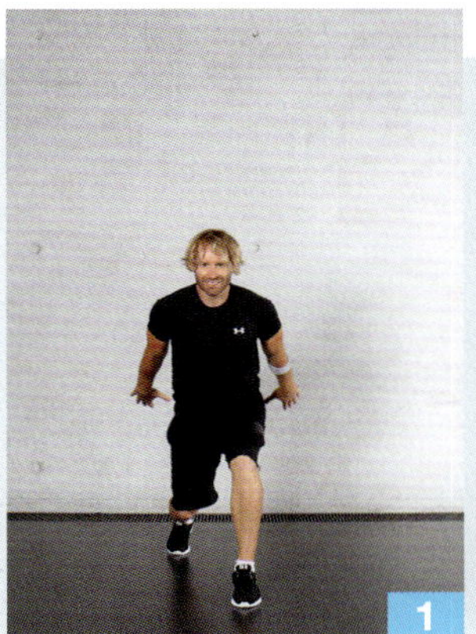

1

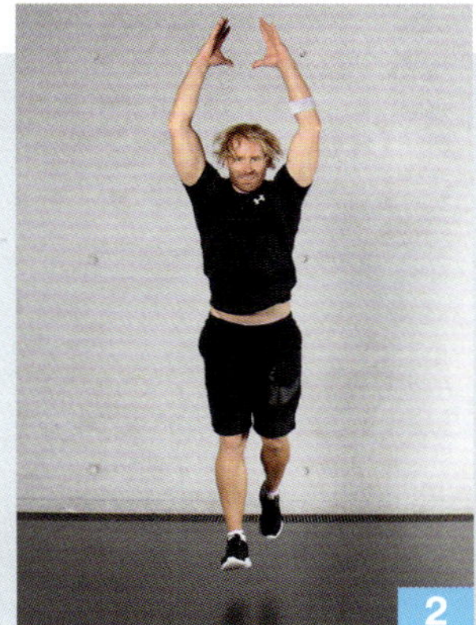

2

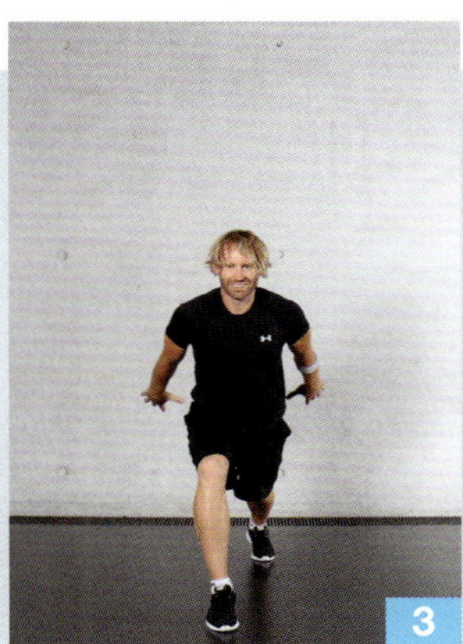

3

SPEED LUNGE JUMP

Versuchen Sie, die Lunge-Jumps schnell auszuführen. Als Ausgleich gehen Sie dabei weniger tief in die Position. Halten Sie die Arme fixiert auf Höhe Ihres Brustbeines. Achten Sie auf eine saubere Technik! Springen Sie nur so schnell, dass eine richtige Ausführung beibehalten werden kann.

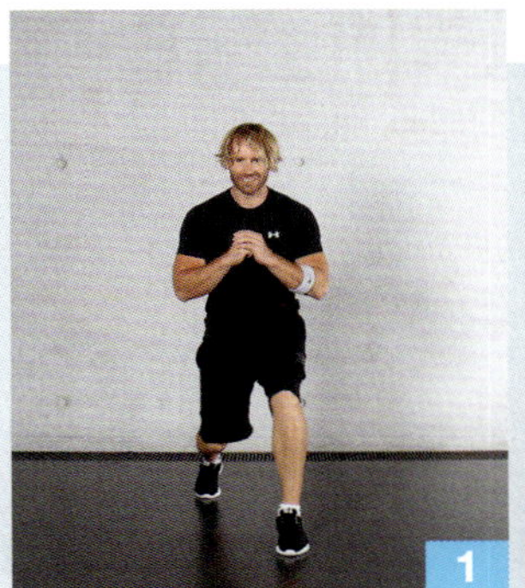

1

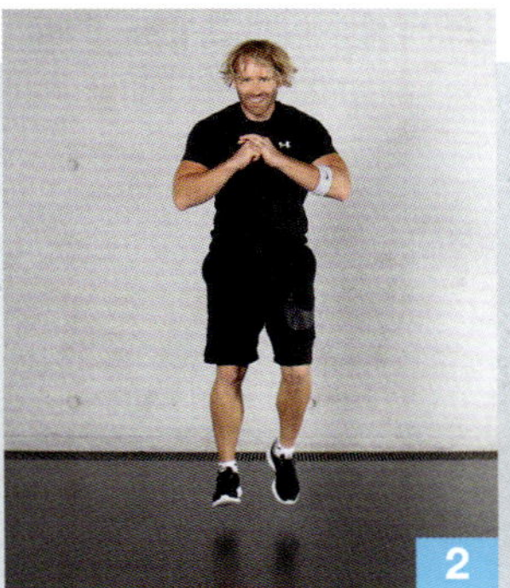

2

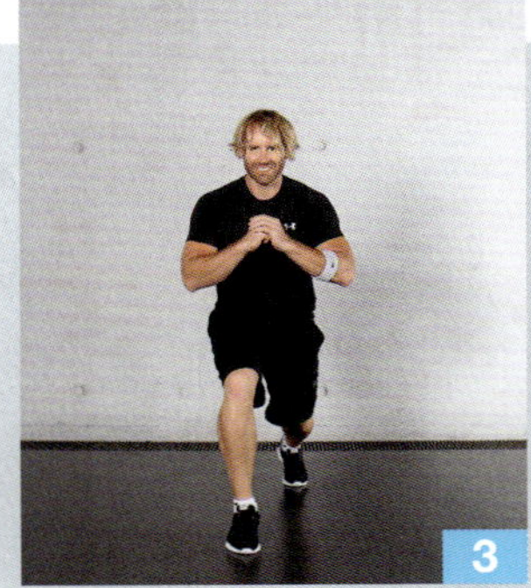

3

DEEP SINK – TRIPLE LUNGE JUMP

Diese Variation ist etwas komplexer und fordert besonders Ihre Koordination. Nach drei aufeinanderfolgenden Lunge-Jumps versuchen Sie für drei Sekunden in einer besonders tiefen Lunge-Position zu bleiben. Danach springen Sie die nächsten drei Lunges und sinken wieder ab. Durch den Dreier-Rhythmus wechselt sich das rechte und linke Bein in der tiefen Position ab.

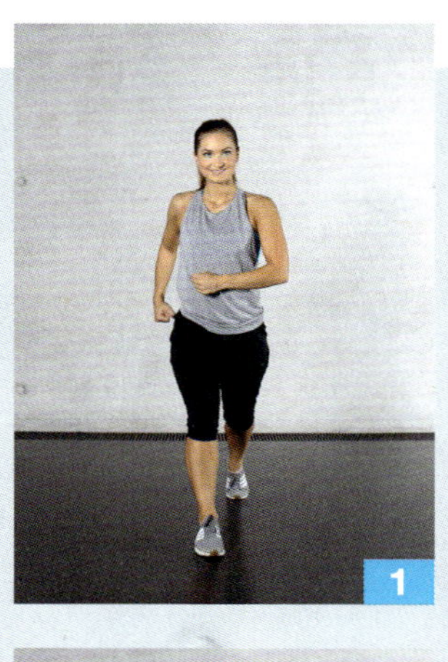
1

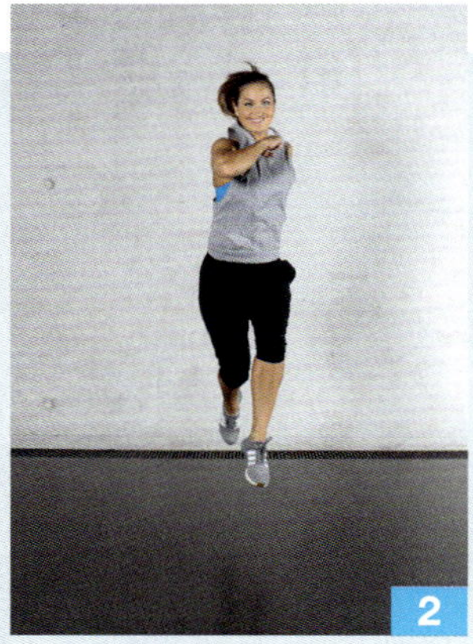
2

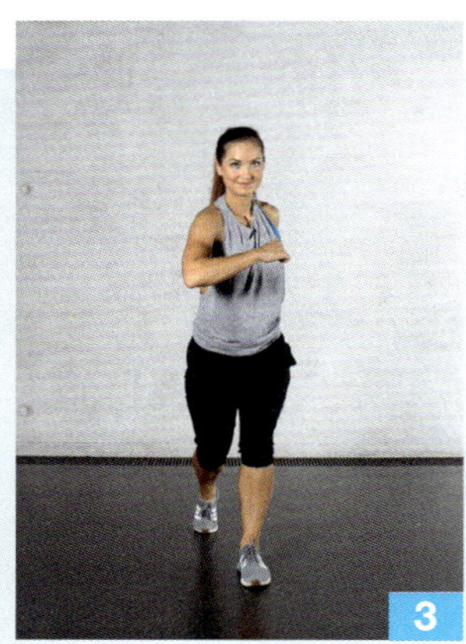
3

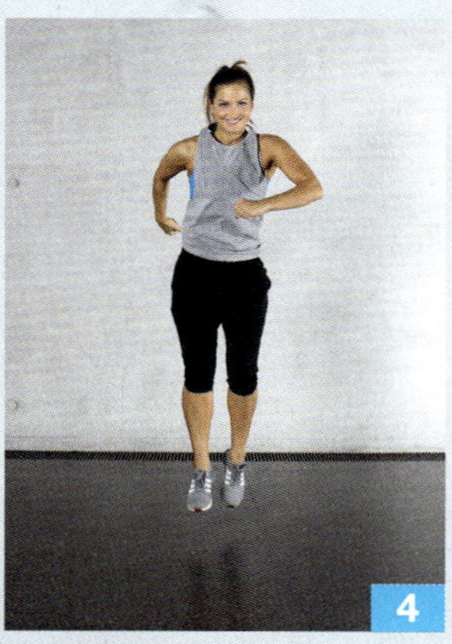
4

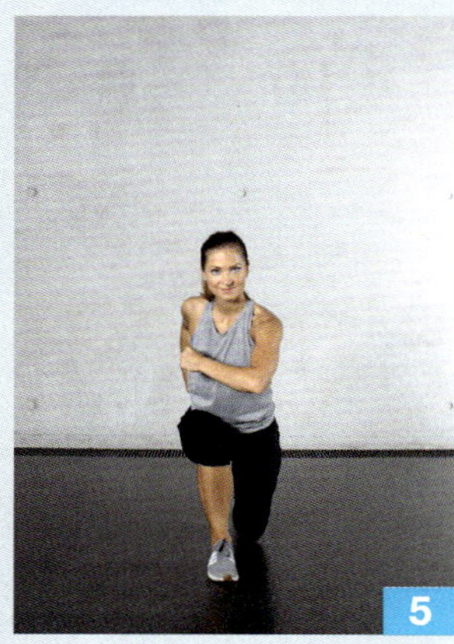
5

VARIOUS JUMPS

FRONT – BACK – LATERAL

Im HIIT und generell im funktionellen Training spielen Sprünge eine sehr wichtige Rolle. Springen ist eine der Basisfähigkeiten des Menschen und gilt in unzähligen Sportarten als leistungsbestimmendes Merkmal. Lesen Sie dazu mehr im Kapitel *Plyometrics (Seite 34)*.
Im Folgenden möchte ich Ihnen eine Fülle von Variationen geben, die Ihr HIIT-Workout abwechslungsreicher gestalten und viel Spaß machen.

Variationen:

SKATER JUMP

Diese Übung wird Ihr Herz-Kreislaufsystem intensiv herausfordern. Drücken Sie sich mit dem rechten Bein aus dem *aufrechten Stand* vom Boden ab und springen einbeinig zur linken Seite. Landen Sie auf Ihrem linken Bein und springen Sie unmittelbar zurück nach rechts. Versuchen Sie, in einen Bewegungsrhythmus zu kommen. Starten Sie zuerst mit etwas kleineren Sprüngen und erhöhen Sie nach und nach die Sprungbreite. Achten Sie darauf, dass Sie zuerst mit dem Fußballen landen, dann aber Ihr ganzer Fuß den Boden berührt. Beachten Sie auch, dass Ihre Zehenspitzen bei der Landung leicht nach außen zeigen.

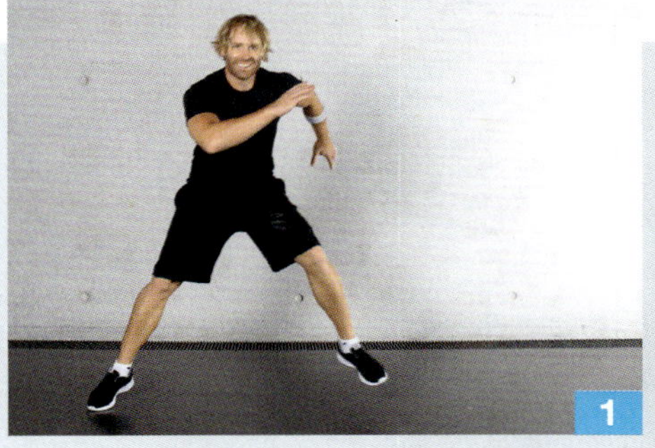
1

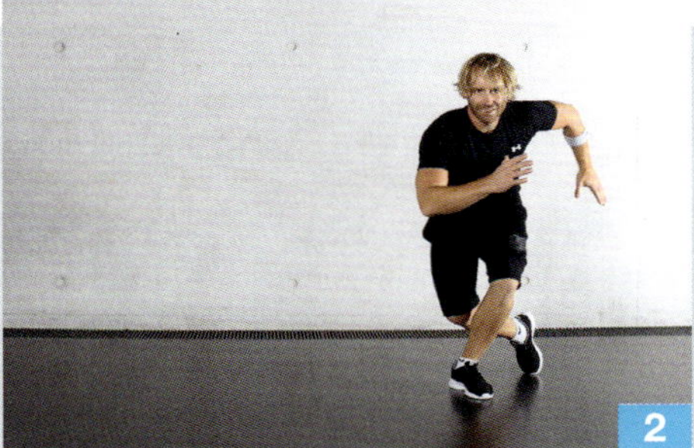
2

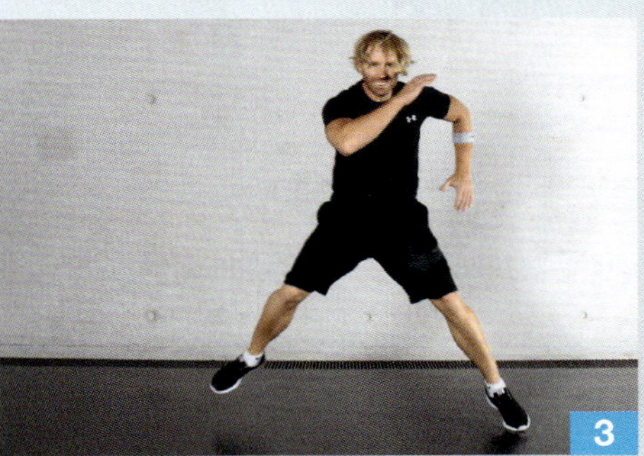
3

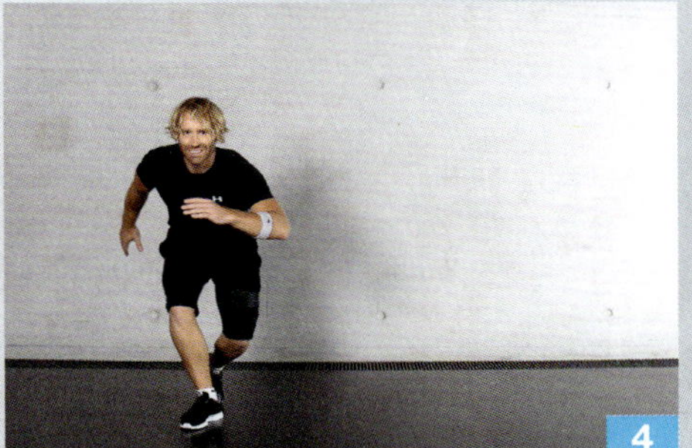
4

4 POINT JUMP

Suchen Sie sich vier imaginäre Punkte im Raum, die ein Quadrat formen. Springen Sie jetzt beidbeinig von Punkt zu Punkt bis Sie wieder an Ihrer Ausgangsposition angekommen sind. Wenn sie möchten, können Sie jetzt auf die andere Seite springen oder behalten Ihre Sprungrichtung für die Dauer des Intervalls einfach bei. Als zusätzliche kleine Variation können Sie alle zwei Sprünge für eine Sekunde in der tiefen Squat-Position bleiben, bevor Sie weiter springen.

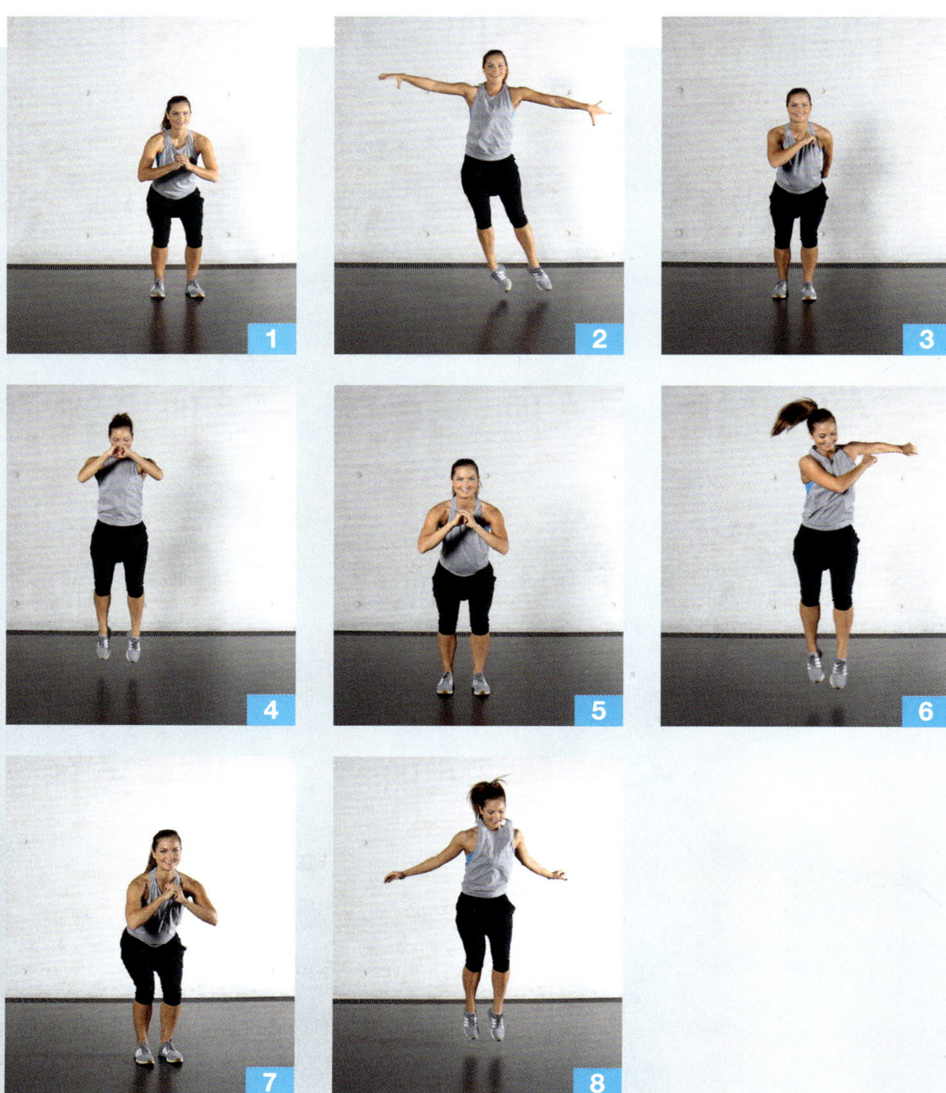

STEPBACK & JUMP

Diese Variation trainiert und verbessert insbesondere Ihre Koordination. Ähnlich wie beim „Skater Jump“ springen Sie zuerst zur Seite. Anstatt gleich wieder zurück zu springen, steigen Sie mit dem Absprungbein schräg hinter das Standbein. Springen Sie jetzt mit dem Standbein ab zurück in die Ausgangsposition.

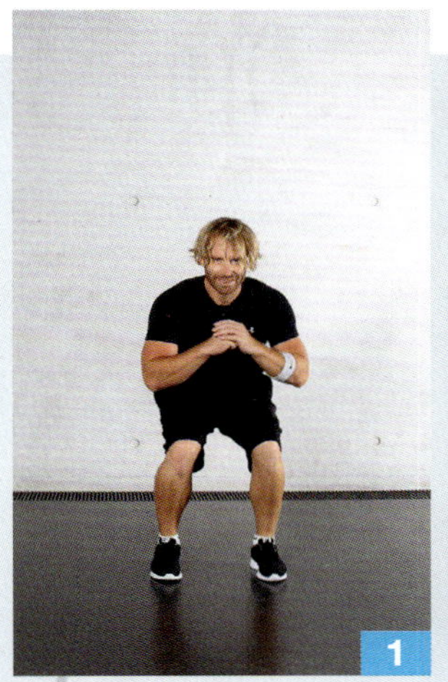
1

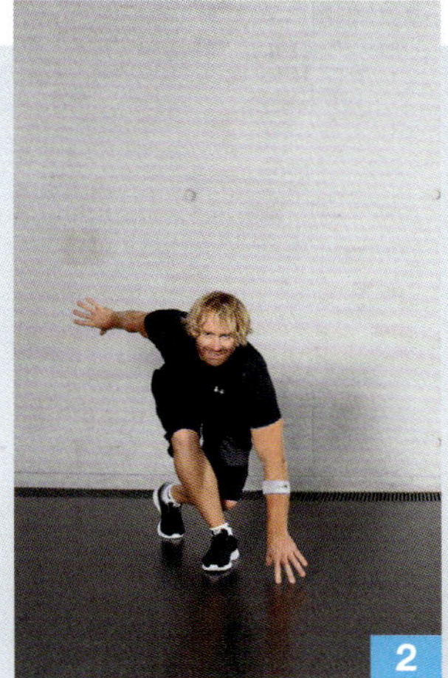
2

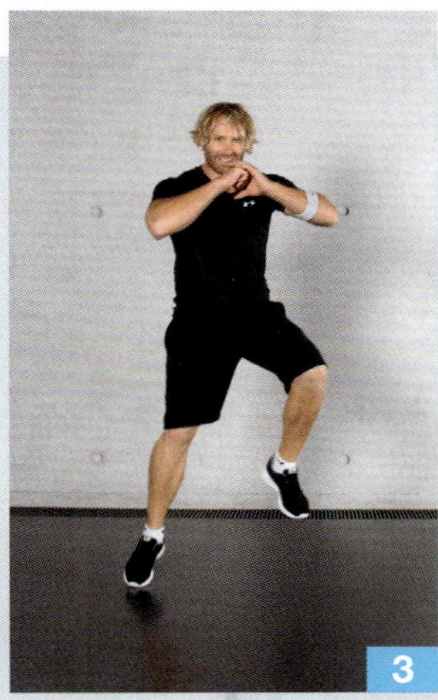
3

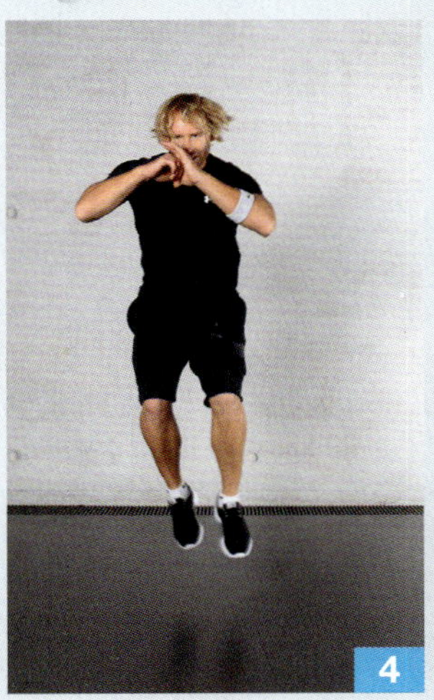
4

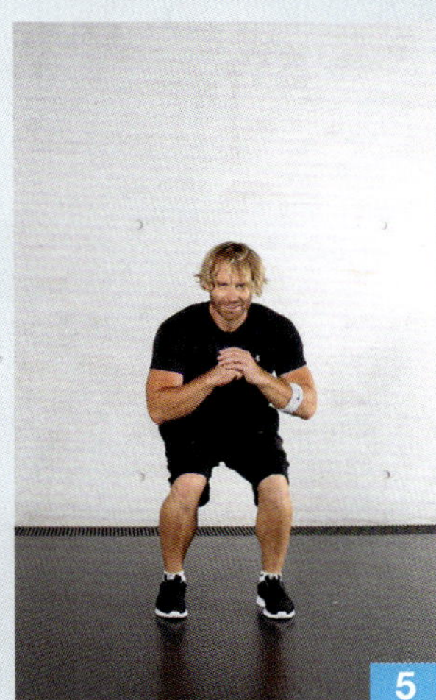
5

SKI JUMPS

Nicht nur für Skifahrer ist diese Übung überaus wertvoll. Springen Sie beidbeinig zur Seite ab und landen ebenfalls mit beiden Beinen gleichzeitig am Boden. Sobald Sie gelandet sind, springen Sie direkt auf die andere Seite zurück.
Vielleicht hilft es Ihnen ja, wenn Sie sich einen traumhaften Berghang mit Pulverschnee vorstellen, den Sie bei Sonnenschein und blauem Himmel hinunter wedeln.

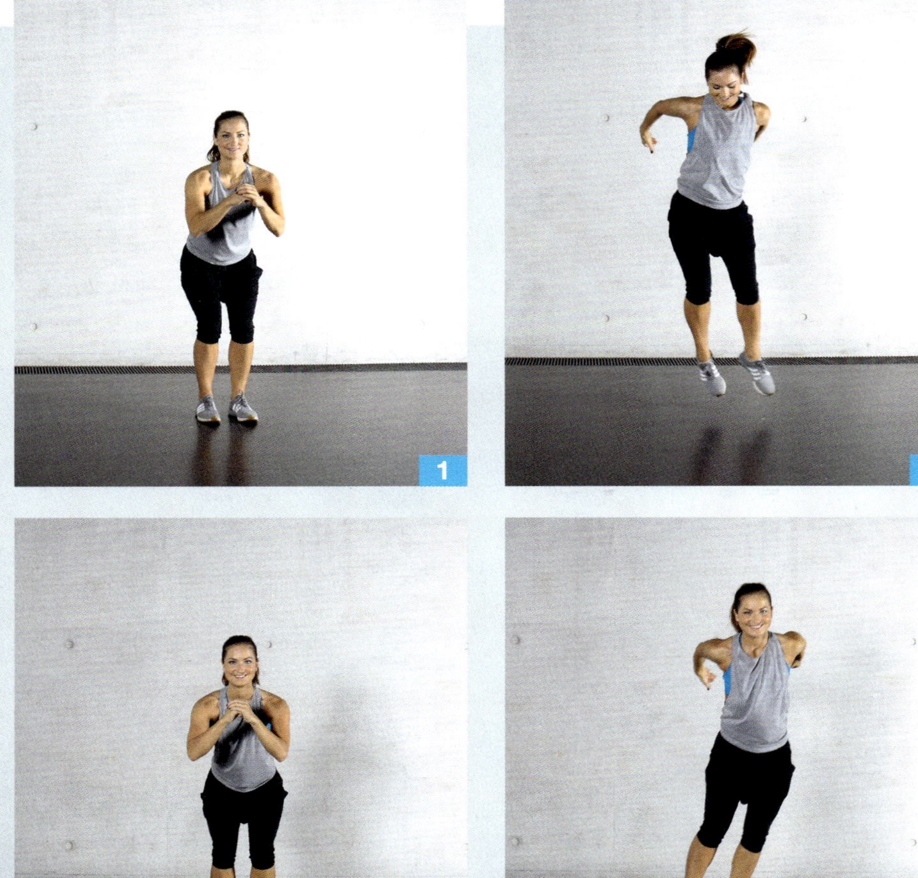

JUMP ROTATIONS

Starten Sie in der tiefen Squat-Position und springen explosiv mit einer Vierteldrehung nach rechts. Unmittelbar nach der Landung springen Sie zurück in die Ausgangsposition und warten dort für eine Sekunde. Konzentrieren Sie sich um den Sprung auf die linke Seite ebenfalls möglichst explosiv auszuführen.

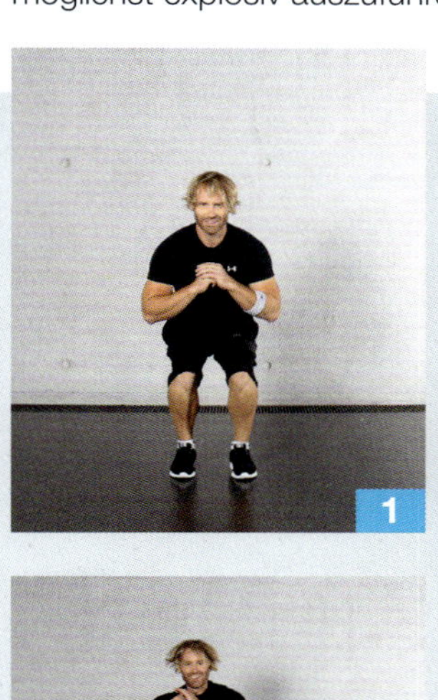
1

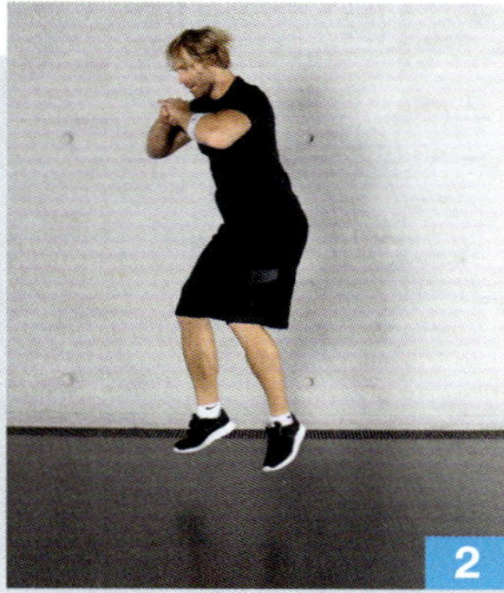
2

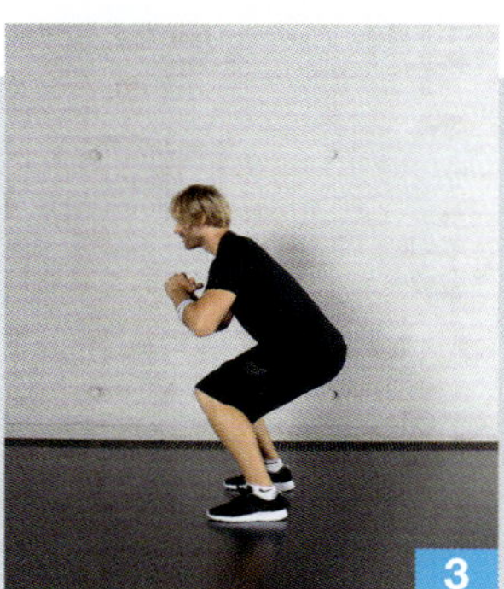
3

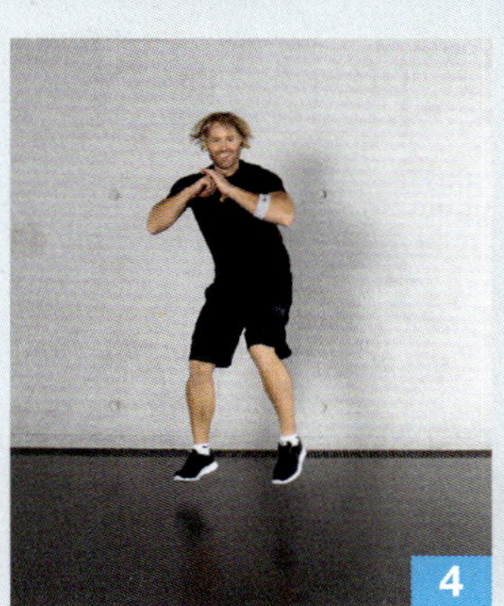
4

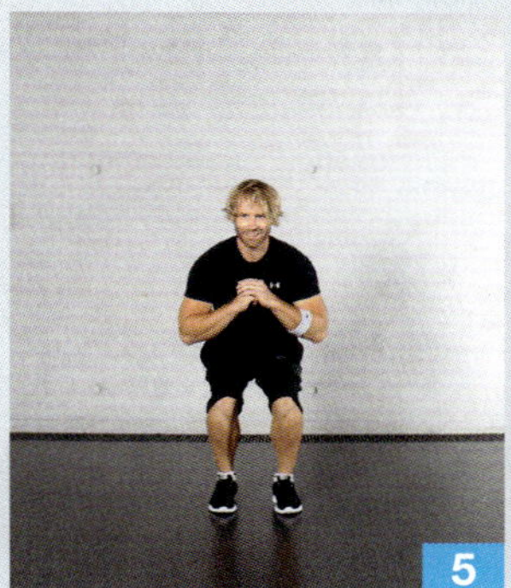
5

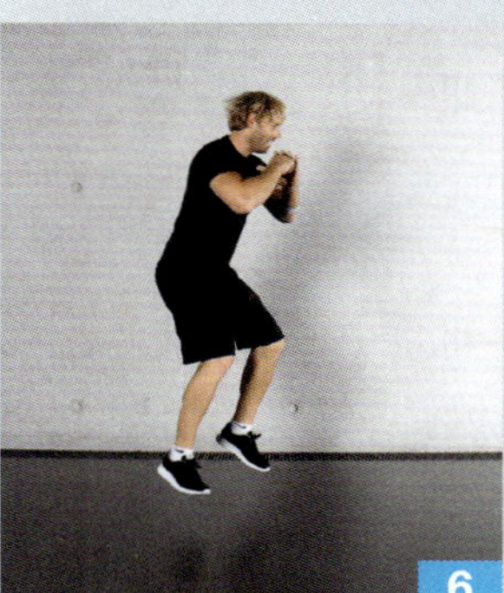
6

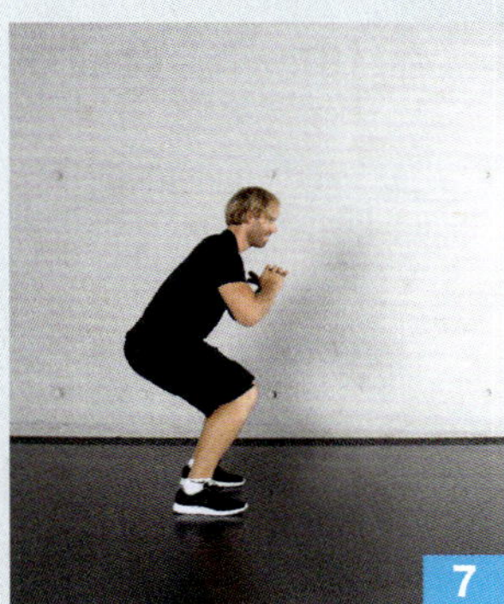
7

LATERAL JUMP – SLIDING STEPS

Lassen Sie Ihre Arme nach rechts pendeln, um Schwung zu holen. Springen Sie beidbeinig mit einem möglichst weiten Satz nach links. Landen Sie mit beiden Beinen gleichzeitig in der tiefen Squat-Position. Bewegen Sie sich jetzt so schnell wie möglich seitlich zurück zur Ausgangsposition. Nehmen Sie dazu einen seitlichen Schritt mit Ihrem rechten Bein und ziehen mit dem linken Bein nach. Ihre Zehenspitzen zeigen nach rechts vorne, Sie „sliden" in tiefer Position mit weiten Schritten in diese Richtung.
„Sliding Steps" sind eine schnelle Fortbewegungsart zur Seite und dienen Athleten oft als Verteidigungsposition in Sportarten wie Basketball oder Fußball.

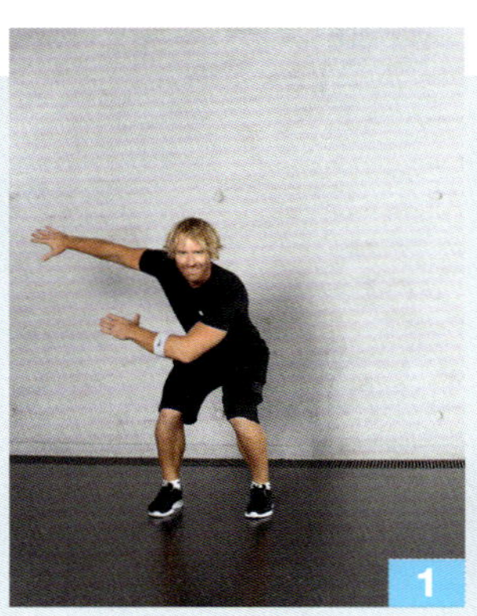

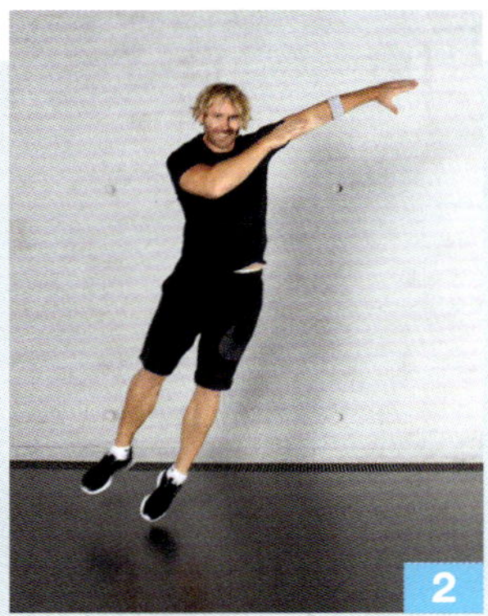

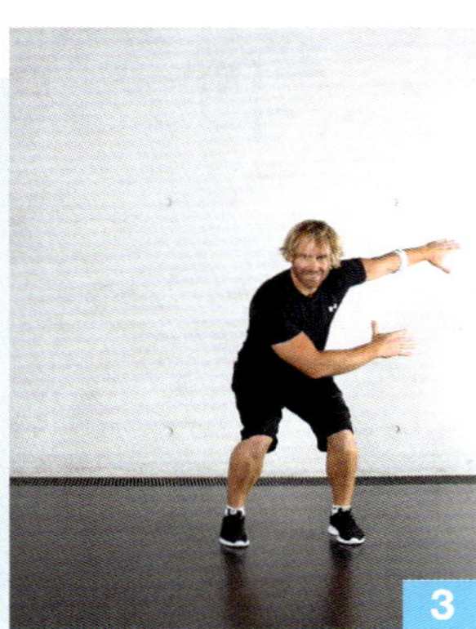

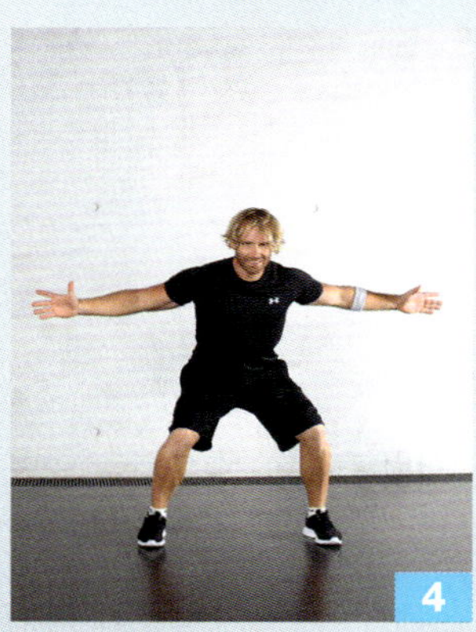

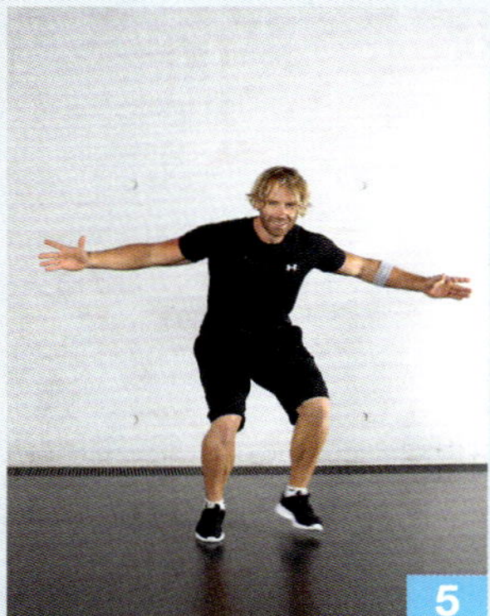

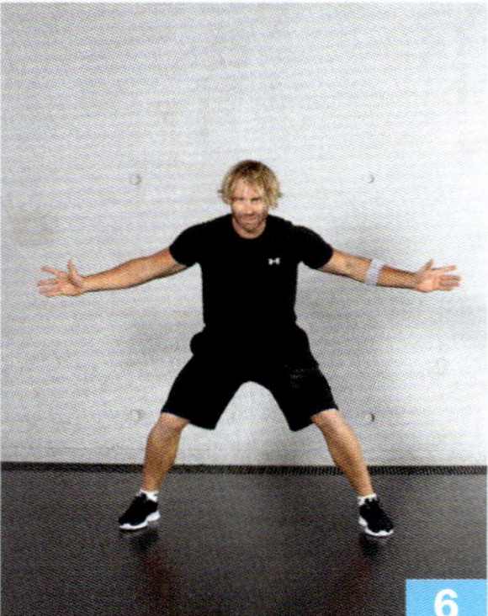

DER PUSHUP

Haben Sie schon einmal Laktat in Ihren Armen gespürt? Nein?! Dann sind die folgenden Variationen genau das Richtige für Sie, um diese „außergewöhnliche“ Erfahrung zu machen. Der Liegestütz ist eine der bedeutsamsten Druck-Übungen im funktionellen Training. Neben dem großen Brustmuskel und der Schultermuskulatur wird auch die hintere Oberarmmuskulatur gekräftigt. Im HIIT nutze ich Ganzkörper-Pushups, um den Oberkörper in horizontaler Ebene zu kräftigen und dabei das Herz-Kreislaufsystem intensiv arbeiten zu lassen.

Ausgangsposition:
Gerader Armstütz – Arme schulterbreit platziert.

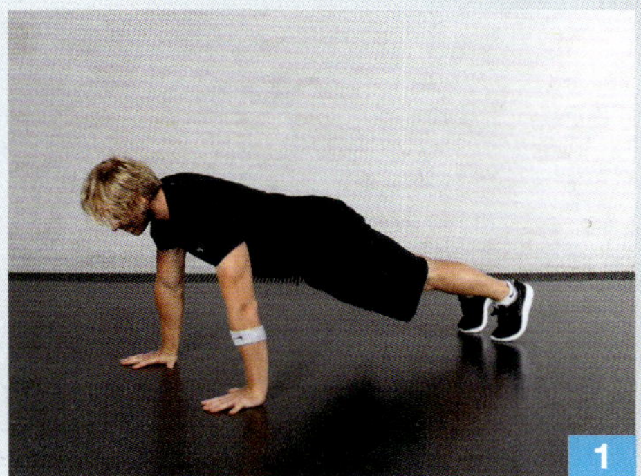
1

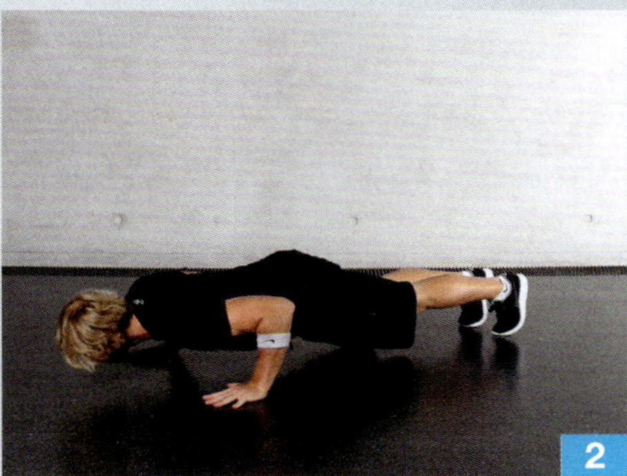
2

Jetzt geht's los! – Durchführung:

- Starten Sie mit der Bewegung, indem Sie Ihre Arme beugen und Ihren Oberkörper Richtung Boden bewegen.
- Knapp über dem Boden ist der Umkehrpunkt. Beginnen Sie sich aus dieser tiefen Position hochzudrücken.
- Ein voller Liegestütz ist abgeschlossen, wenn Sie sich wieder in Ihrer Ausgangsposition befinden.
- Variation: Alle Pushups und deren Variationen können – um sie etwas einfacher zu gestalten – mit den Beinen auf dem Boden abgesenkt ausgeführt werden. Setzen Sie dazu beide Knie auf dem Boden ab und bilden mit Ihren Oberschenkeln, Ihrem Oberkörper und Ihrem Kopf eine Linie.

Darauf sollten Sie achten!

- Führen Sie Ihre Ellbogen während des gesamten Bewegungsablaufes nahe am Körper.
- Achten Sie besonders darauf, die *Core-Spannung* zu halten und nicht mit den Hüften durchzuhängen.

Variationen:

T-PUSHUP

Der Name der Übung ist ausschlaggebend für deren Ausführung. Versuchen Sie also mit Ihrem Körper ein T zu formen: Sie lösen eine Hand aus der *geraden Armstütz-Position* vom Boden und strecken diese nach oben aus, dabei rotiert der gesamte Oberkörper nach rechts. Kommen Sie wieder zurück zur Ausgangsposition und führen fließend einen vollständigen Pushup aus. Wiederholen Sie jetzt diese Bewegung auf der anderen Seite.

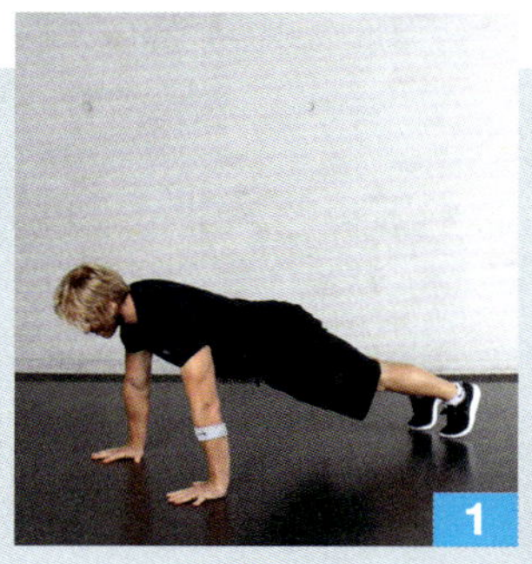
1

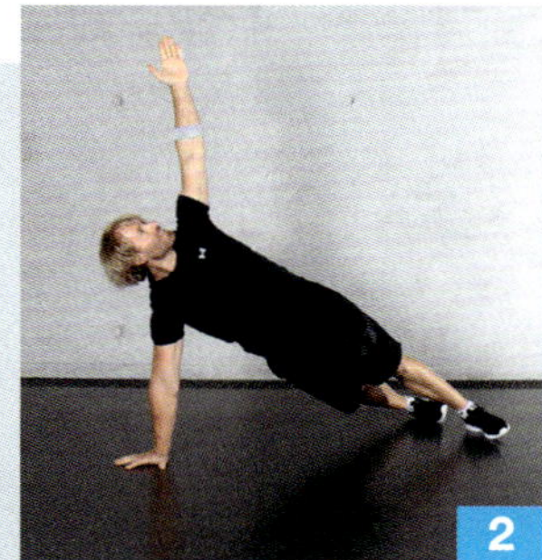
2

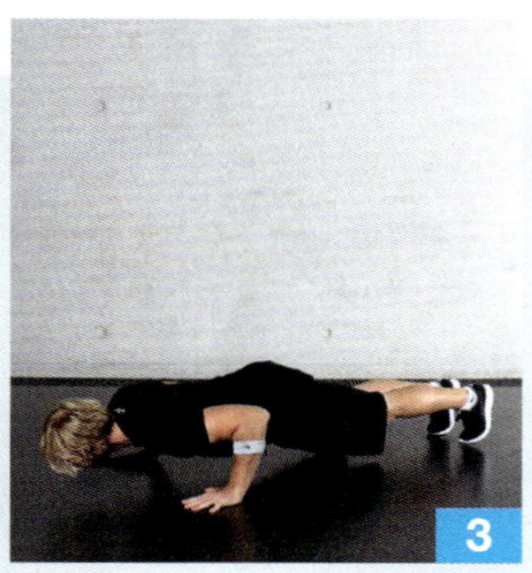
3

PUSHUP – ARM CIRCLE

Die Ausgangsposition ist auch hier der gerade Armstütz. Lösen Sie eine Hand vom Boden und zeichnen Sie einen möglichst großen, halben Armkreis in die Luft. Ihr Blick verfolgt dabei die Hand. Sobald Ihre Hand ganz nach hinten zeigt, führen Sie diese auf demselben Weg zurück in die Ausgangsposition und führen einen vollständigen Pushup aus. Wiederholen Sie jetzt diese Bewegung auf der anderen Seite.

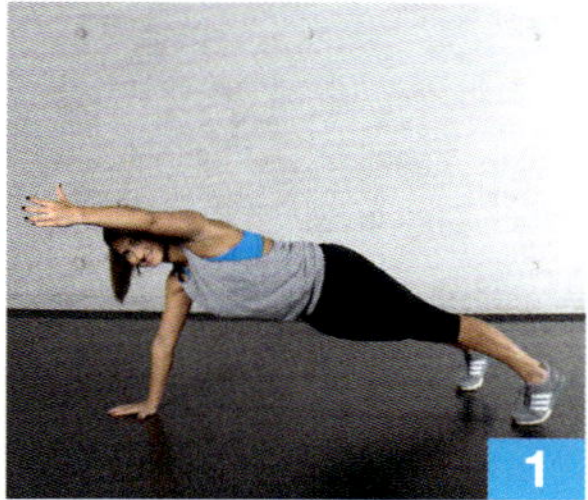
1

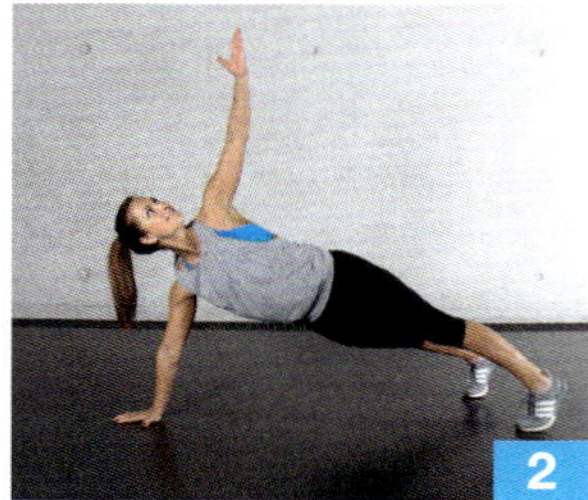
2

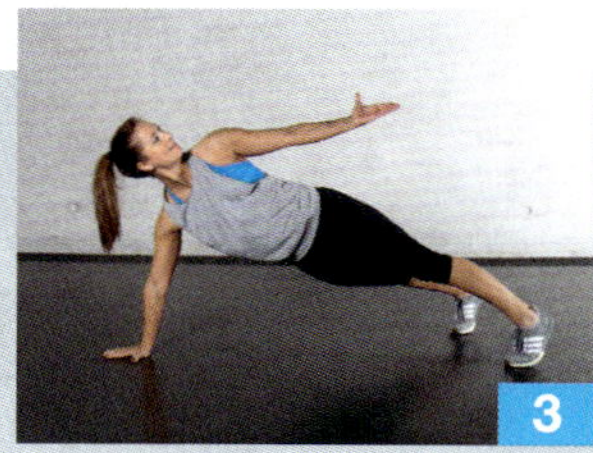
3

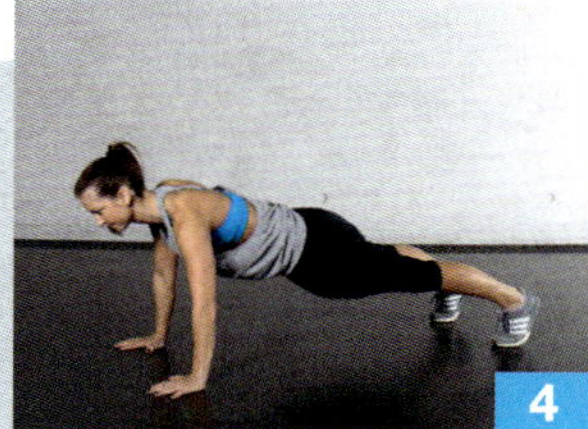
4

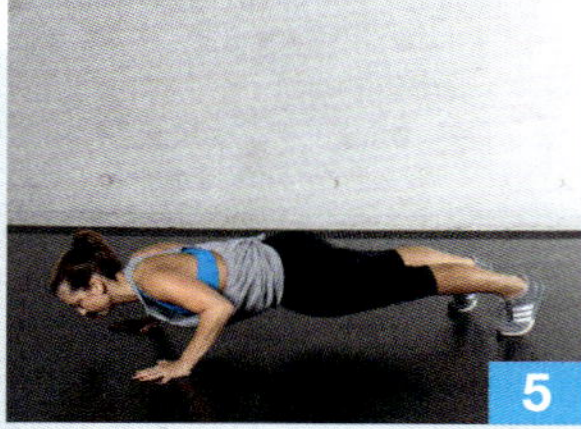
5

ASYMMETRIC PUSHUP

Bei dieser interessanten Variante platzieren Sie Ihre Hände versetzt voneinander auf dem Boden. Eine Hand stützt etwas vor Ihrer Schulter, die andere Hand platzieren Sie auf Schulterhöhe. Führen Sie den Pushup asymmetrisch aus und tauschen Sie in der Ausgangsposition die Handpositionen.

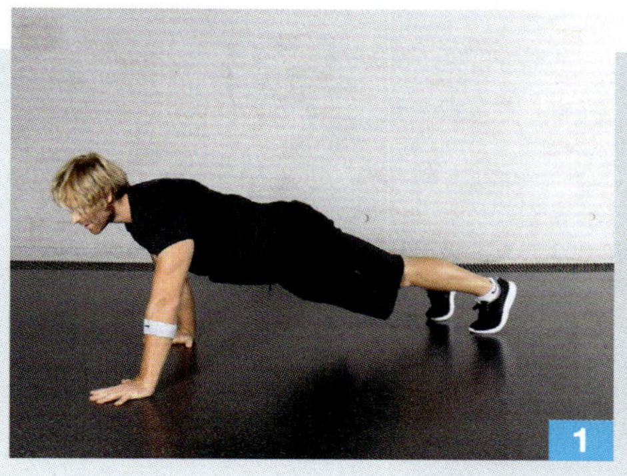

1

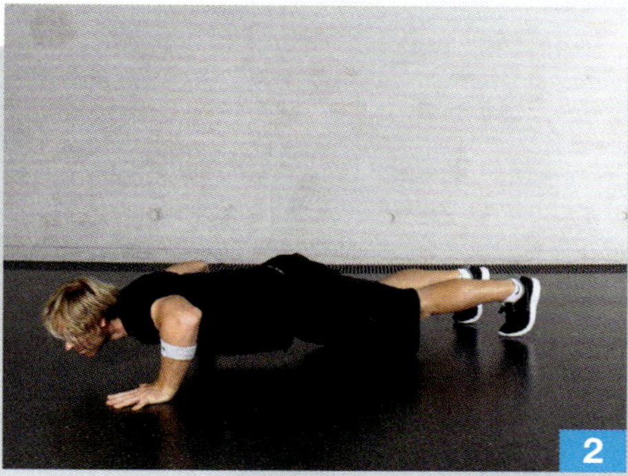

2

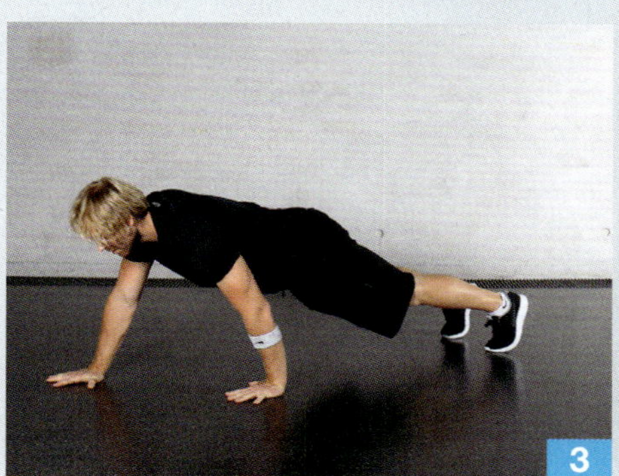

3

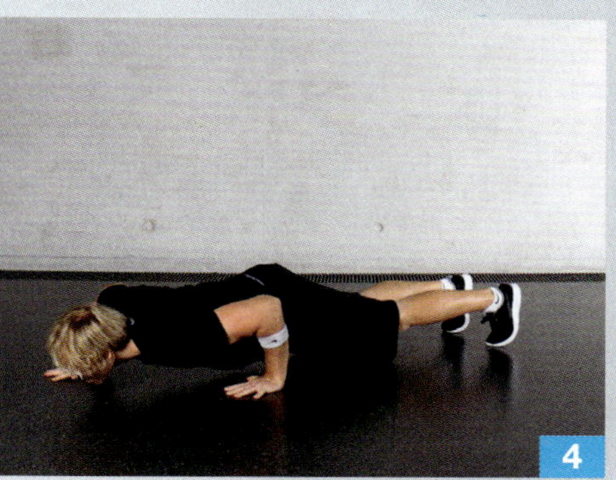

4

SIDE TO SIDE PUSHUP

Diese anspruchsvolle Variante fordert Ihre Kraft sowie Ihre Koordination intensiv heraus. Aus dem geraden Armstütz kreuzt Ihre rechte Hand vor der linken vorbei und stützt seitlich davon auf dem Boden. Lösen Sie jetzt Ihre linke Hand und stützen Sie diese wiederum seitlich von Ihrer rechten. Führen Sie jetzt einen vollständigen Pushup aus. Wiederholen Sie diese Bewegung auf der anderen Seite.

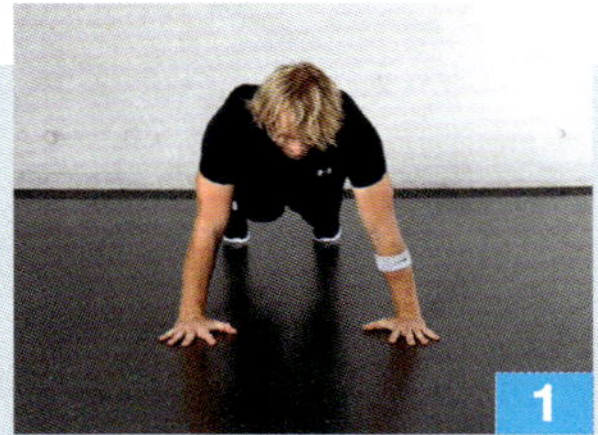
1

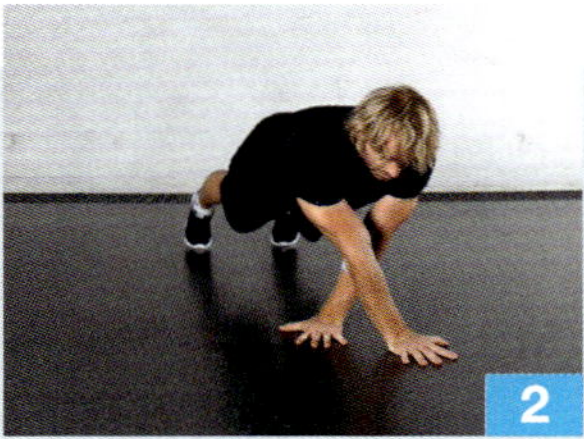
2

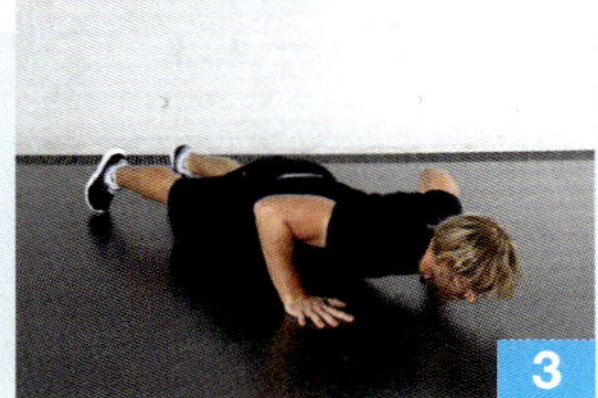
3

PUSHUP – ELLBOW RAISE

Wenn Sie bei den Übungen bis jetzt noch kein Laktat gespürt haben, kommt spätestens hier die richtige Übung dafür. Aus dem geraden Armstütz lösen Sie eine Hand vom Boden und führen Ihren Ellbogen als höchsten Punkt Richtung Decke. Stützen Sie diese Hand parallel wieder auf dem Boden und lösen Sie die andere Hand. Der Oberkörper bleibt dabei völlig ruhig. Bei dieser Übung kommt es auf den Rhythmus und die Frequenz der Armbewegungen an. Versuchen Sie unter Beibehaltung der richtigen Technik die Frequenz nach und nach zu erhöhen.

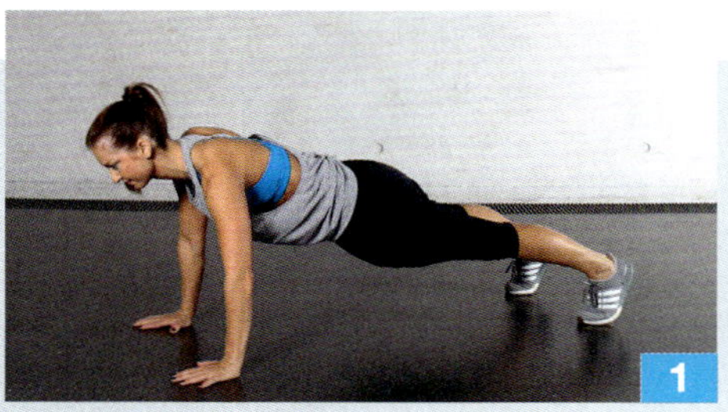
1

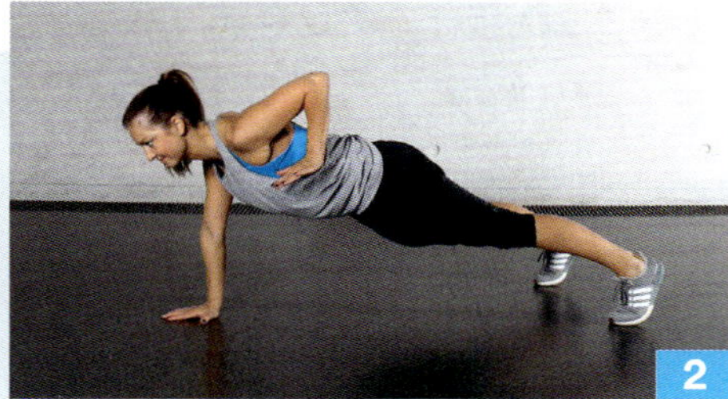
2

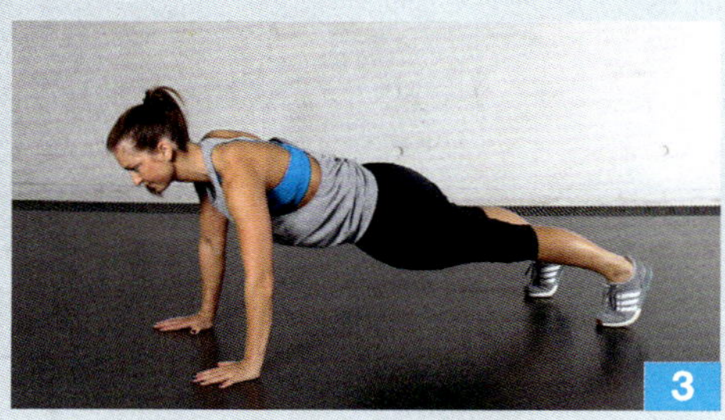
3

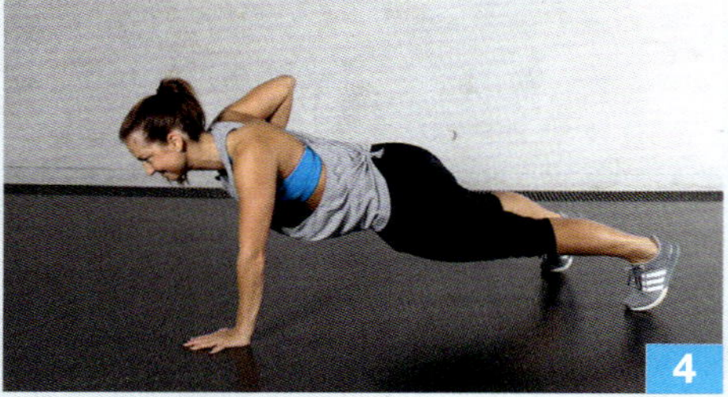
4

DER SITUP

Diese Übung ist definitiv ein Klassiker, mit der hauptsächlich die Bauchmuskulatur trainiert wird. Wie Sie diese, grundsätzlich relativ isolierte, Bauchübung funktionell ausführen und im HIIT nutzen können, werden Sie gleich erfahren. Es gibt zahlreiche Variationen, die neben der geraden Bauchmuskulatur die gesamte Beugerschlinge des Rumpfes kräftigen.

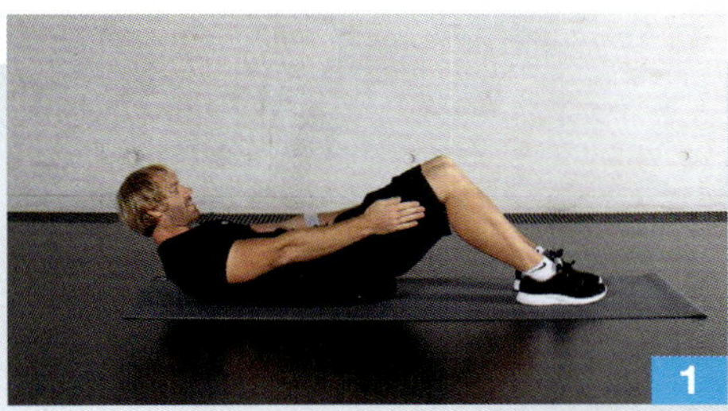

1

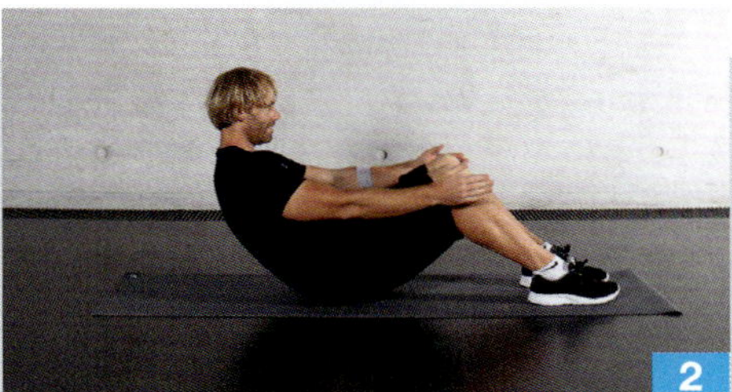

2

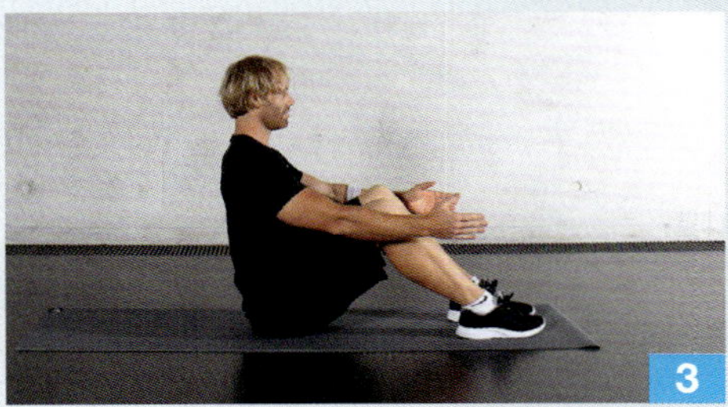

3

Ausgangsposition:
Rückenlage – beide Beine abgewinkelt auf dem Boden.

Jetzt geht's los! – Durchführung:

- Aktivieren Sie Ihre *Core-Spannung*!
- Strecken Sie Ihre Arme seitlich rechts und links vom Oberkörper aus und halten Sie diese knapp über dem Boden.
- Beginnen Sie jetzt mit der eigentlichen Bewegungsausführung. Lösen Sie zuerst Ihren Kopf und die Schulterblätter vom Boden ab. Ihr Brustbein nähert sich dabei Ihrem Schambein an und der Oberkörper wird rund.
- Setzen Sie sich mit einem runden Oberkörper auf.
- Nutzen Sie, wenn möglich, die gesamte *ROM* aus, indem Sie sich ganz aufsetzen.
- Aus dem Sitzen, senken Sie Ihren Oberkörper wieder Wirbel für Wirbel ab, bis beinahe der gesamte Oberkörper den Boden berührt.
- Möchten Sie mehrere Wiederholungen machen, bleibt Ihr Kopf vom Boden losgelöst.

Darauf sollten Sie achten!

- Stellen Sie sich während der Bewegungsausführung vor, Sie möchten einen Apfel zwischen Kinn und Brustbein halten, ohne dass dieser wegrollt.

DIAMOND SITUP

Lassen Sie Ihre beiden Beine diamantförmig zur Seite fallen, die Fußsohlen berühren sich. Je nach Schwierigkeitsgrad der Ausführung sind Ihre Arme nach vorne ausgestreckt (eher leicht), vor dem Brustbein platziert (mittel) oder über den Kopf ausgestreckt (schwer). Richten Sie sich komplett auf und berühren Sie mit beiden Händen den Boden vor den Füßen.

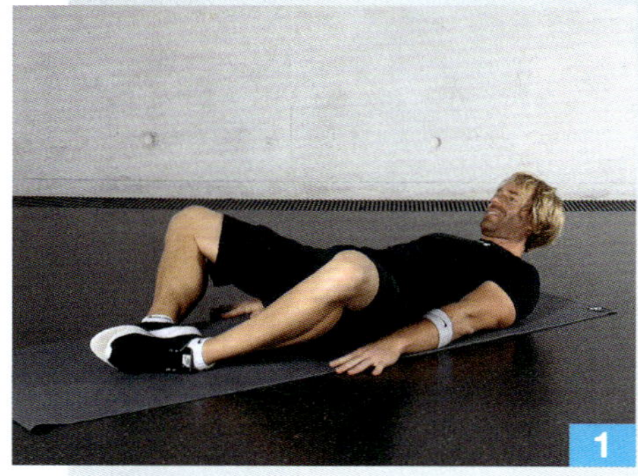
1

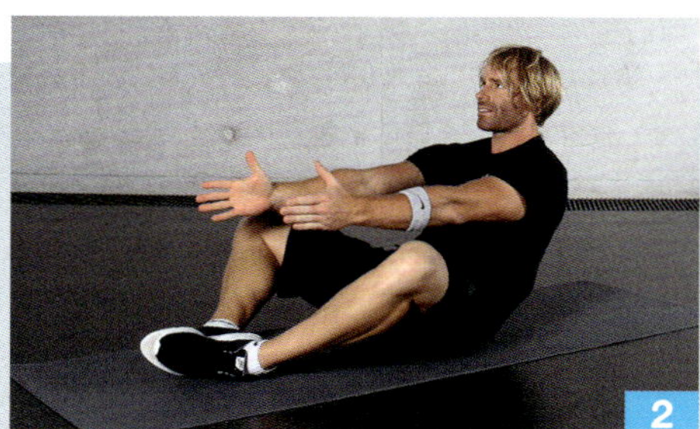
2

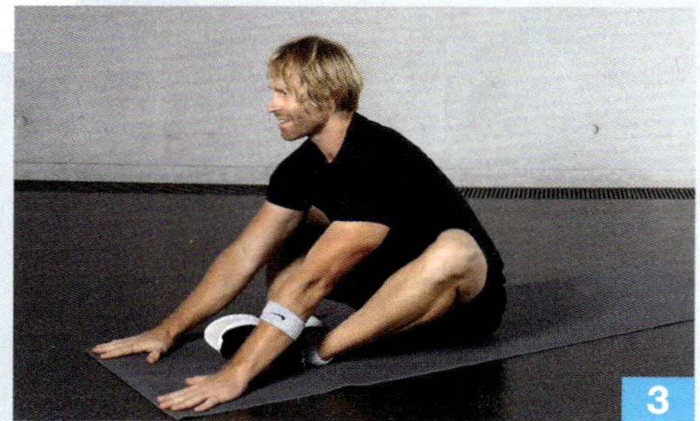
3

RUSSIAN TWIST

Die Übung eignet sich sehr gut, um Ihre schräge Bauchmuskulatur und die rotatorische Muskelschlinge im Rumpf zu kräftigen. Platzieren Sie Ihren Oberkörper in etwa auf halbem Weg zwischen Boden und aufrechtem Sitz. Rotieren Sie aus dem Rumpf abwechselnd nach rechts und links – der Rücken bleibt dabei lang. Je weiter Sie die Arme ausstrecken, desto anspruchsvoller wird die Übung.

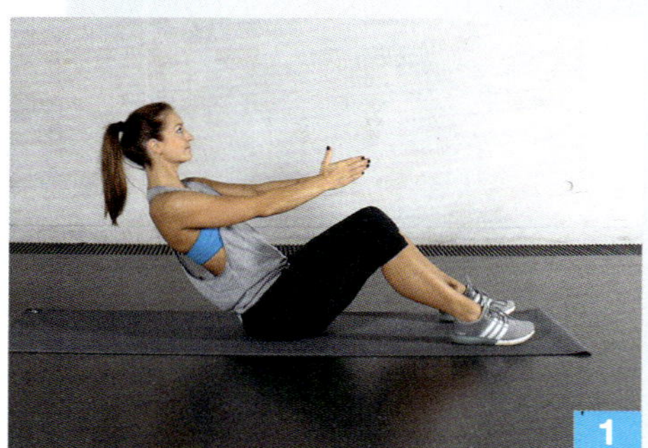
1

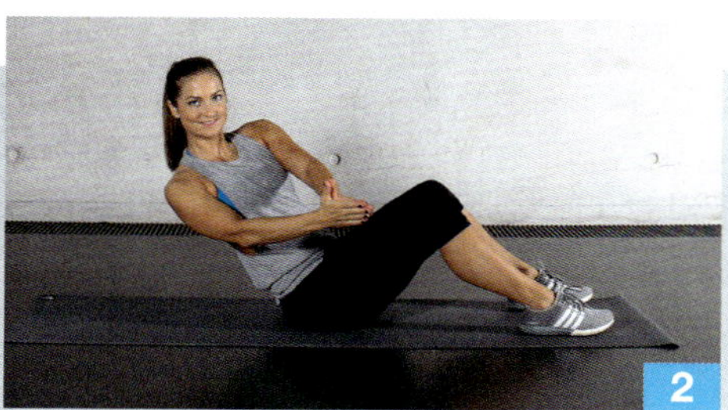
2

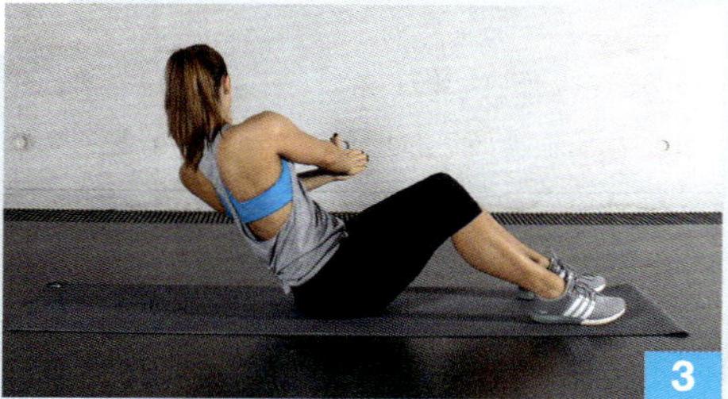
3

ROPE CLIMBER SITUP

Aus dem aufrechten Sitz: Senken Sie Ihren Oberkörper nach hinten auf halbe Höhe ab und werden Sie rund. Lösen Sie beide Beine vom Boden. Die Beine bleiben abgewinkelt in der Luft. Stellen Sie sich vor, Sie möchten an einem Seil entlang nach oben klettern. Imitieren Sie diese Bewegung mit Ihren Händen vor dem Oberkörper.

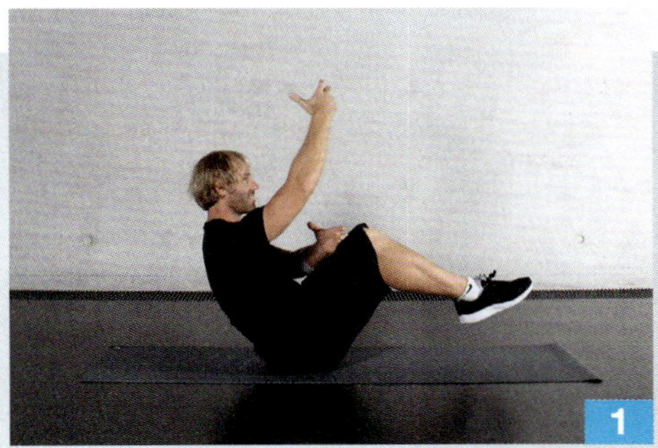
1

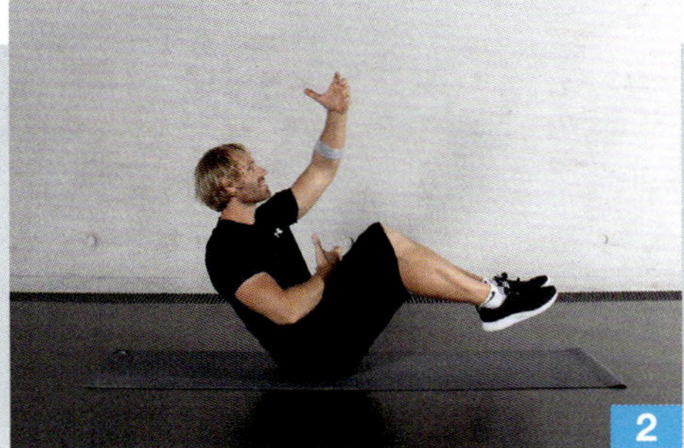
2

ROTATION KICK SITUP

Platzieren Sie Ihren Oberkörper wie beim „Russian Twist" auf halber Höhe zwischen Boden und aufrechtem Sitz. Rotieren Sie zuerst Ihren Oberkörper nach rechts. Kommen Sie wieder in die Mitte zurück und strecken Sie Ihr rechtes Bein nach vorne oben aus. Wiederholen Sie den Bewegungsablauf auf die andere Seite und kicken Sie mit dem linken Bein. Um den Schwierigkeitsgrad zu erhöhen, können Sie beide Beine nach jeder Rotation gleichzeitig strecken.

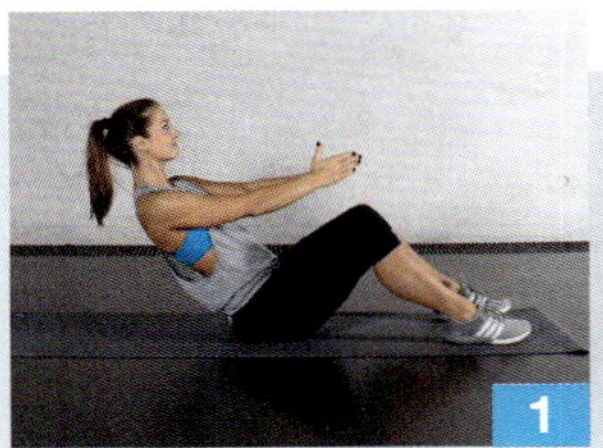
1

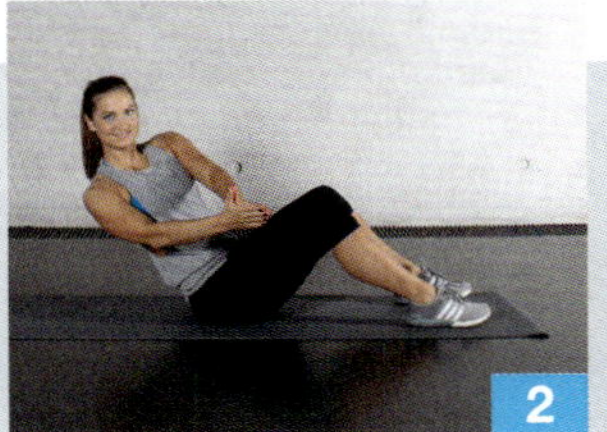
2

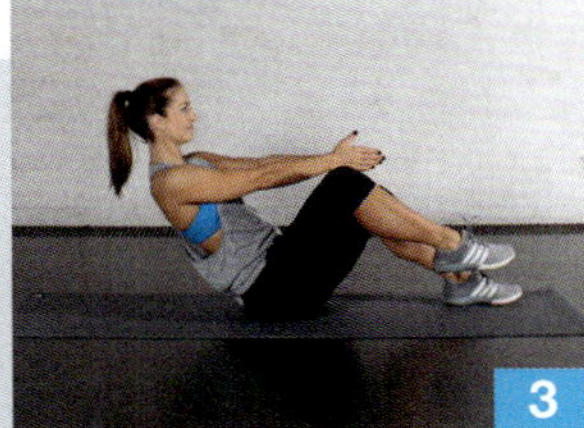
3

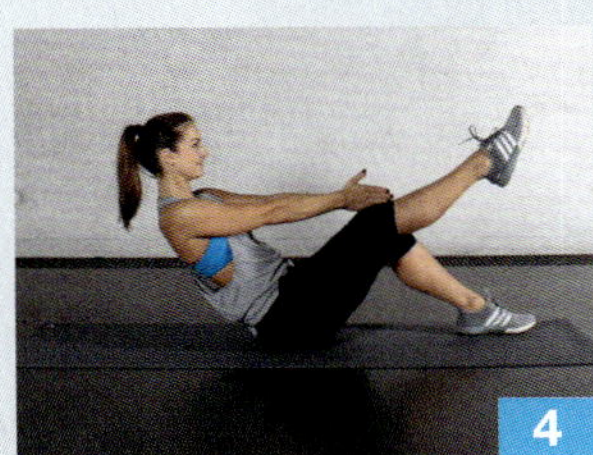
4

DER RUNNER

Mit dieser funktionellen Ganzkörperübung trainieren Sie eine Vielzahl an Muskeln im Körper gleichzeitig. Neben der Core-Muskulatur werden der gesamte Stütz-Apparat und die Bauchmuskulatur gekräftigt. Mit weiterem Trainingsfortschritt wird es Ihnen möglich sein, die Frequenz der Beinbewegungen zu erhöhen und dabei eine technisch einwandfreie Stützposition beizubehalten.

Ausgangsposition:
Gerader Armstütz – Arme schulterbreit platziert.

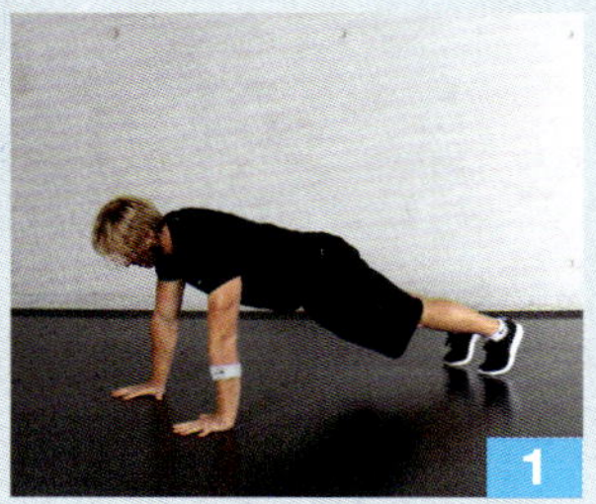
1

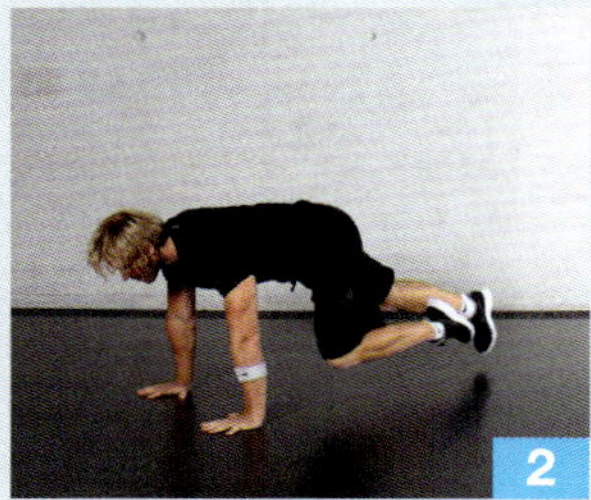
2

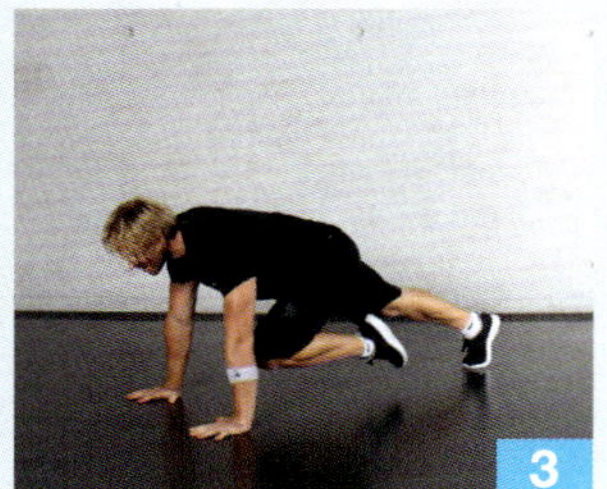
3

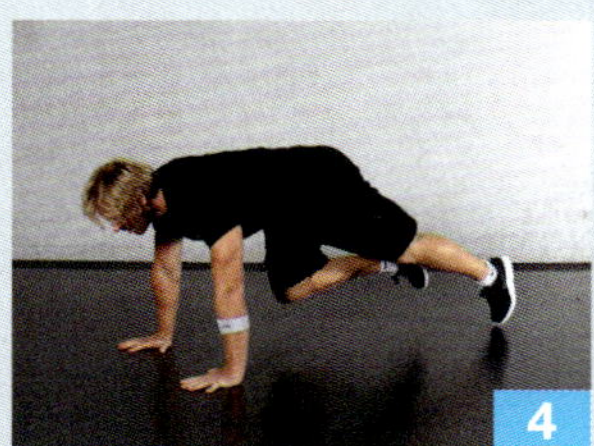
4

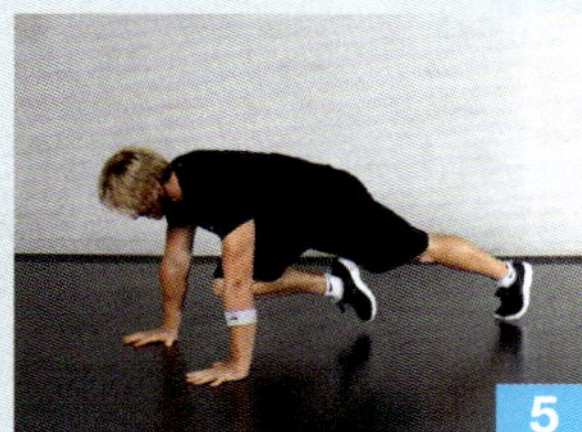
5

Jetzt geht's los! – Durchführung:

- Lösen Sie ein Bein vom Boden und bringen es abgewinkelt nach vorne zum Oberkörper.
- Bewegen Sie das Bein so weit wie möglich nach vorne, der Rücken bleibt lang.
- Sobald Sie beginnen, mit dem angewinkelten Bein zurückzusteigen, lösen Sie Ihr anderes Bein vom Boden und bewegen es Richtung Oberkörper.
- Setzen Sie diese Bewegung abwechselnd fort.
- *Variante – Mountain Climber:* Ist Ihnen der Runner zu Beginn noch ein wenig zu intensiv, können Sie beim Nachvornesteigen den Fußballen am Boden absetzen. Das macht die Übung etwas einfacher.

Darauf sollten Sie achten!

- Um die Effektivität zu steigern, bleiben Sie im Oberkörper brettgerade und hängen Sie weder im Gesäß durch, noch schieben Sie die Hüften nach oben.

KNEE TO ELLBOW RUNNER

In dieser Variante versuchen Sie, Ihr Bein seitlich vom Oberkörper soweit nach vorne zu bewegen, dass Sie mit Ihrem Knie beinahe Ihren Ellenbogen berühren. Wenn Sie möchten, können Sie als weitere Variation ein Bein nach drei Beinbewegungen für drei Sekunden in der Ellbogenposition halten.

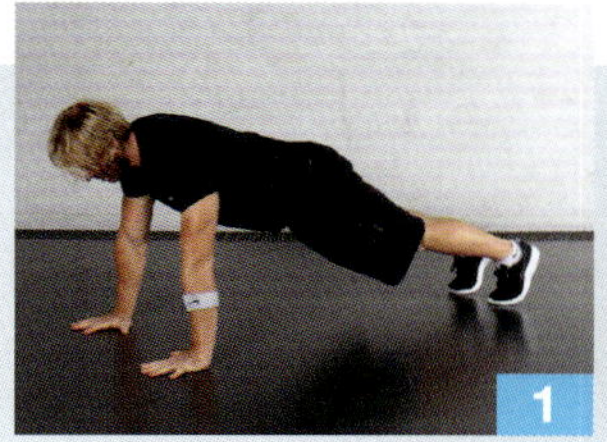

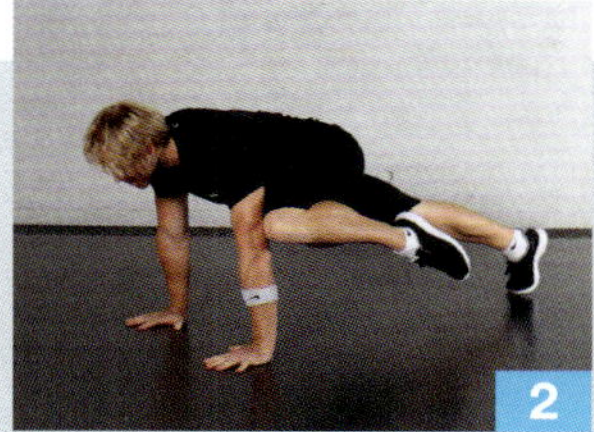

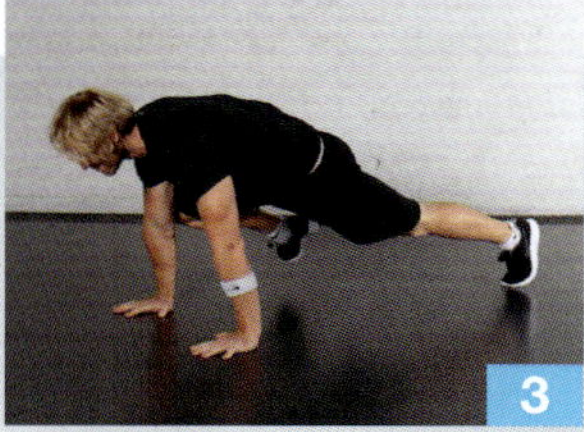

DOUBLE LEG PLANK JUMP

Bei dieser Übung springen Sie mit beiden Beinen gleichzeitig parallel nach vorne, bis die Knie in etwa unter Ihren Hüften platziert sind. Dann hüpfen Sie wieder in die Liegestützposition zurück.

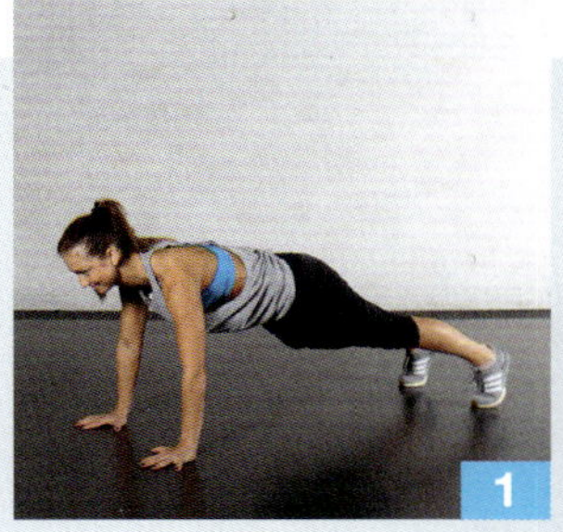

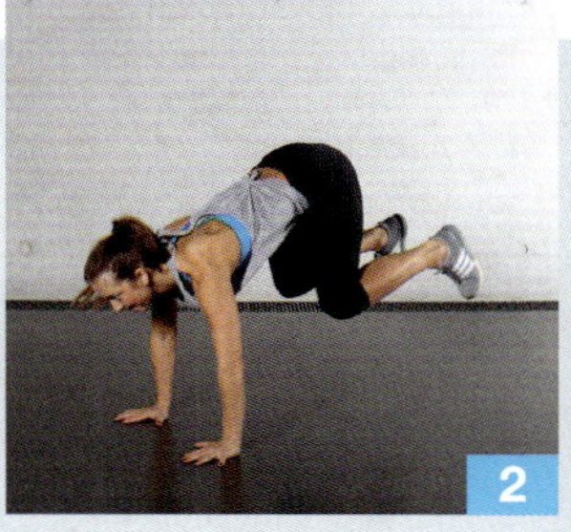

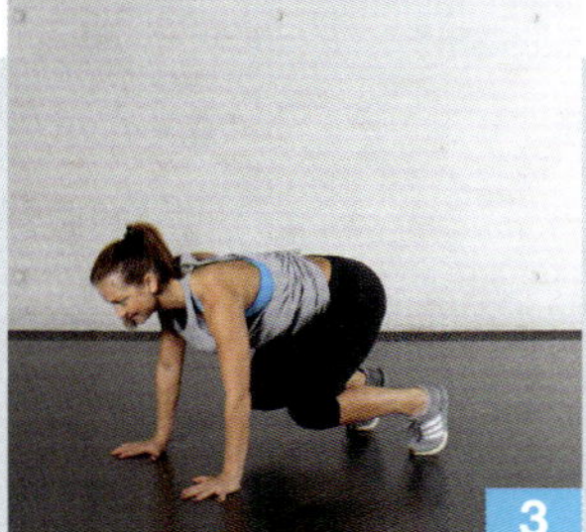

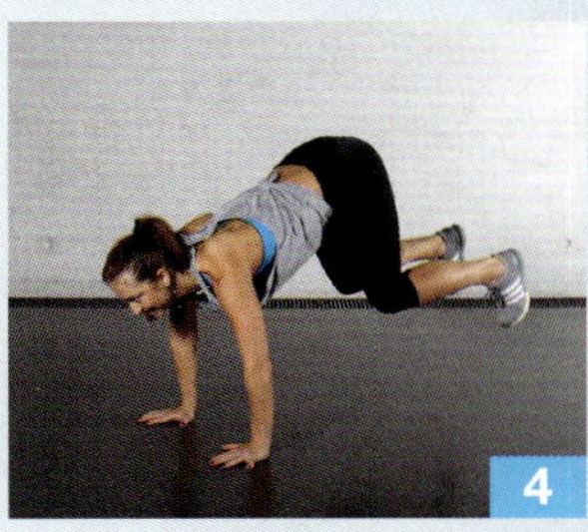

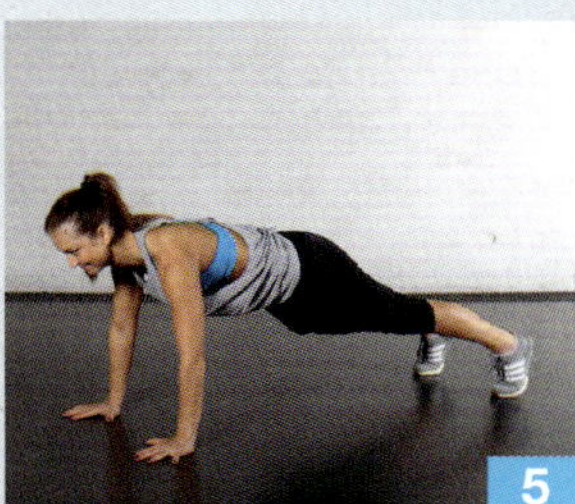

HEEL TOUCH RUNNER

Im Gegensatz zu den vorherigen Varianten bewegen sich jetzt ausnahmsweise nicht Ihre Beine, sondern Ihre Arme. Versuchen Sie mit Ihren Armen abwechselnd Ihre Knie oder, wenn Sie fortgeschritten sind, Ihre Fersen zu berühren. Ihr Gesäß geht dabei nach oben und sie formen, wie im Yoga, ein umgedrehtes V.

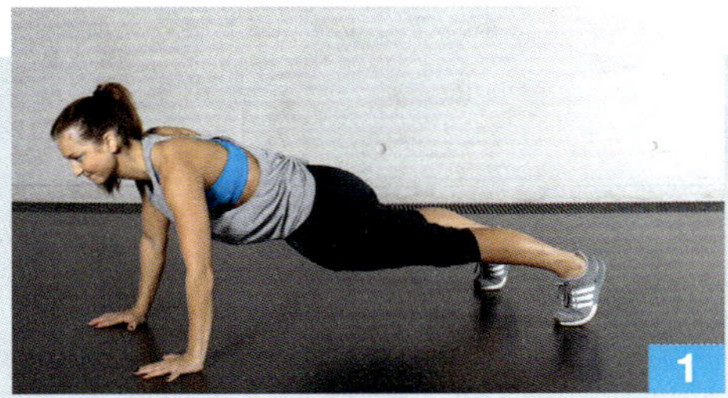
1

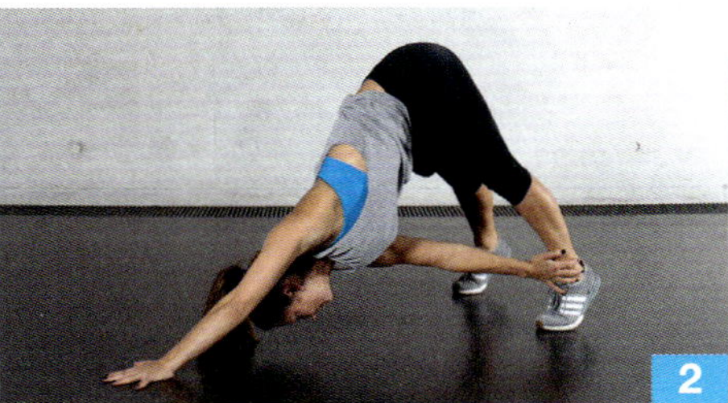
2

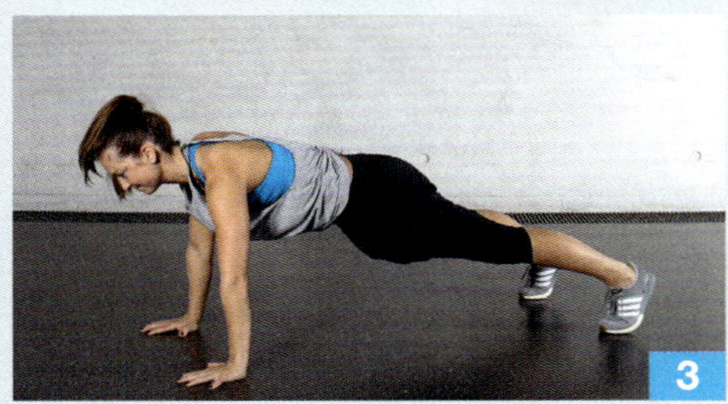
3

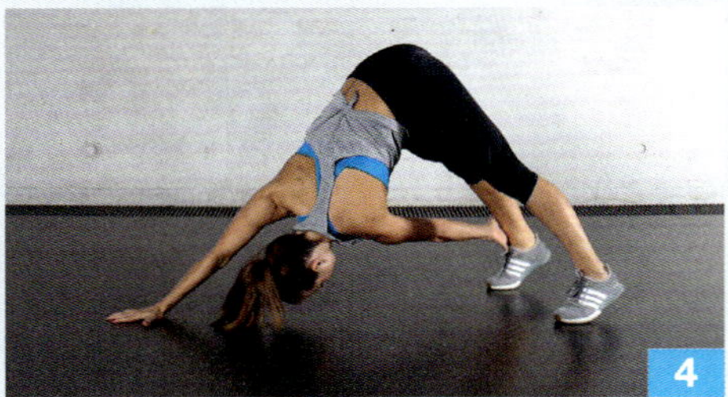
4

BREAKDANCER

Diese komplexe, fortgeschrittene Übung macht viel Spaß und ist dabei sehr effektiv. Platzieren Sie Ihre Füße parallel unter Ihren Hüften, die Knie sind vom Boden gelöst. Lösen Sie Ihr rechtes Bein und führen Sie es unter dem Oberkörper zur Seite durch. Strecken Sie das Bein zur Seite aus, während sich Ihre linke Hand vom Boden löst. Der linke Fuß ist als Standbein am Boden platziert, das Bein ist abgewinkelt. Mit der linken Hand können Sie sich auf dem linken Oberschenkel abstützen. Kommen Sie wieder in die Ausgangsposition zurück und wiederholen Sie die Übung auf der anderen Seite.

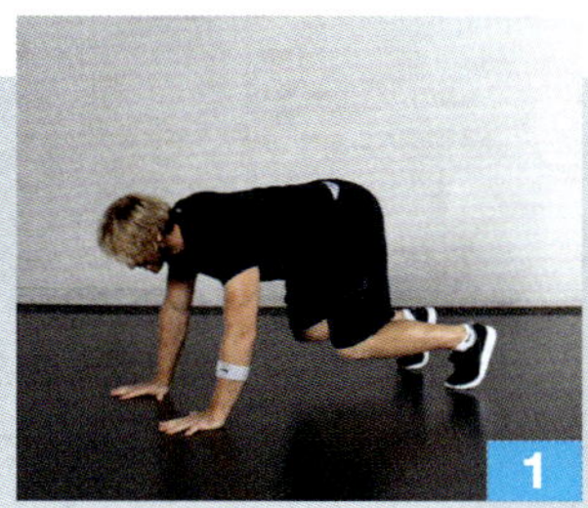
1

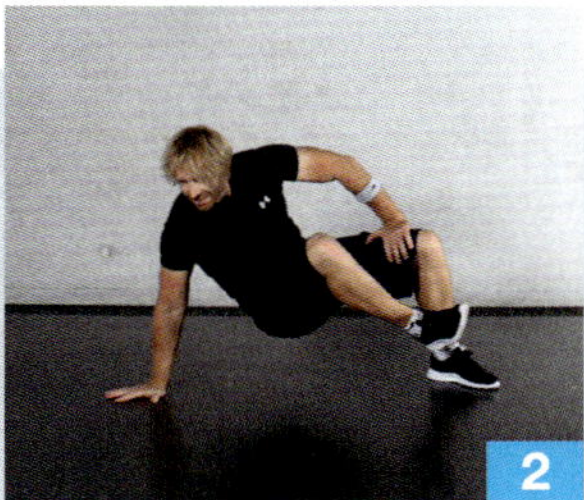
2

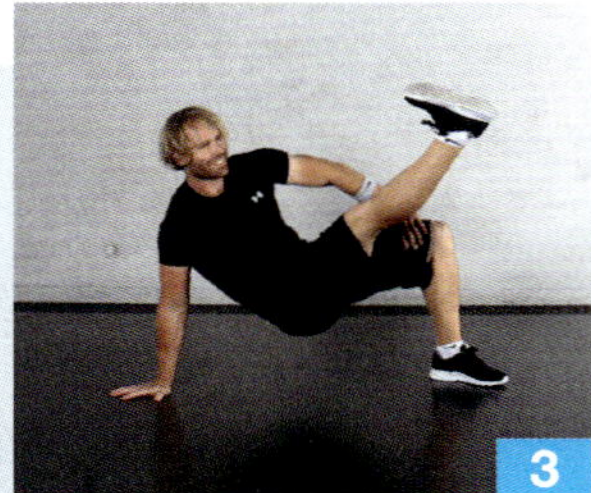
3

DER BURPEE

Der Burpee ist eine anstrengende und sehr komplexe Übung, bei der Sie neben Ihrer Ausdauer und Kraft auch Ihre Koordination verbessern. Insbesondere die verschiedensten Varianten werden Ihnen sehr viel Spaß machen. Aufgrund der hohen Komplexität beginnen Sie zuerst mit dem Basis-Burpee. Versuchen Sie diesen technisch richtig durchzuführen. Danach probieren Sie gerne die vielen Variationen.

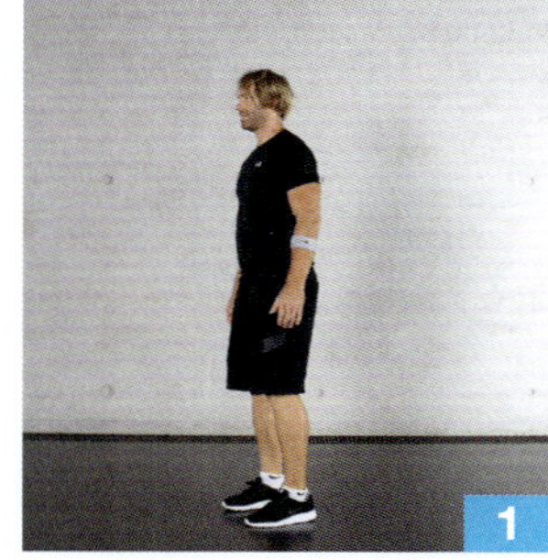
1

Ausgangsposition:
Aufrechter Stand – Beine hüftbreit geöffnet.

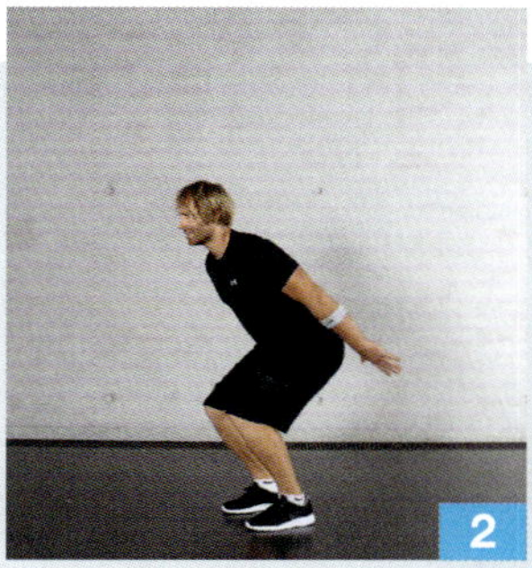

2

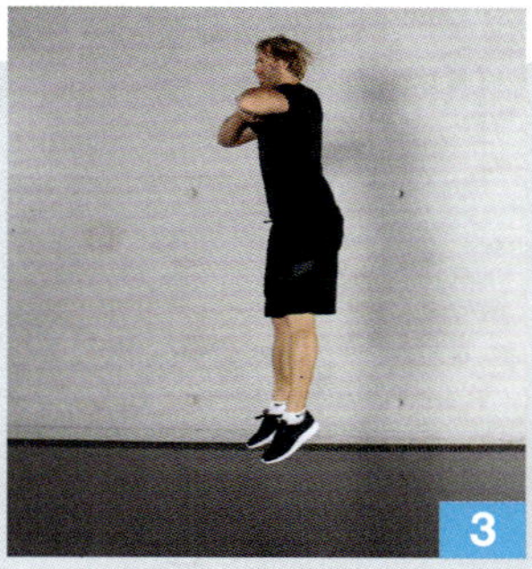

3

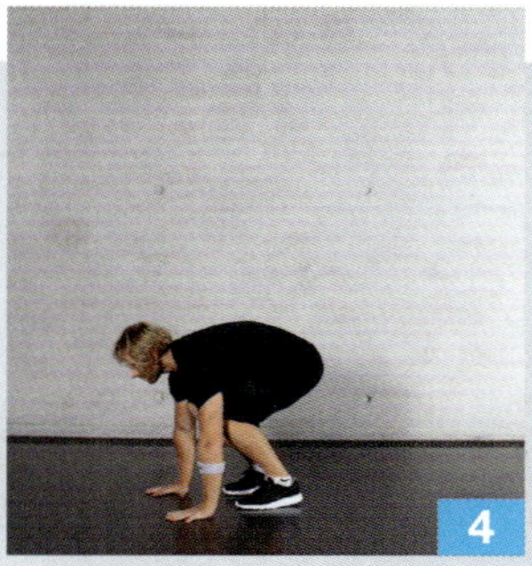

4

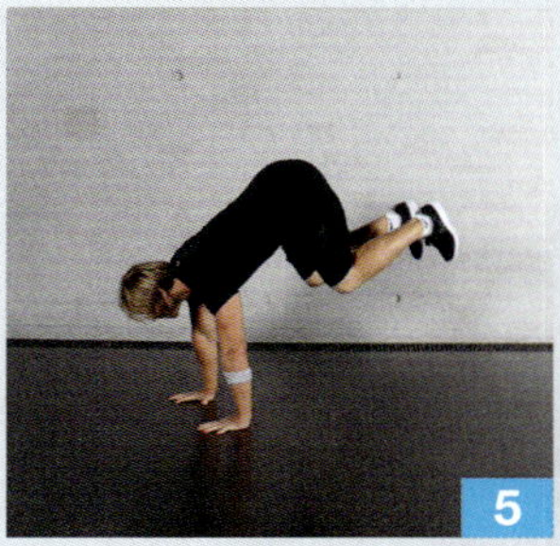

5

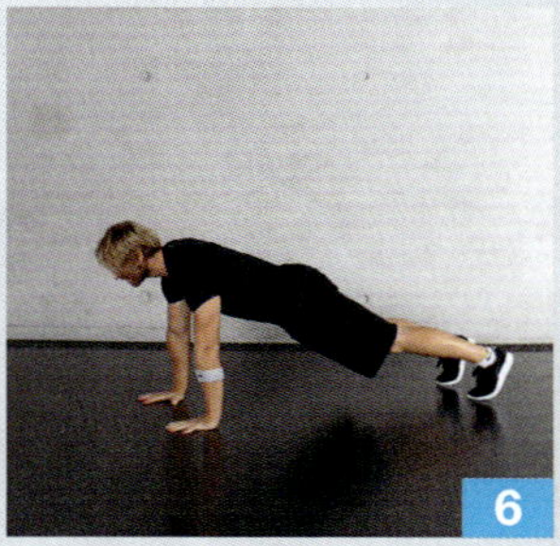

6

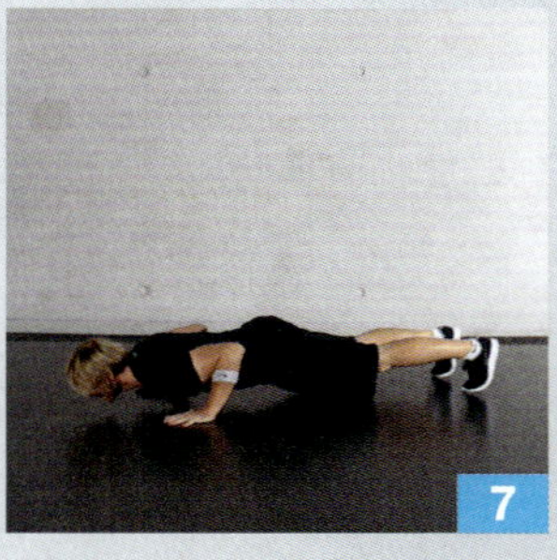

7

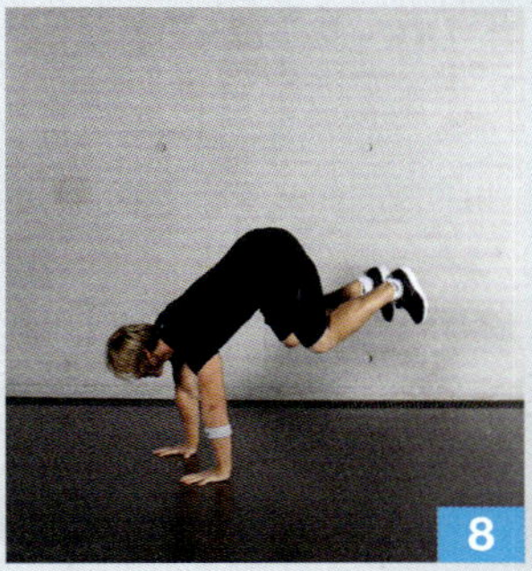

8

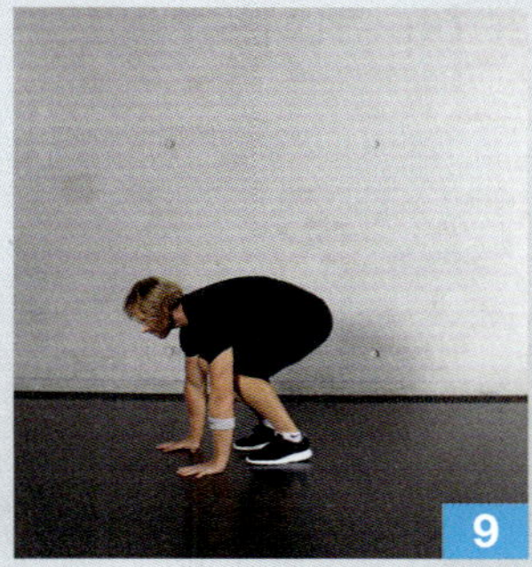

9

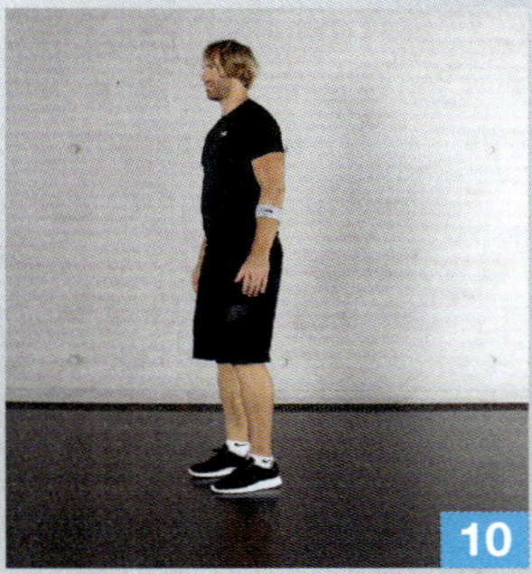

10

Jetzt geht's los! – Durchführung:

- Gehen Sie in die Hocke, bis Sie mit beiden Händen den Boden berühren. Platzieren Sie die Hände schulterbreit, ihre Finger sind gespreizt, der Mittelfinger zeigt nach vorne.
- Aus der Hocke springen Sie beidbeinig zurück in den *geraden Armstütz*. Beine, Oberkörper und Kopf bilden eine Linie.
- Senken Sie den Oberkörper bis knapp über dem Boden ab (Pushup).
  Variante: Legen Sie den Oberkörper am Boden ab und lösen Sie Ihre Arme.
- Drücken Sie den Oberkörper wieder hoch in den *geraden Armstütz*.
- Springen Sie beidbeinig nach vorne in die Hocke und führen Sie einen möglichst explosiven Sprung nach oben aus. Beide Arme schwingen gleichzeitig nach oben.
- Landen sie beidbeinig in der Ausgangsposition.

Darauf sollten Sie achten!

- Führen Sie Ihre Ellbogen beim Pushup nahe am Körper.
- Achten Sie besonders darauf, die *Core-Spannung* zu halten, um beim Hochdrücken aus der tiefen Stützposition mit den Hüften nicht durchzuhängen.

Variationen:

JUMP FRONT – QUICK FEET BACK BURPEE

Holen Sie mit beiden Armen Schwung und springen Sie so weit wie möglich nach vorne, um dann in der *breiten Beinposition* zu landen.
Trippeln Sie die gesamte Sprungweite zurück in die Ausgangsposition.
Springen Sie jetzt einen vollständigen Burpee.
Wiederholen Sie die gesamte Übungsabfolge.

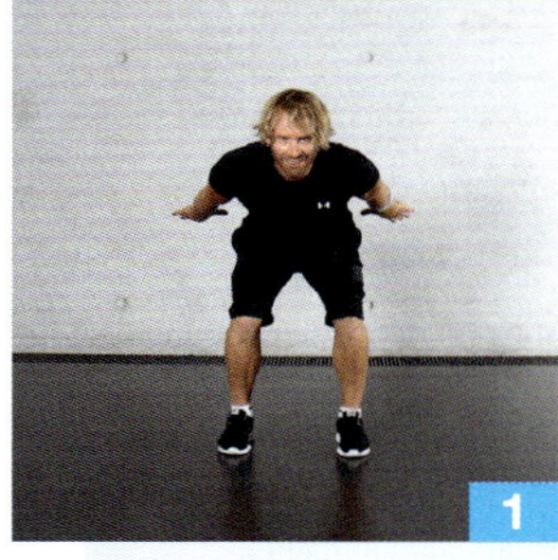
1

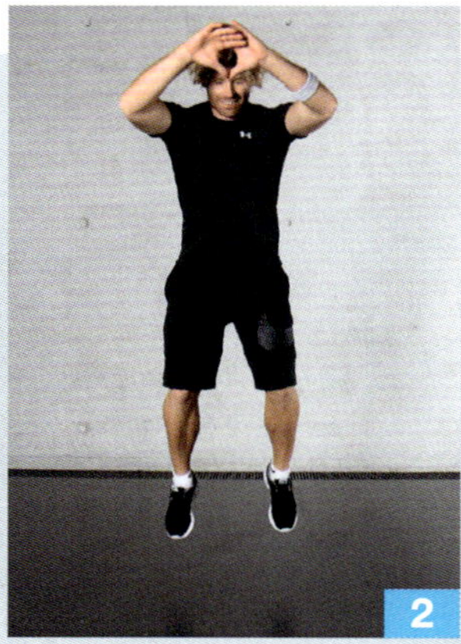
2

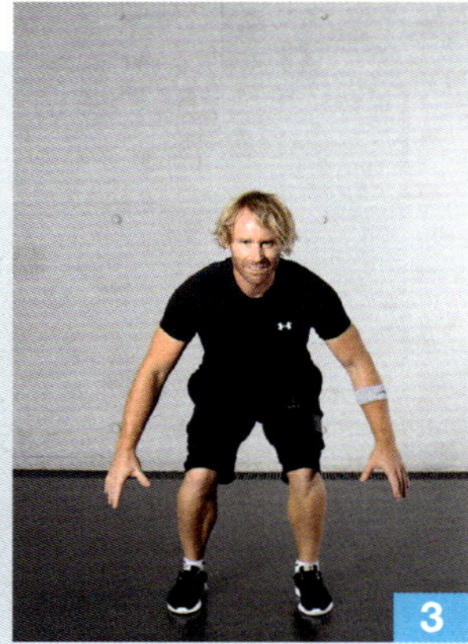
3

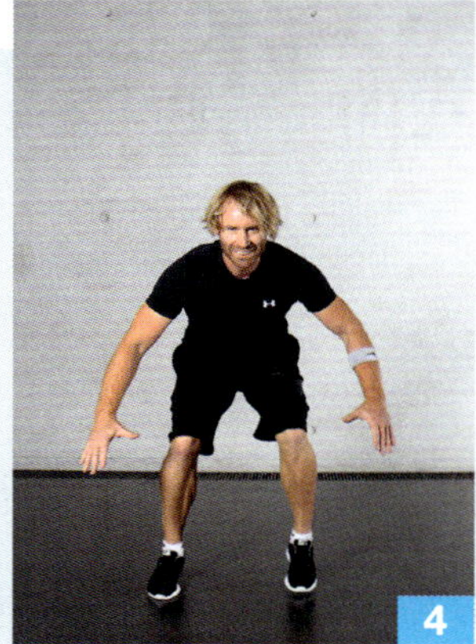
4

T-PUSHUP BURPEE

Springen Sie mit beiden Beinen aus der Hocke zurück in den *geraden Armstütz*. Führen Sie einen T-Pushup auf beiden Seiten aus. Springen Sie danach wieder nach vorne in die Ausgangsposition.

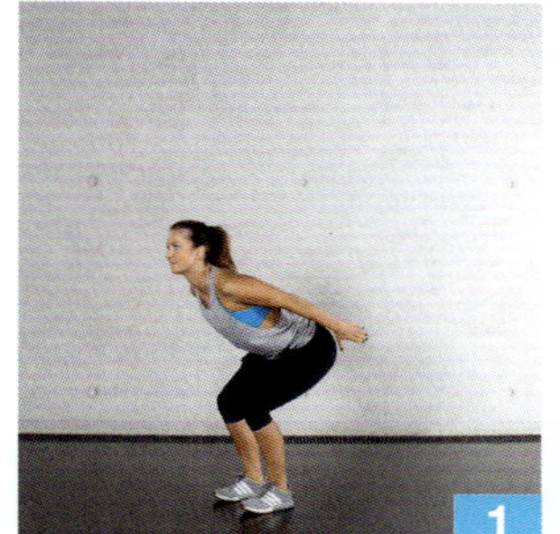

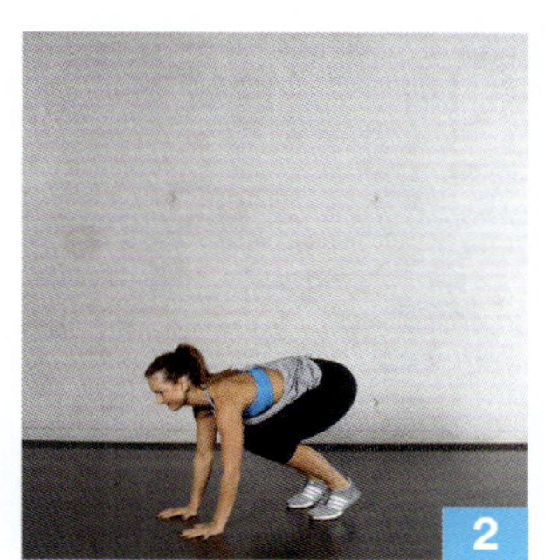

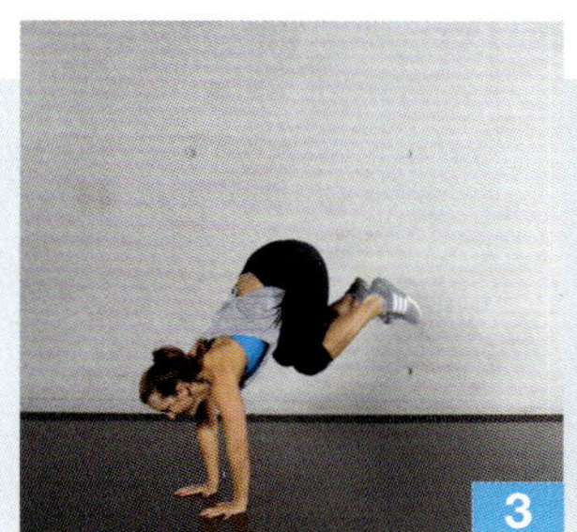

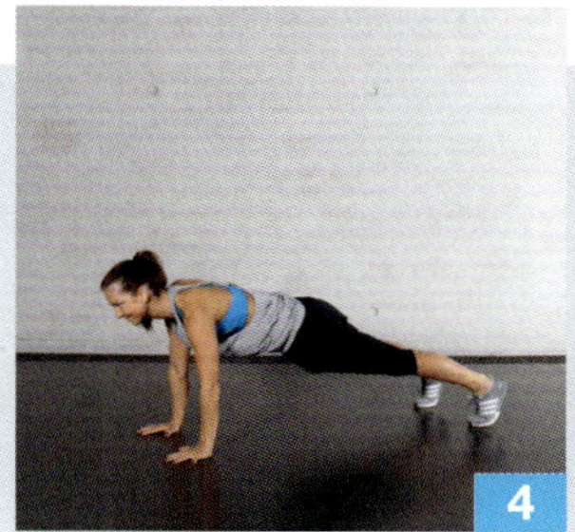

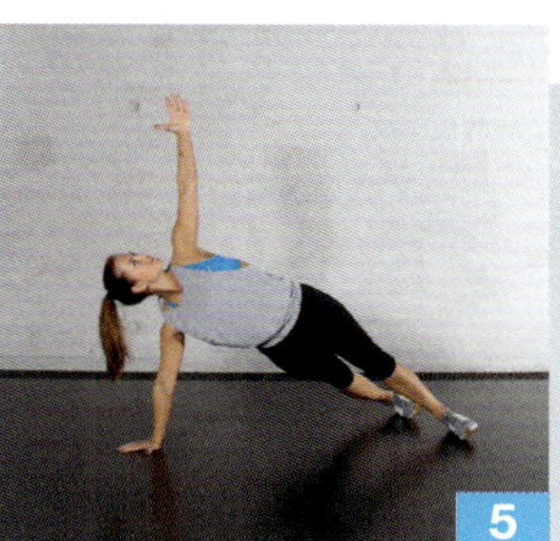

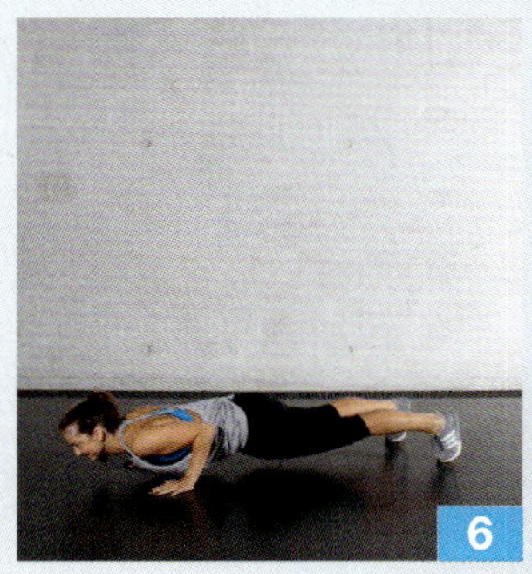

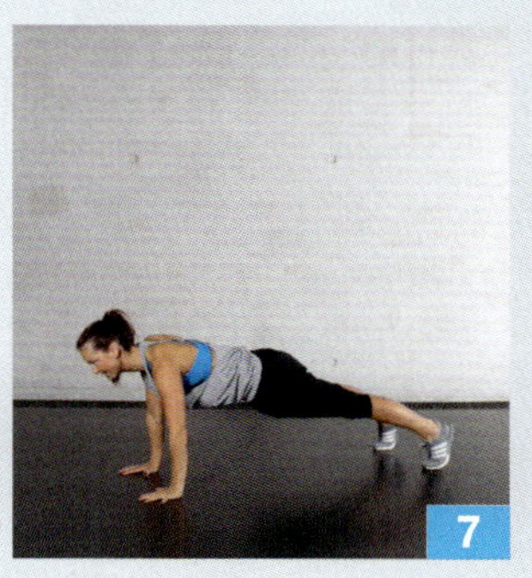

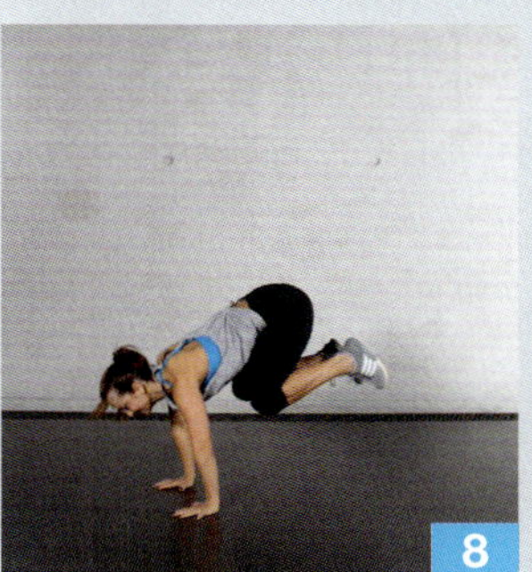

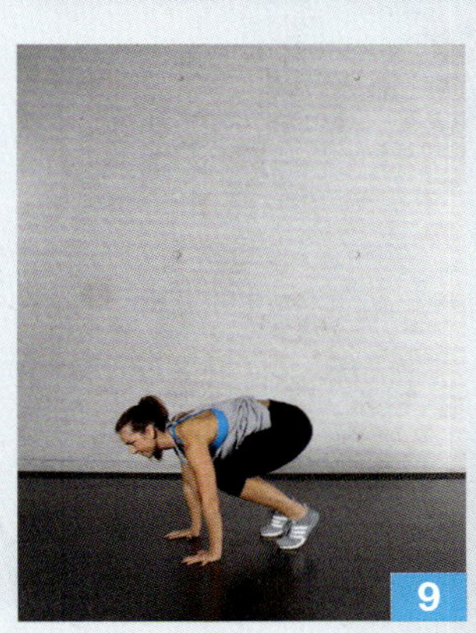

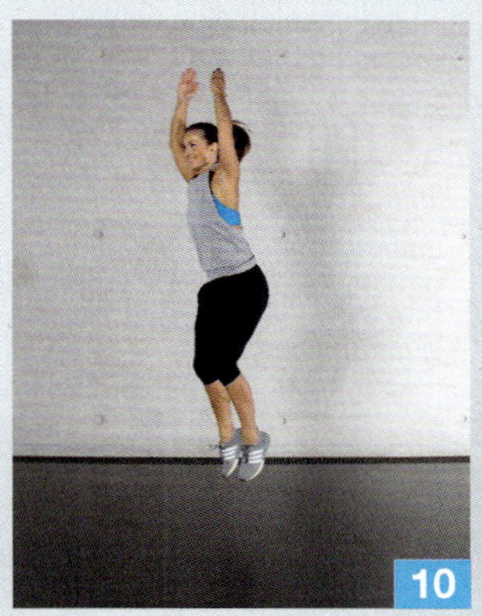

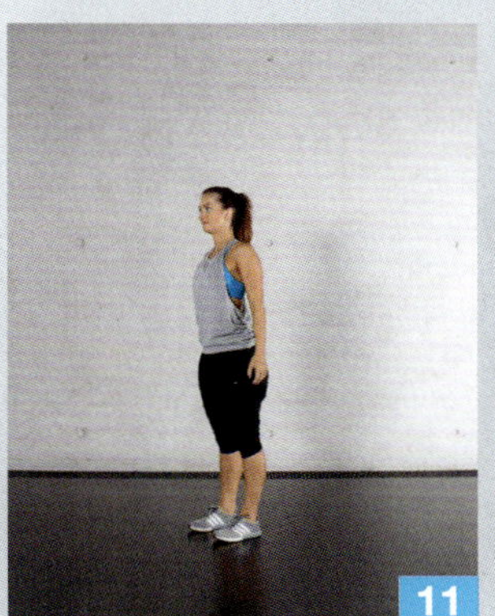

MOUNTAIN CLIMBER BURPEE

Kombinieren Sie in dieser Variation zwei klassische HIIT Übungen, den Mountain Climber und den Burpee. Springen Sie mit beiden Beinen aus der Hocke zurück in den Liegestütz. Steigen Sie dann abwechselnd zuerst mit dem rechten und dann mit dem linken Bein in der Liegestützposition nach vorne und berühren Sie kurz den Boden mit der Fußspitze. Danach springen Sie beidbeinig zurück in die Ausgangsposition.

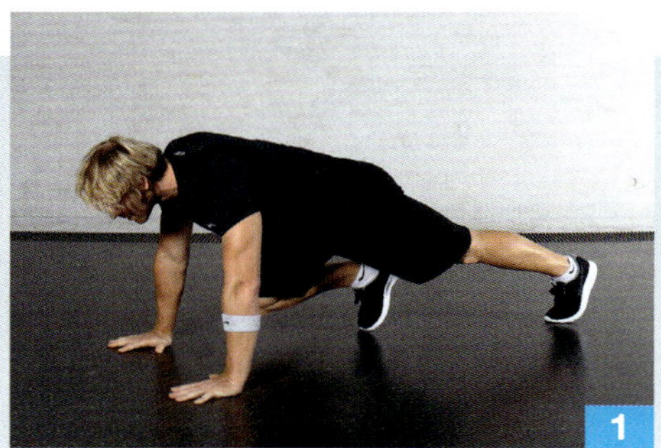
1

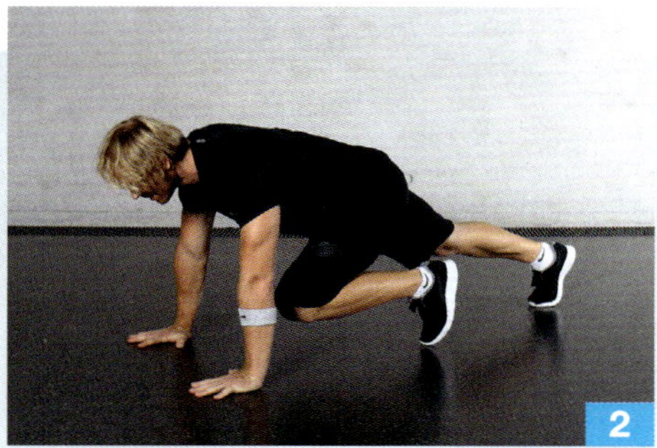
2

SURFER BURPEE

Diese spezielle Variation des Burpees macht mir besonders viel Spaß. Springen Sie zuerst mit beiden Beinen aus der Hocke zurück in den Liegestütz. Mit eng anliegenden Ellbogen senken Sie den Oberkörper bis zum Boden ab. Stellen Sie sich jetzt vor, Sie würden in Bauchlage auf einem Surfbrett liegen und auf die nächste Welle warten. Sobald die imaginäre Welle da ist, springen Sie mit beiden Beinen in eine Surf-Position. Fahren Sie gerne mit dieser Fantasiewelle mit, warten Sie aber nicht zu lange, denn schließlich kommt die nächste Welle gleich auf der anderen Beinseite.

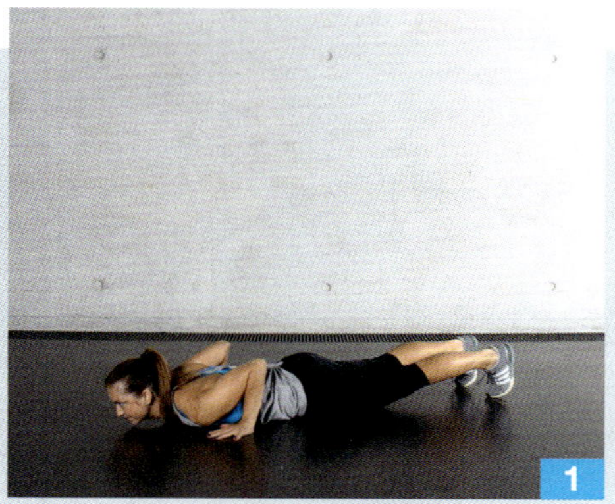
1

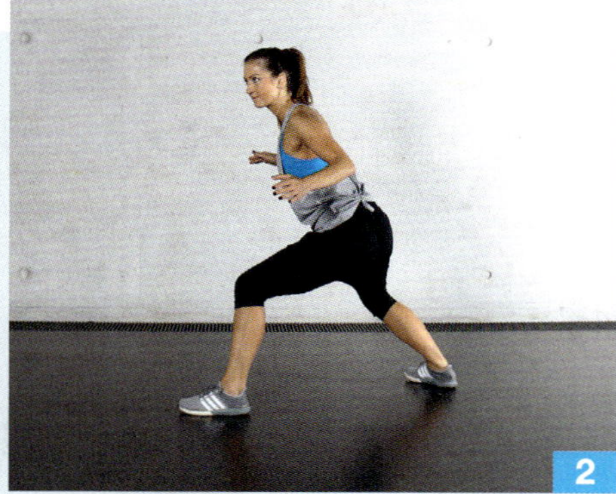
2

QUARTER JUMP BURPEE

Führen Sie einen Basis-Burpee durch. Anschließend springen Sie aus der Squat-Position mit beiden Beinen ab und machen eine viertel Drehung. Springen Sie wieder zurück in die Ausgangsposition. Danach folgt ein Basis-Burpee bis Sie wieder im *aufrechten Stand* sind. Als nächstes folgt die viertel Drehung in die andere Richtung.

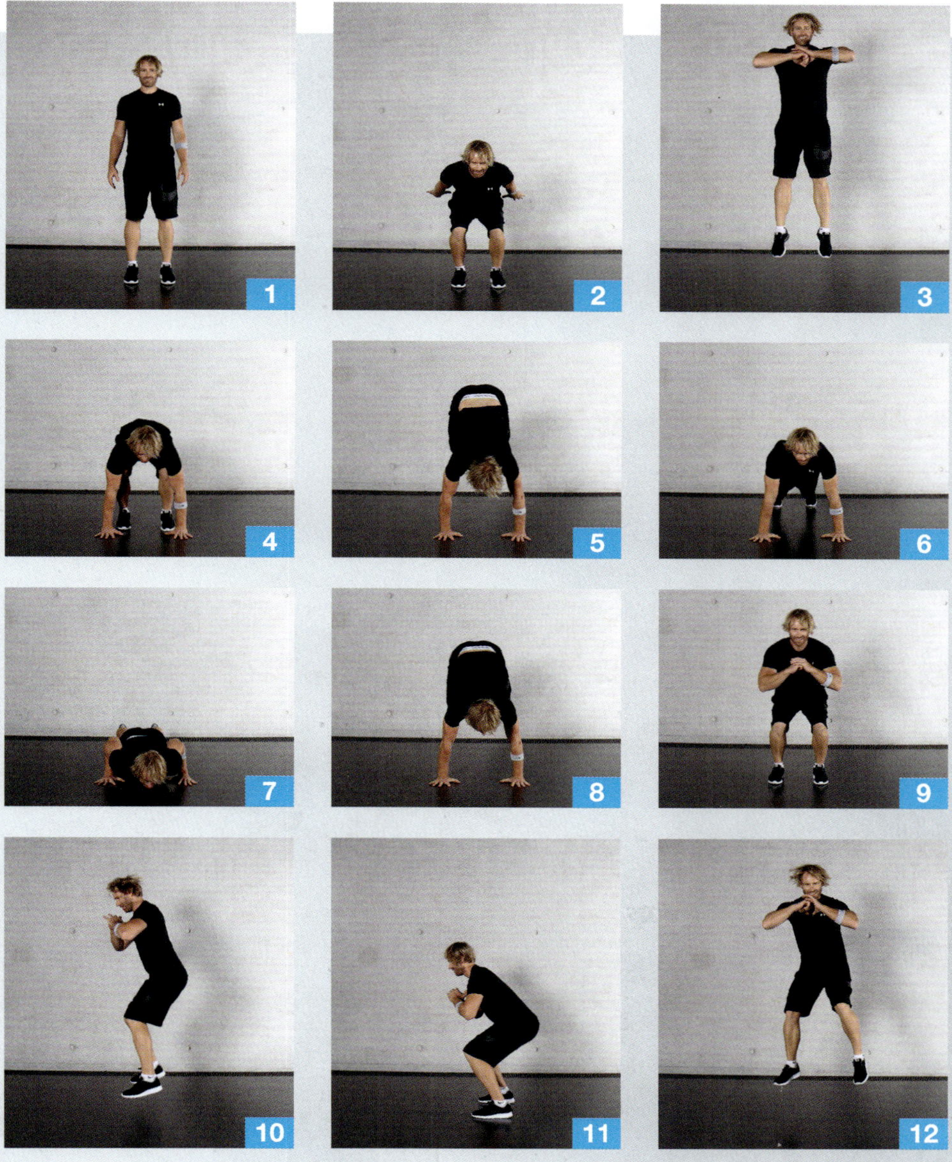

SLIDING STEPS BURPEE

Bei dieser besonders athletischen Variante des Burpees versuchen Sie drei schnelle, tiefe „Sliding Steps" nach rechts zu machen. Ähnlich wie ein Basketballer oder Fußballer in Verteidigungsposition probieren Sie, sich möglichst flott seitwärts zu bewegen. Der Oberkörper bleibt aufrecht, die Beine gebeugt und die Füße gehen zusammen und wieder auseinander. Auf drei Steps nach rechts bewegen Sie sich mit drei Steps zurück in die Startposition und springen einen Basis-Burpee. Danach machen Sie drei Sliding-Steps nach links.

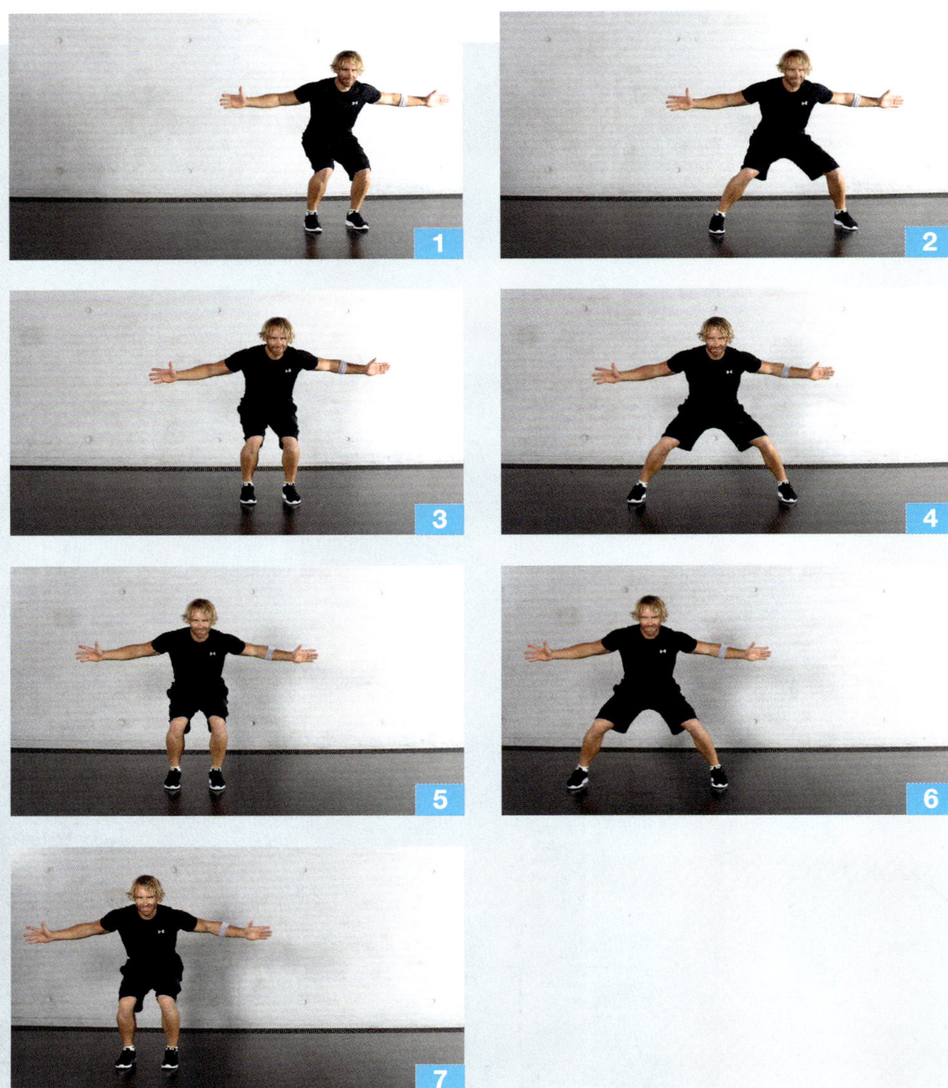

DIE INCH WORMS

Haben Sie Lust, einmal wieder zu krabbeln wie ein Kleinkind? Jetzt haben Sie die Gelegenheit dazu – naja fast zumindest. Der Inch Worm ist eine typische Übung aus dem funktionellen Training und spricht daher viele Muskelgruppen gleichzeitig an. Vor allem die frontale Kette wird bei dieser Bewegung trainiert.

Ausgangsposition:
Breiter tiefer Beinstand – Beine weiter als schulterbreit geöffnet.

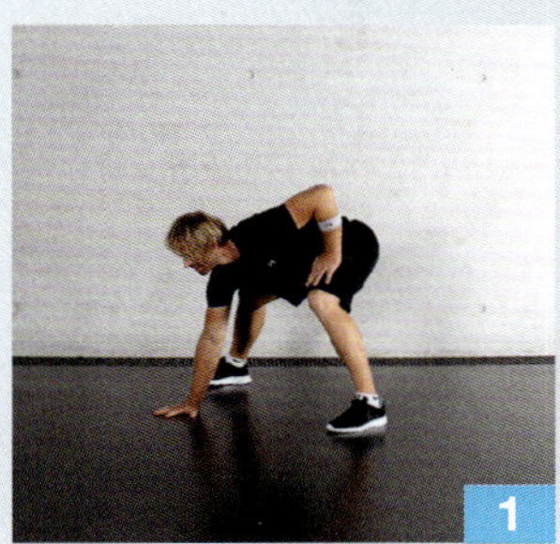

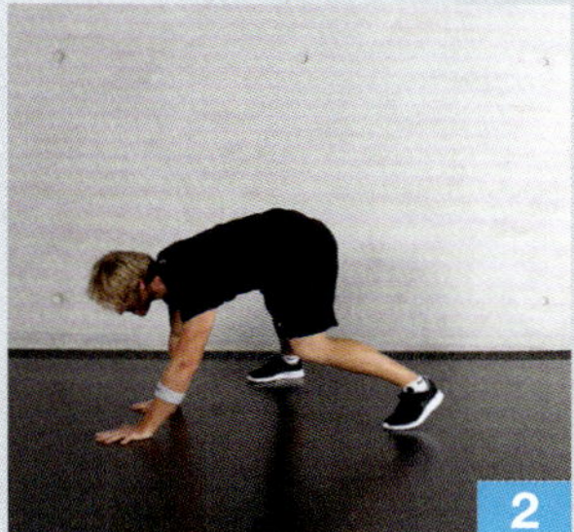

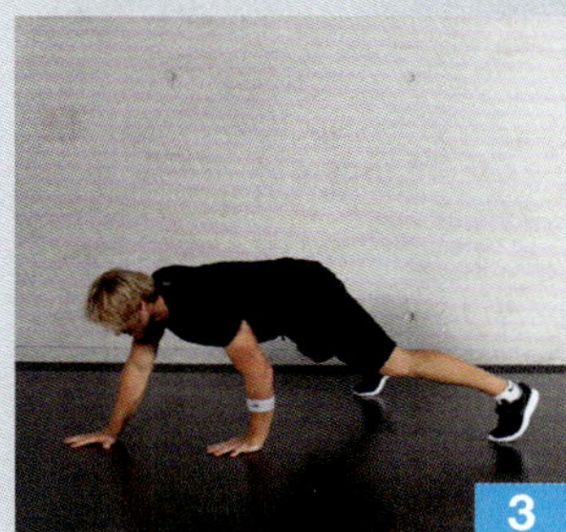

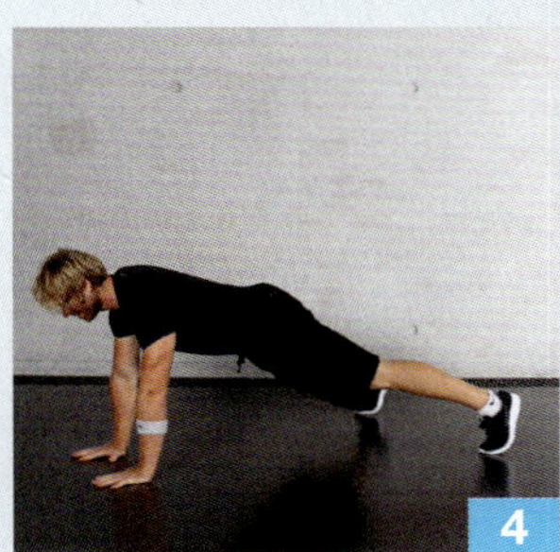

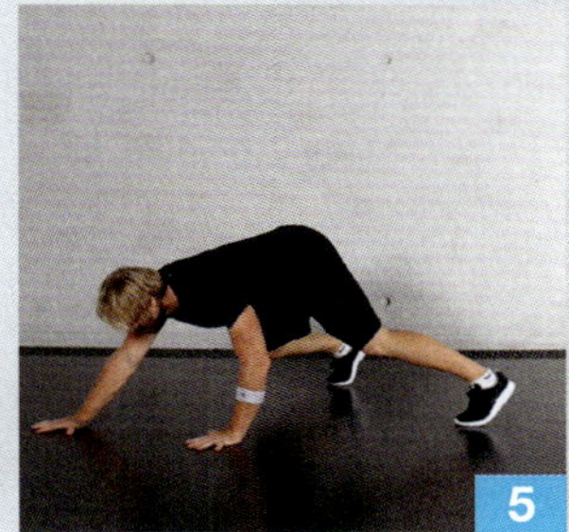

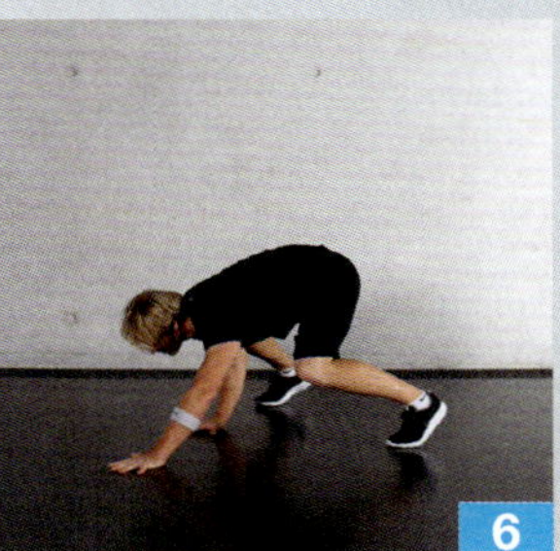

Jetzt geht's los! – Durchführung:

- Bringen Sie Ihren Oberkörper möglichst gestreckt nach vorne, unten.
- Platzieren Sie beide Hände auf dem Boden und beginnen Sie, mit Ihren Händen in kleinen Abständen nach vorne zu krabbeln, bis Sie im *geraden Armstütz* angekommen sind.
- Aus dem *geraden Armstütz* krabbeln Sie in kleinen Abständen mit Ihren Händen wieder zurück in die Ausgangsposition.

Darauf sollten Sie achten!

- Der Blick bleibt während der Übungsausführung nach vorne, unten gerichtet (langer Nacken).
- Achten Sie darauf, die *Core-Spannung* zu halten und im geraden Armstütz mit den Hüften nicht durchzuhängen.

INCH WORMS T-PUSHUP

Krabbeln Sie mit Ihren Händen, wie beim Basis-Inch Worm, nach vorne. Im *geraden Armstütz* lösen Sie zuerst eine Hand vom Boden und strecken sie nach oben aus. Der Oberkörper rotiert mit, der Blick folgt der Hand. Kommen Sie wieder zurück in die Liegestützposition und heben Sie die andere Hand. Danach platzieren Sie beide Hände wieder parallel auf dem Boden und krabbeln zurück in die Ausgangsposition.

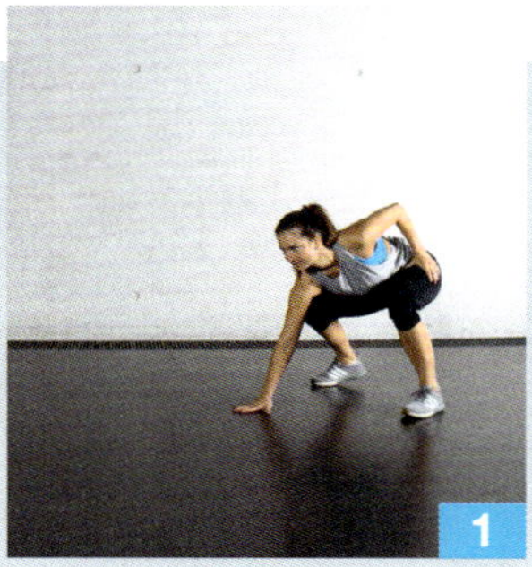

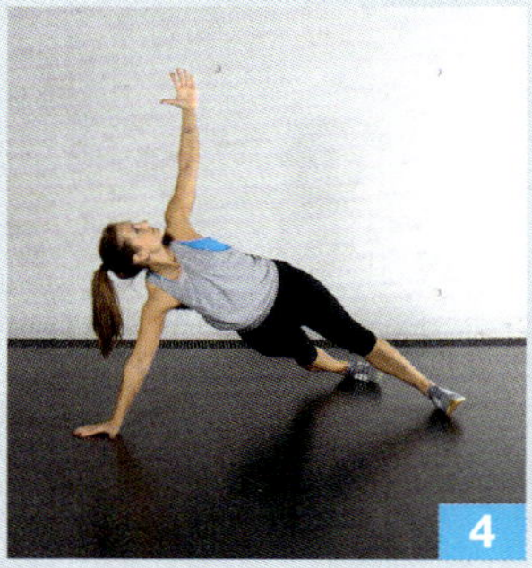

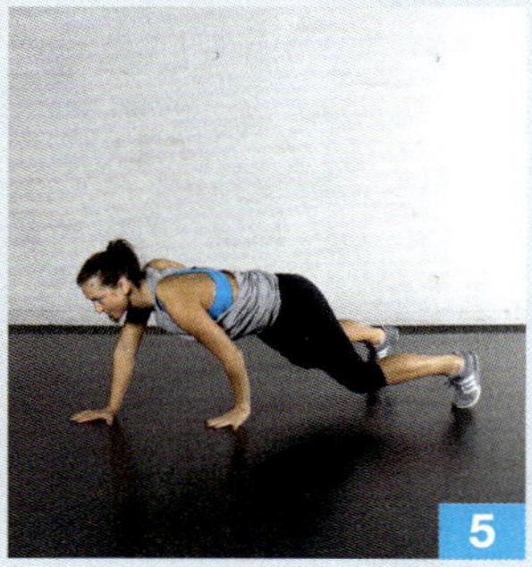

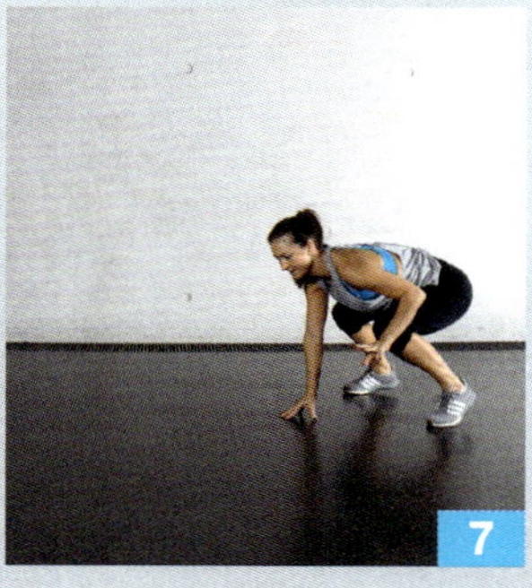

1

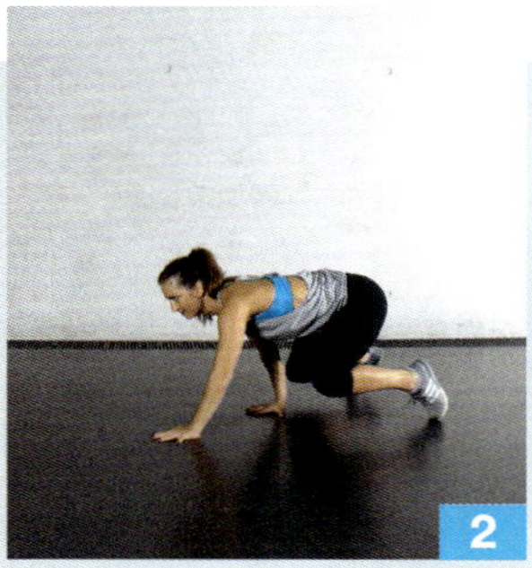

2

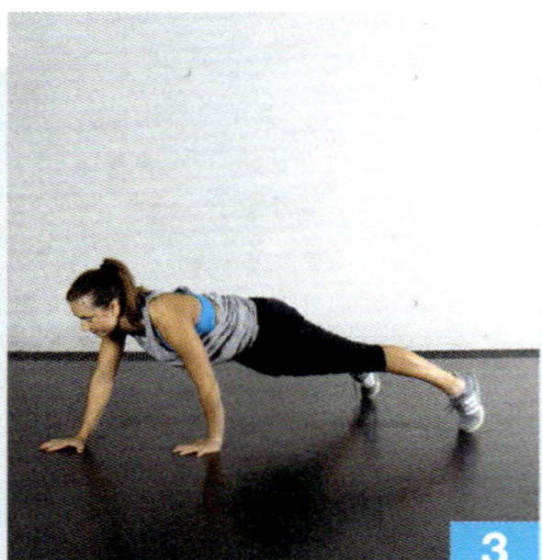

4

5

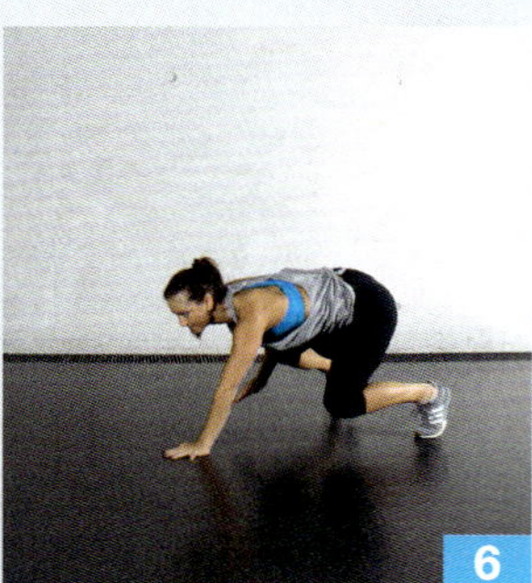

7

INCH WORMS JUMPING JACK

Führen Sie zuerst einen Basis-Inch Worm aus. Zurück in der *breiten Beinposition* springen Sei einen Jumping Jack. Landen Sie wieder in der Ausgangsposition für Ihren nächsten Inch Worm.

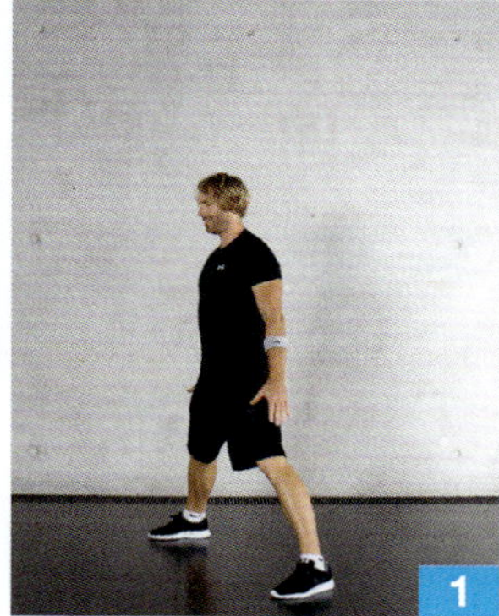
1

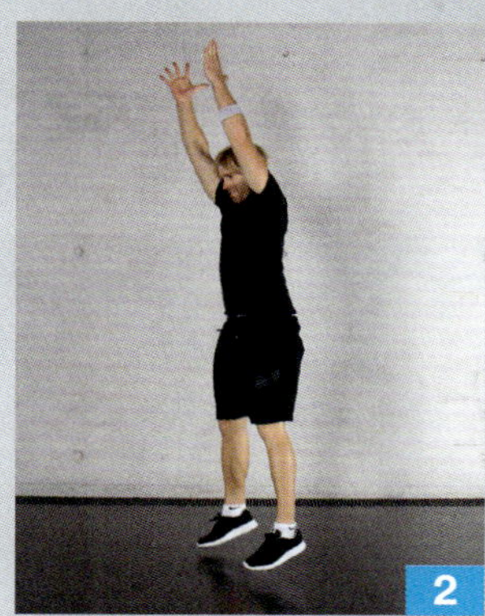
2

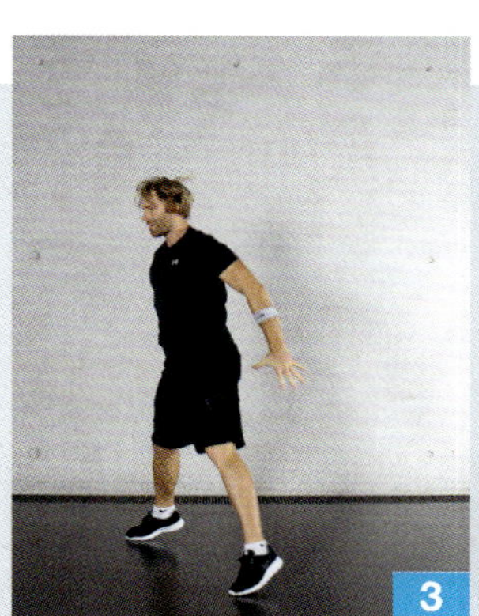
3

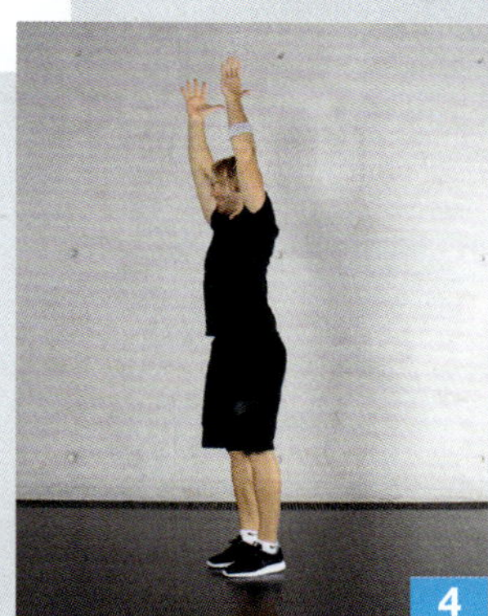
4

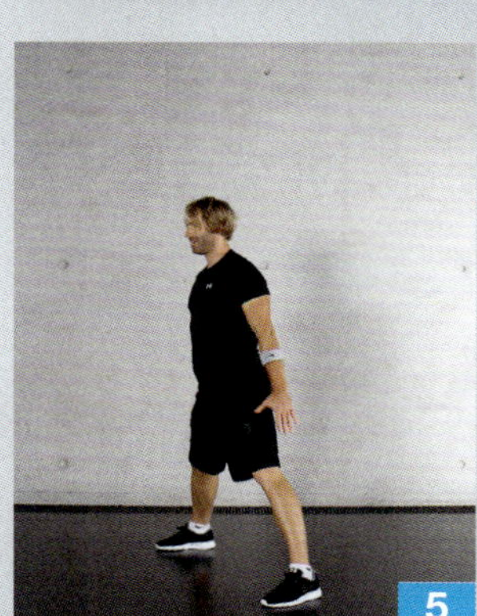
5

INCH WORMS ½ TURN JUMP

Führen Sie zuerst einen Basis-Inch Worm aus. Springen Sie jetzt beidbeinig ab und machen Sie in der Luft eine halbe Drehung. Nach der Landung führen Sie den Inch Worm auf der anderen Seite aus und springen wieder ab.

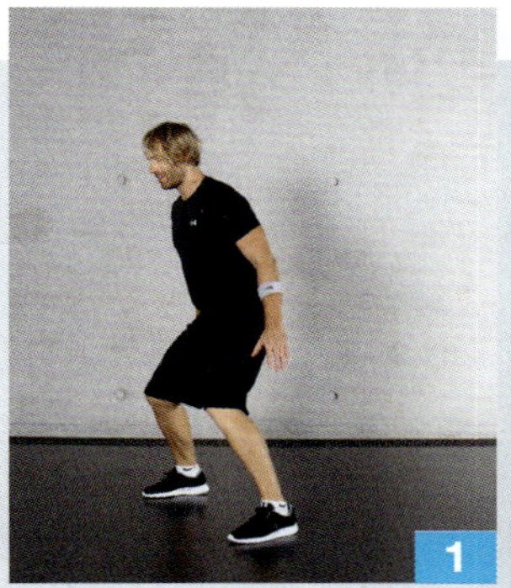
1

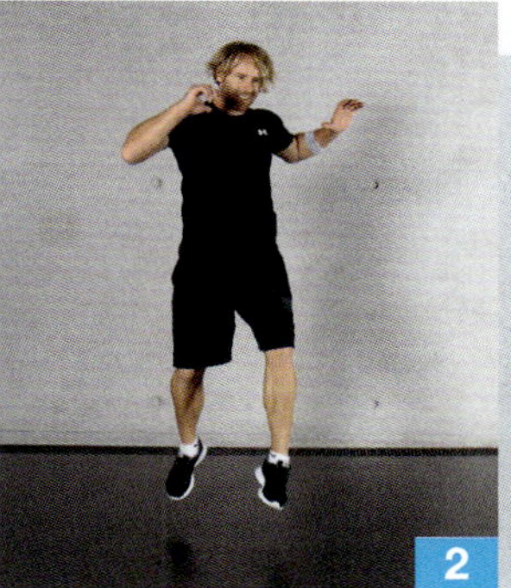
2

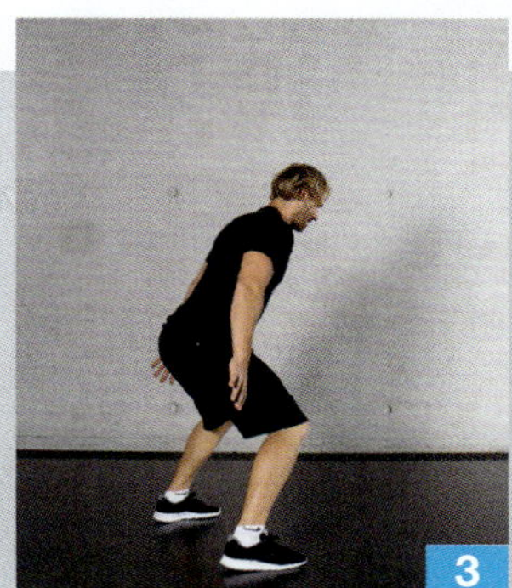
3

DIAGONAL INCH WORMS

Bei dieser Variante krabbeln Sie diagonal mit Ihren Händen nach vorne. Die Beine bleiben in der Ausgangsposition, während der Oberkörper und die Arme abwechselnd nach rechts und links schräg nach vorne gehen.

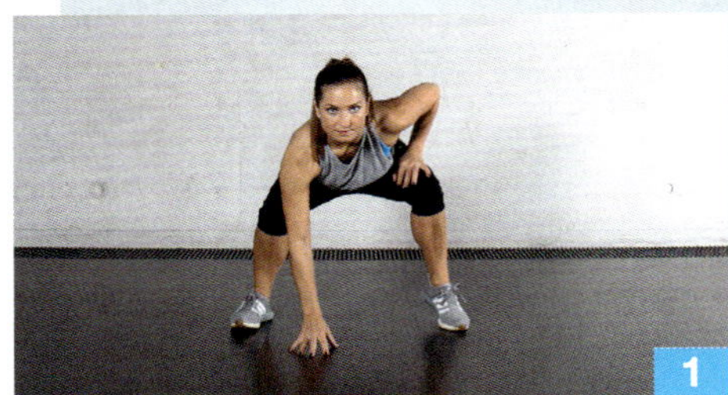

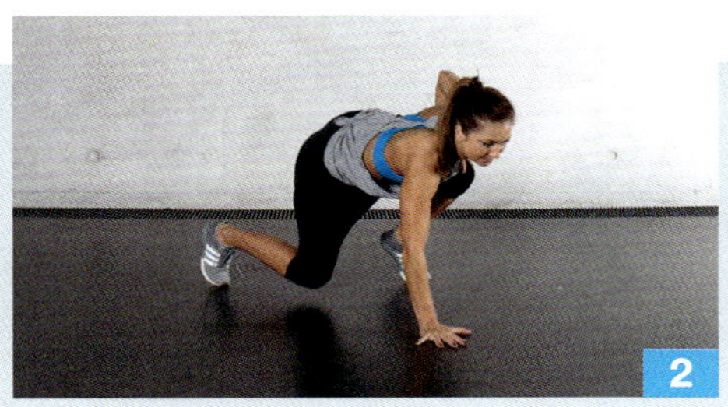

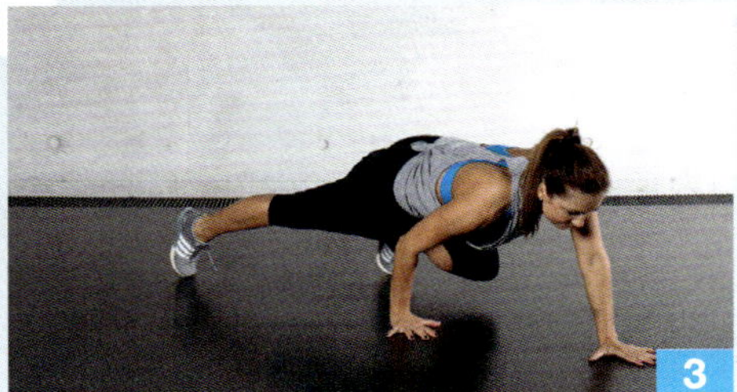

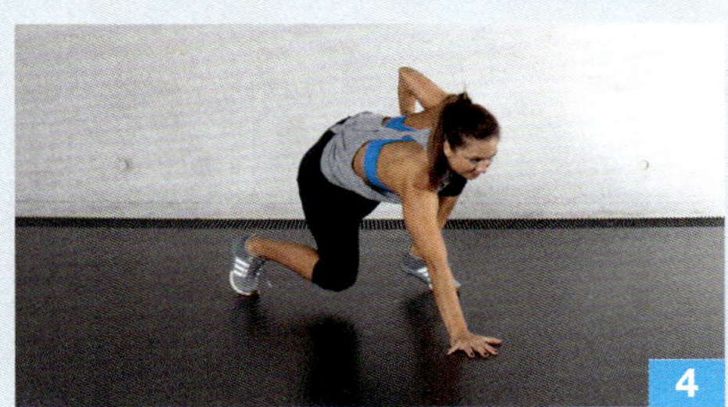

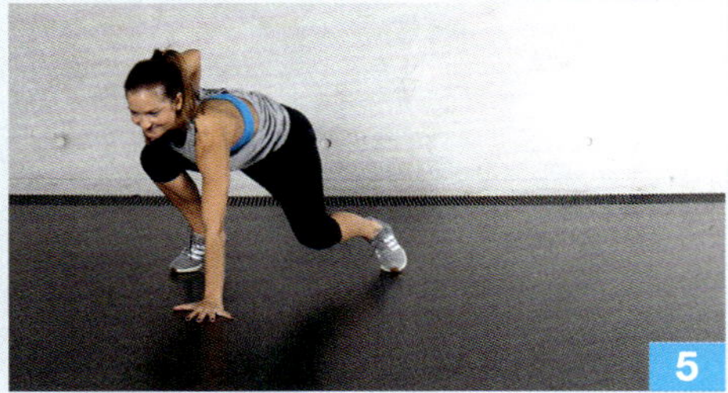

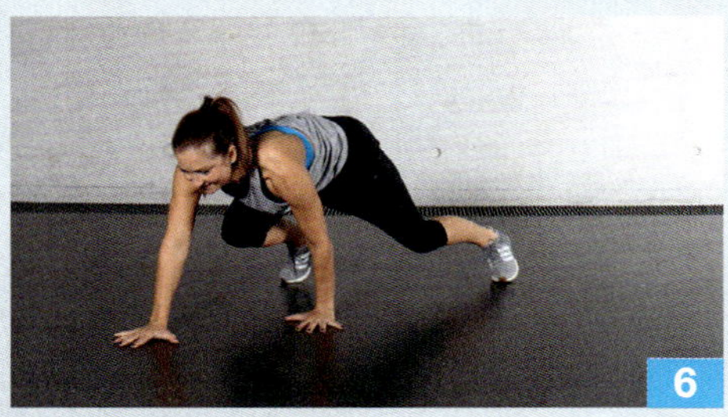

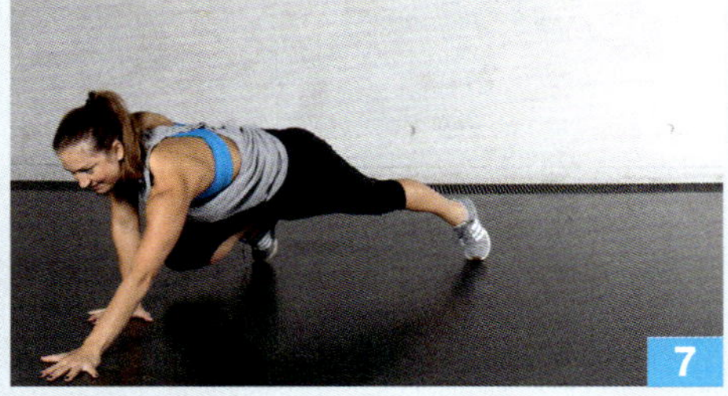

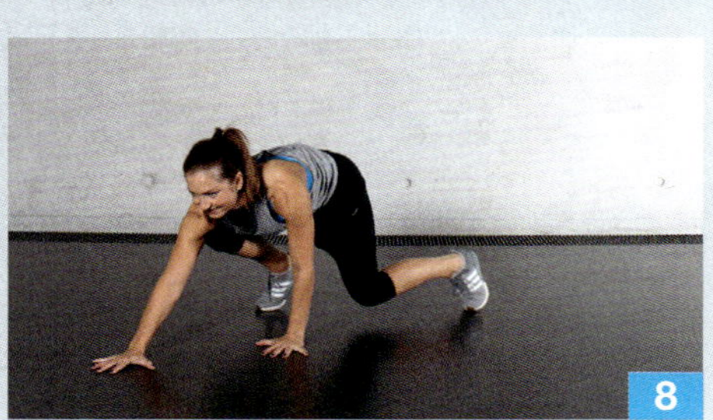

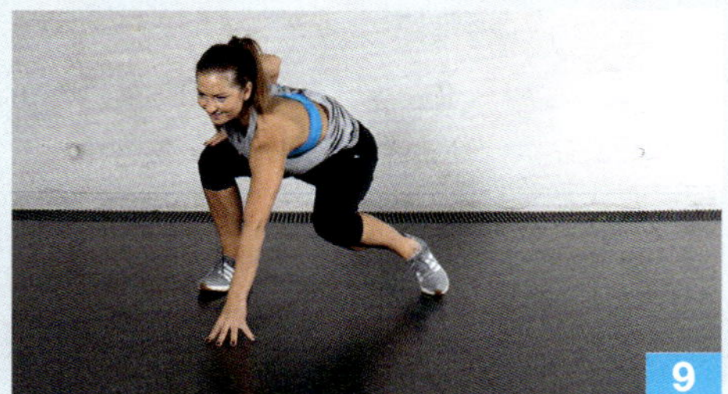

DER JUMPING JACK

Ich persönlich liebe den Jumping Jack und bezeichne ihn gerne als die Mutter aller funktionellen HIIT-Übungen. Er ist einfach und überall durchführbar. Beinahe jeder kennt die Übung und kann sie ausführen. Speziell im HIIT sind Jumping Jacks vielseitig einsetzbar und bieten eine Menge Variationsmöglichkeiten.

Ausgangsposition:
Aufrechter Stand – Beine hüftbreit geöffnet.

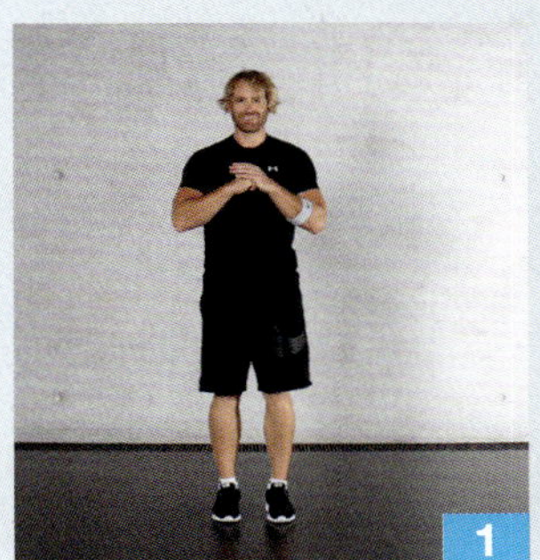
1

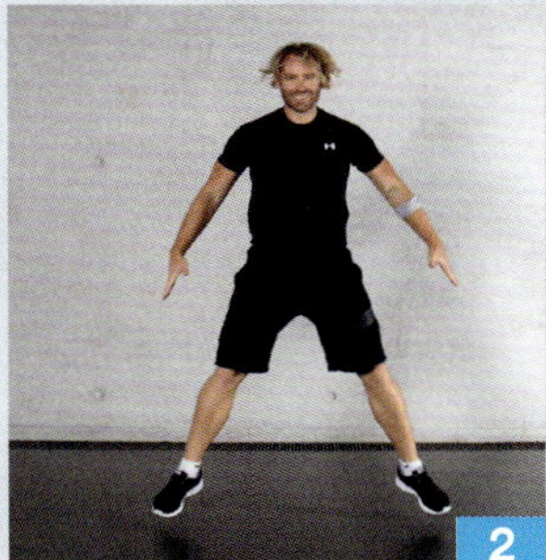
2

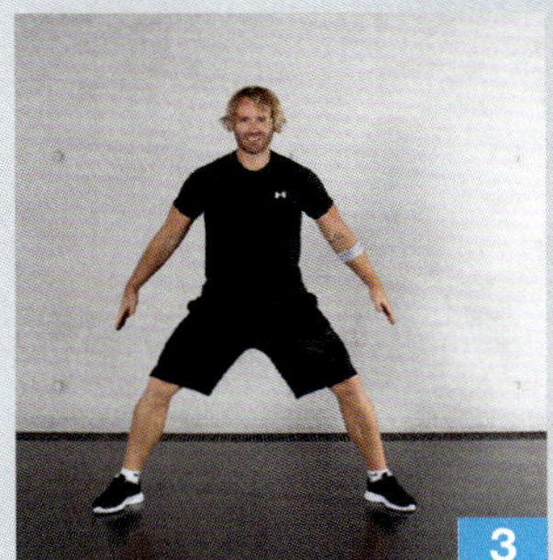
3

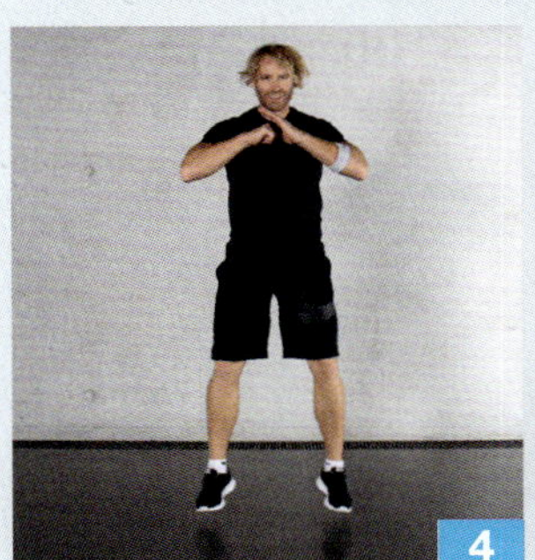
4

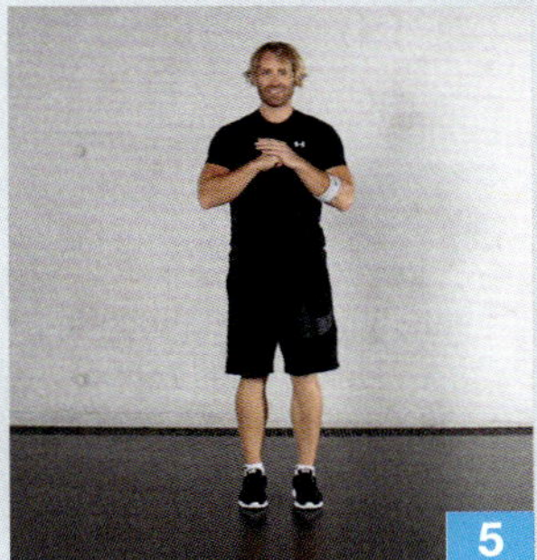
5

Jetzt geht's los! – Durchführung:

- Springen Sie aus der Ausgangsposition ab und öffnen Sie die Beine etwas weiter als schulterbreit zur Seite. Gleichzeitig strecken Sie Ihre Arme zur Seite aus.
- Landen Sie zuerst mit dem Fußballen – der gesamte Fuß berührt darauffolgend sanft den Boden.
- Springen Sie von der geöffneten Position zurück in den *aufrechten Stand*, Arme platzieren Sie rechts und links vom Oberkörper.

Darauf sollten Sie achten!

- Beugen Sie bei der Landung die Beine leicht und federn Sie somit den Sprung ab.
- Die Zehenspitzen zeigen etwas nach außen (stellt man sie sich als Zeiger einer Uhr vor, so stehen die Zehenspitzen auf fünf nach zwölf).

Variationen:

STAR JACK

Variieren Sie in dieser Übung die Landeposition Ihrer Beine. Anstatt seitlich in einer Linie zu landen, springen Sie abwechselnd mit etwas mehr als schulterbreit geöffneten Beinen nach vorne und nach hinten. Öffnen Sie die Arme gestreckt schräg nach oben, um die Form eines Sterns zu imitieren. Springen Sie zwischen der vorderen und hinteren Beinposition in die Ausgangsposition zurück.

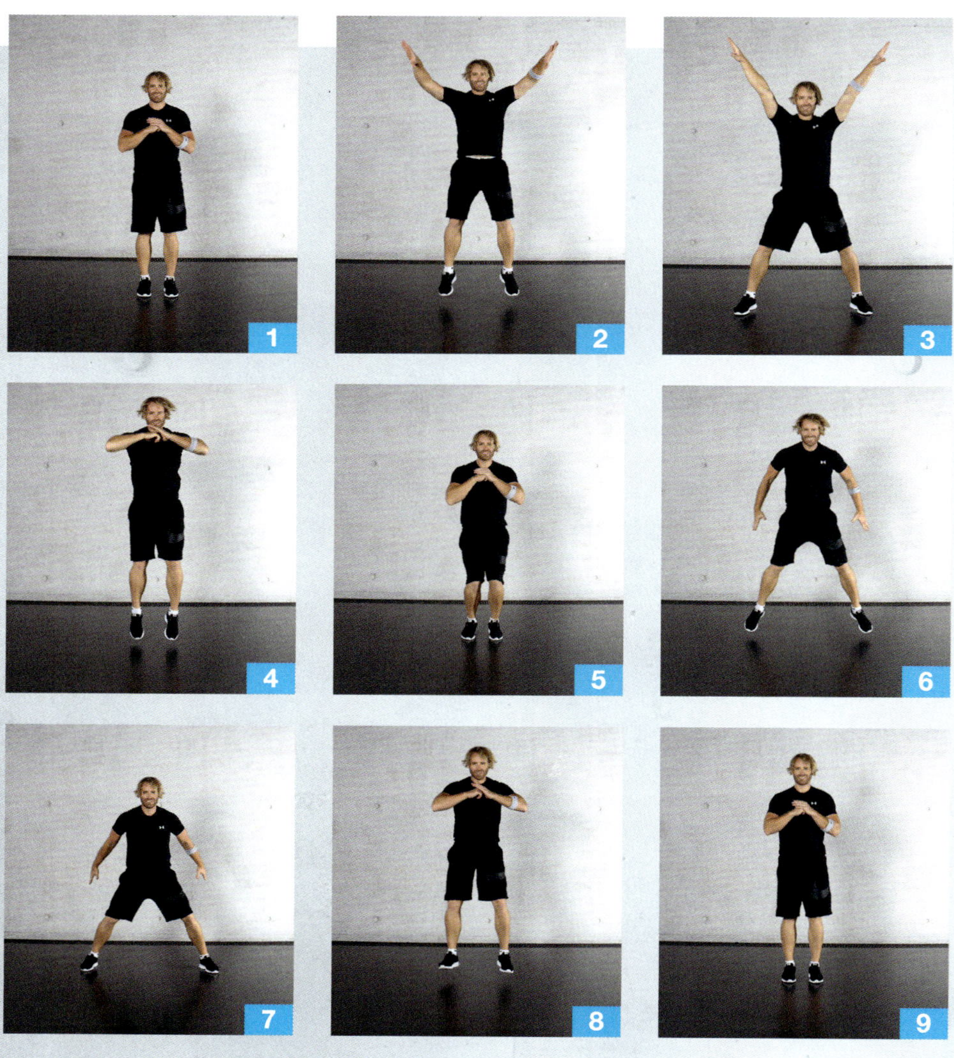

WIDE OUTS

Diese sehr anstrengende Variation des Jumping Jacks werden Sie intensiv in Ihrer Bein- und Gesäßmuskulatur spüren. Die Laktatproduktion kann mitunter deutlich höher als beim klassischen Jumping Jack sein. Gehen Sie in eine Basis-Squat Position. Führen Sie Jumping Jacks in sehr tiefer Position, mit immer gebeugten Beinen, aus. Versuchen Sie, während der gesamten Ausführung, Ihren Oberkörper so ruhig wie möglich auf einer Linie zum Boden zu halten.

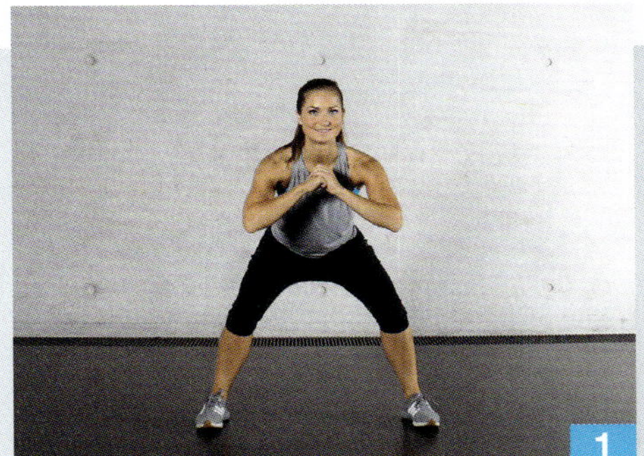
1

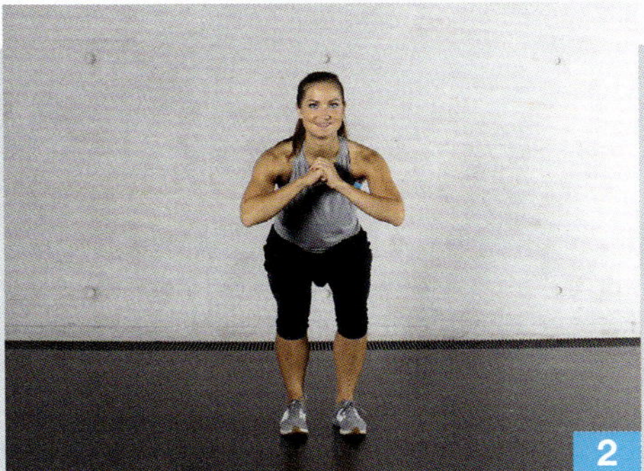
2

QUARTER JACK

Springen Sie nach jedem gesprungenen regulären Jumping Jack mit beiden Beinen parallel eine viertel Drehung und landen Sie in hüftbreiter Beinposition. Springen Sie zurück in die Ausgangsposition und machen einen weiteren Jumping Jack. Darauf folgt die Bewegung auf der anderen Seite.

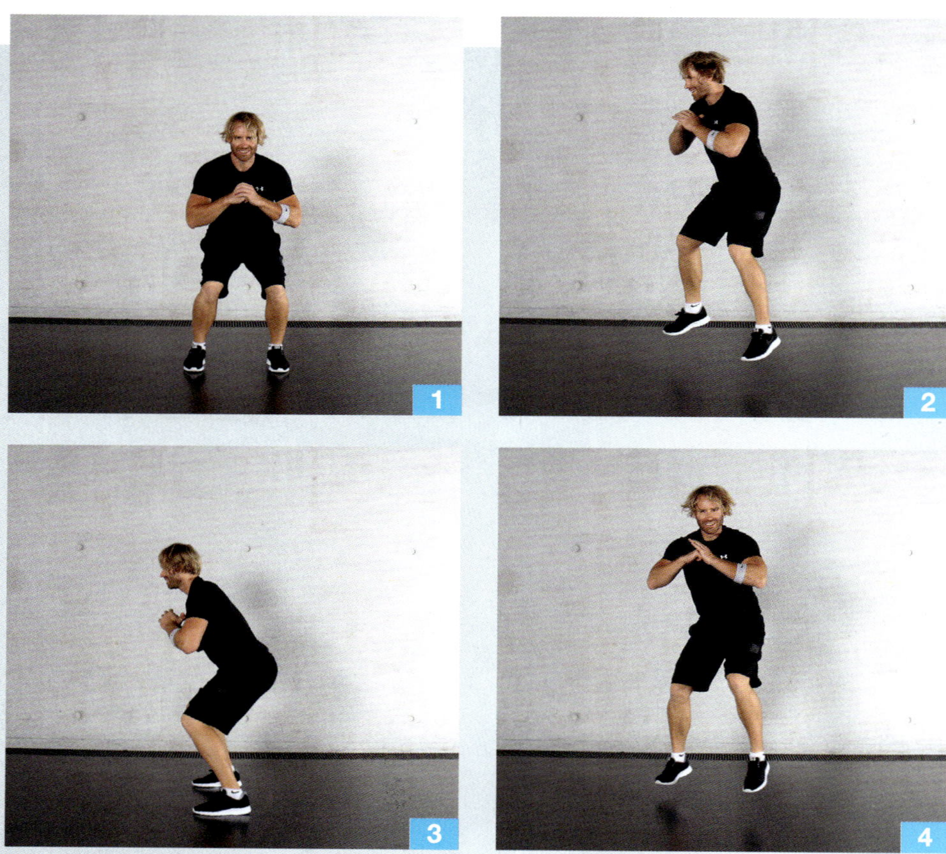

FOOT-REACH JACK

Starten Sie für diese Variante in der *breiten Beinposition*. Nach jedem gesprungenen Jumping Jack versuchen Sie, mit Ihrer Hand den gegenüberliegenden Fuß zu berühren. Kehren Sie danach in die Ausgangsposition zurück. Vermeiden Sie beim Tiefgehen einen runden Rücken.

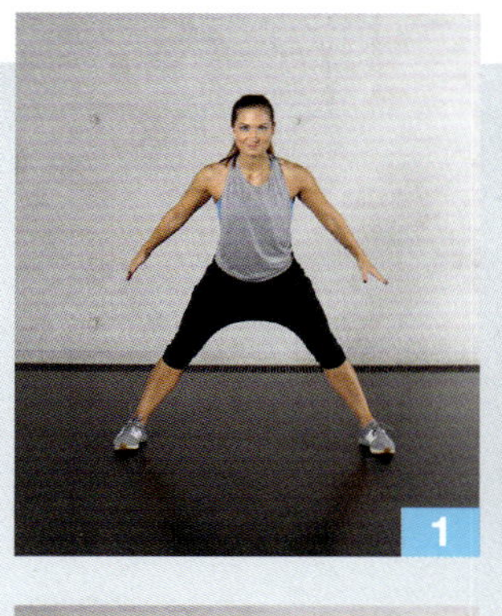

1

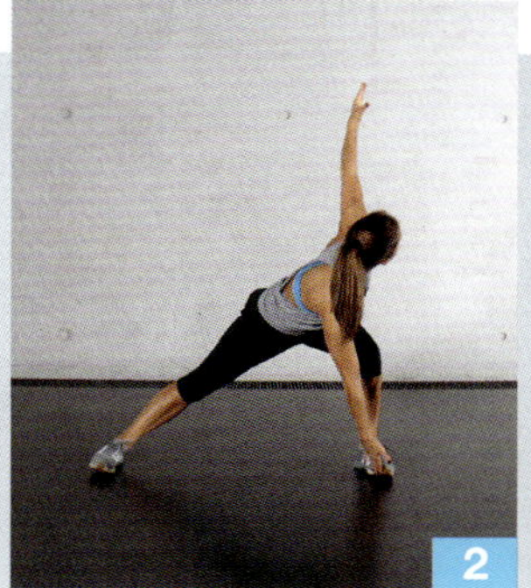

2

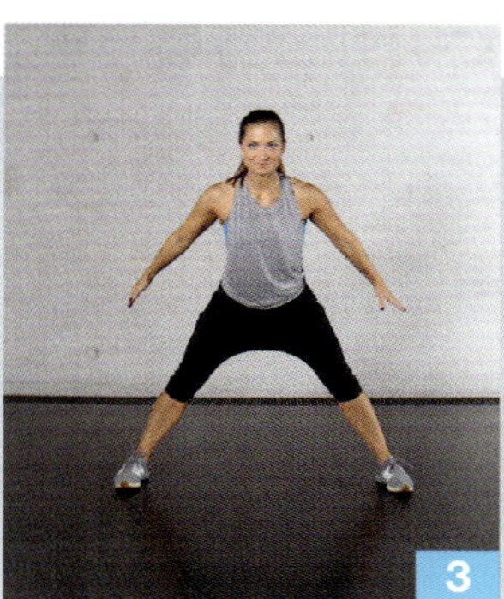

3

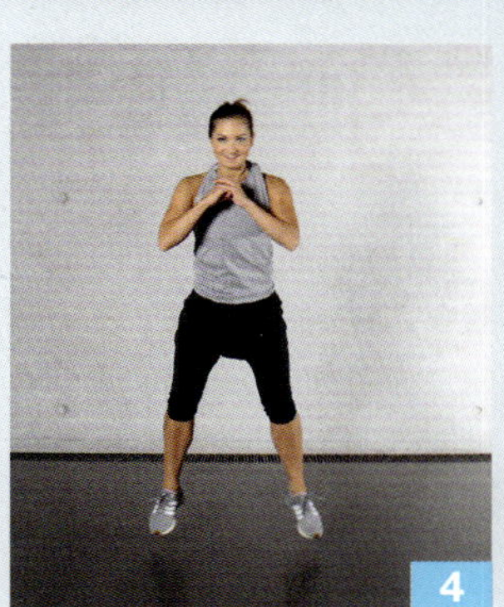

4

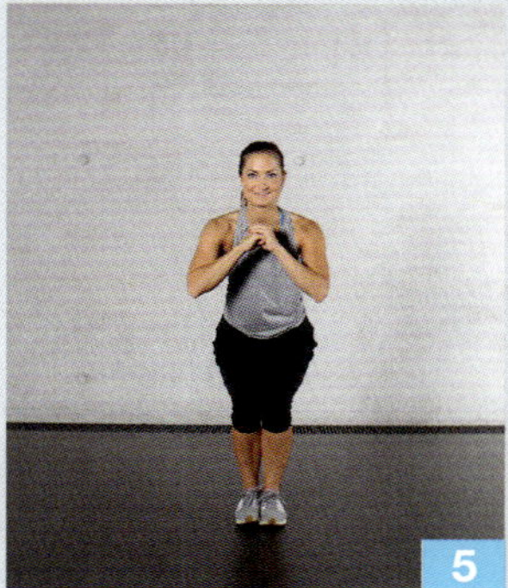

5

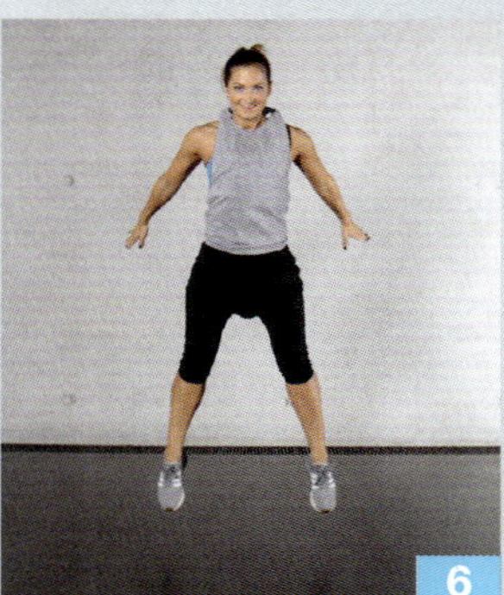

6

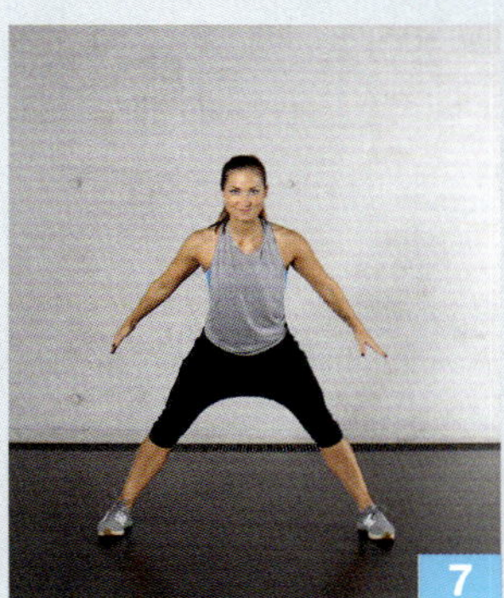

7

QUICK FEET

Für Athleten unterschiedlichster Sportarten stellen Qick Feets eine Basis-Übung dar. Sie lassen sich hervorragend mit anderen Übungen aus dem HIIT kombinieren. Je nach Kombination tragen Sie insbesondere zu einer Verbesserung der Schnelligkeit, Koordination und Ausdauer bei.

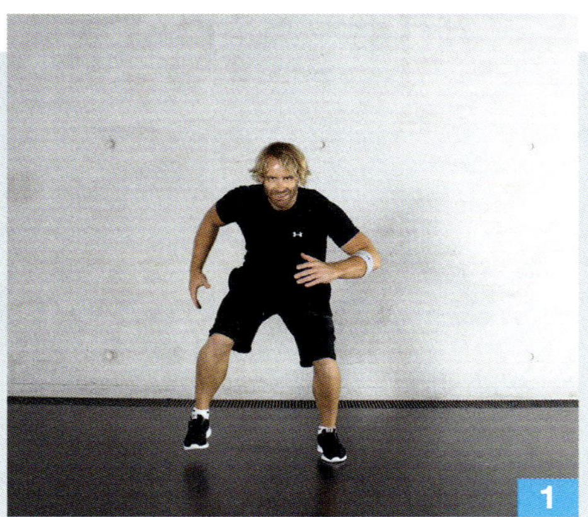

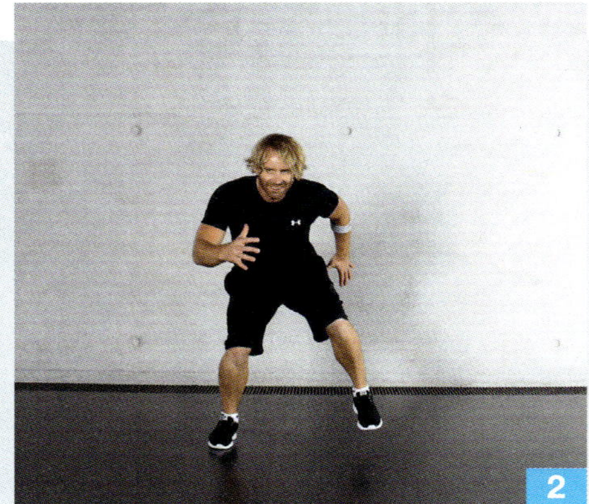

Ausgangsposition:
Aufrechter Stand – Beine hüftbreit geöffnet.

Jetzt geht's los! – Durchführung:

- Heben Sie so schnell Sie können abwechselnd Ihr rechtes und linkes Bein minimal vom Boden ab.
- Steppen Sie mit möglichst hoher Frequenz, um die Bodenkontaktzeit der Füße kurz zu halten.
- Halten Sie diese Frequenz für die gesamte Dauer des Intervalls so hoch wie möglich.

Darauf sollten Sie achten!

- Bevor Sie mit der Übung beginnen, versuchen Sie sich zu konzentrieren und vorzustellen, dass Sie Ihre Beine so schnell wie möglich bewegen möchten.
- Der Oberkörper und die Arme bleiben ruhig.

Variationen:

FRONT-JUMP & QUICK FEET

Springen Sie aus dem *aufrechten Stand* mit einem Squat-Jump soweit wie möglich nach vorne und landen sie in hüftbreiter Position mit leicht gebeugten Beinen. Steppen Sie jetzt den gesprungenen Weg mit schnellen Beinen zurück in die Ausgangsposition.

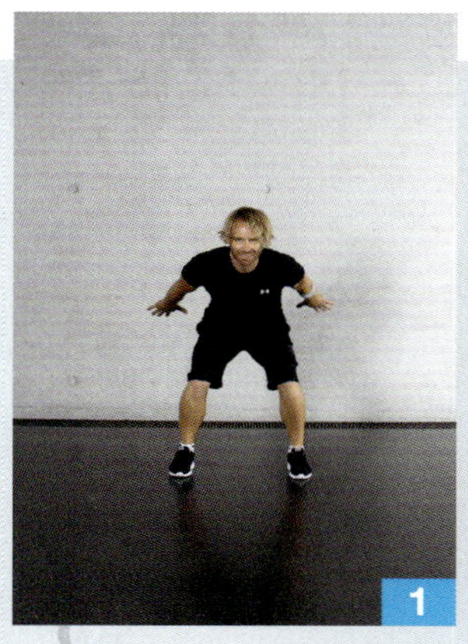
1

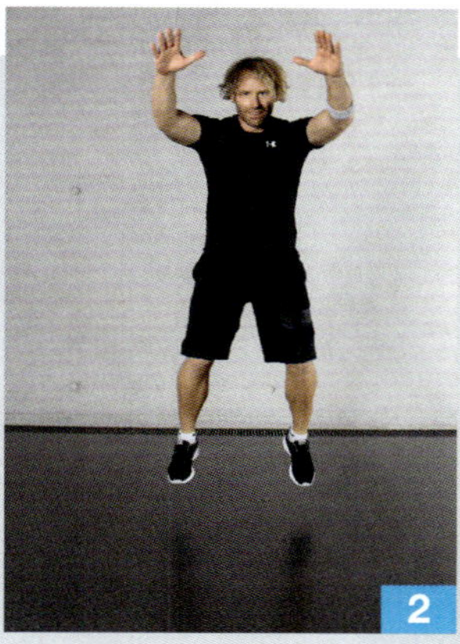
2

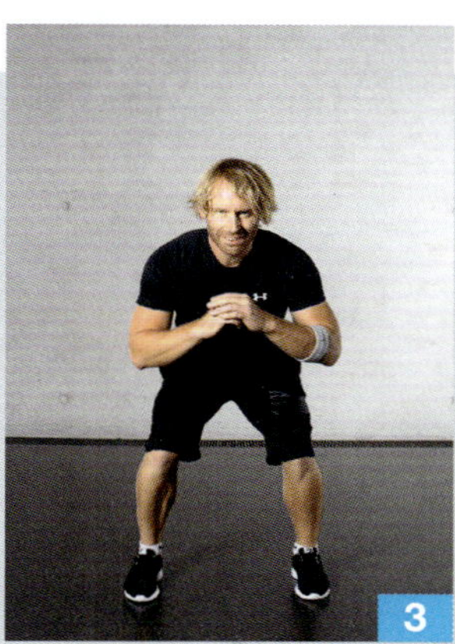
3

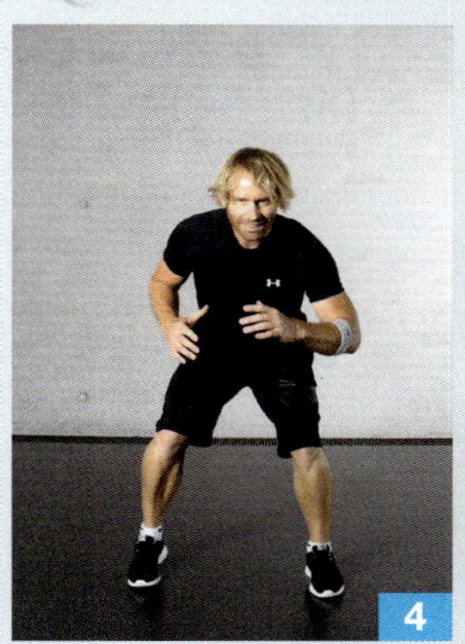
4

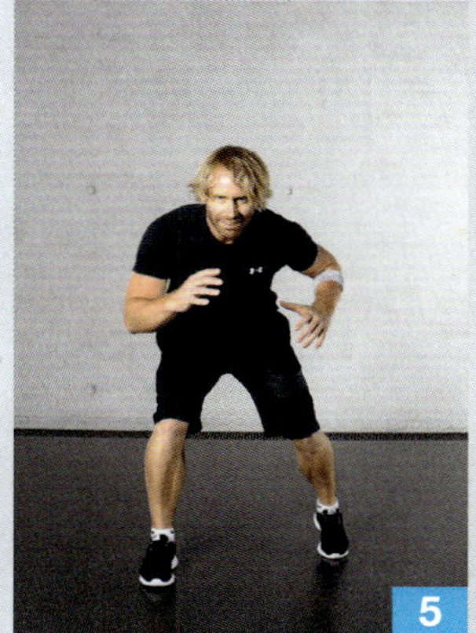
5

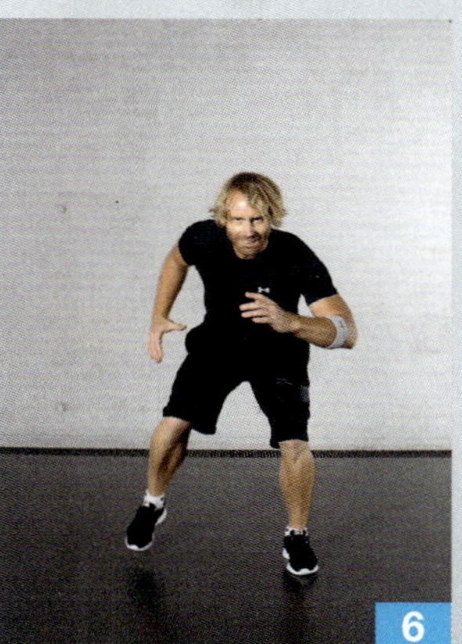
6

QUICK FEET BURPEE

Aus der *breiten Beinposition* springen Sie wie beim Basis-Burpee aus der Hocke mit beiden Beinen zurück. Anstatt den Oberkörper abzusenken und den vollen Liegestütz auszuführen, springen Sie gleich wieder nach vorne in die *breite Beinposition*. Sobald beide Füße den Boden berühren, beginnen Sie für fünf Sekunden zu steppen.

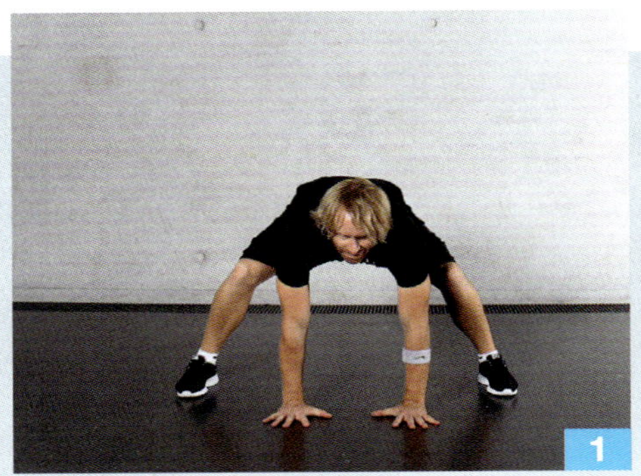
1

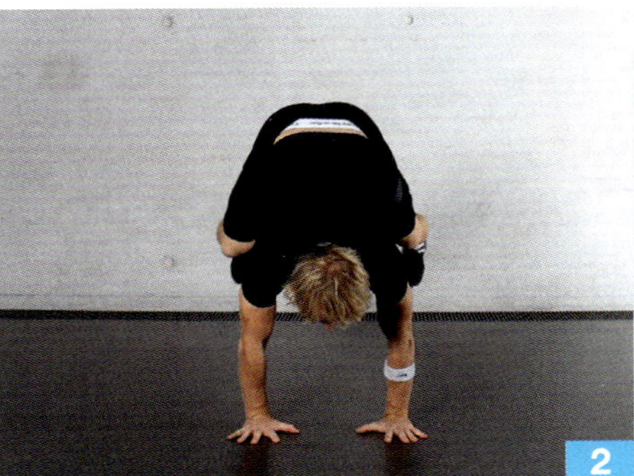
2

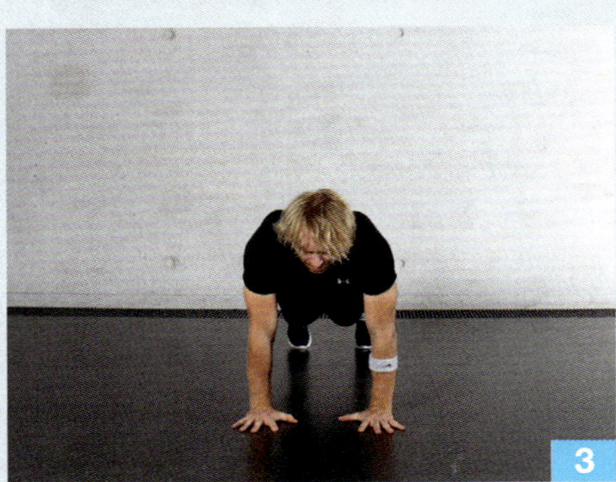
3

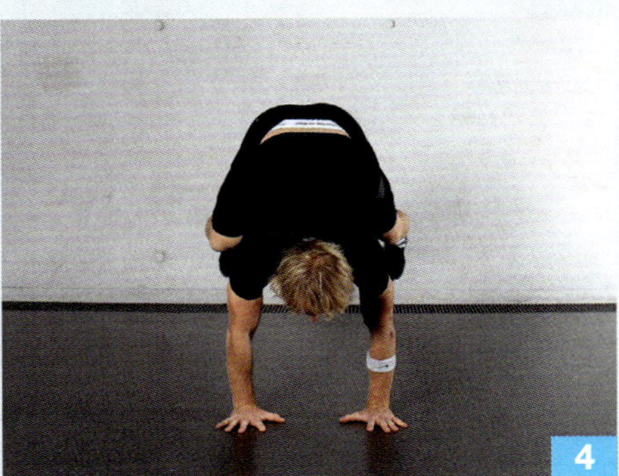
4

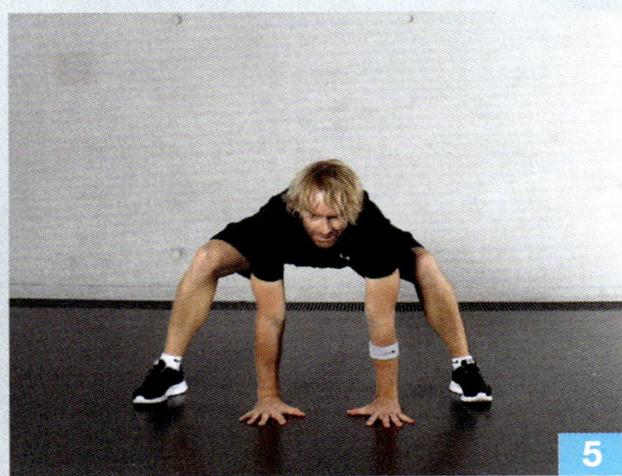
5

JUMPING JACK QUICK FEET

Springen Sie aus dem *aufrechten Stand* einen Basis-Jumping Jack. Danach tippeln Sie für fünf Sekunden im Stand.

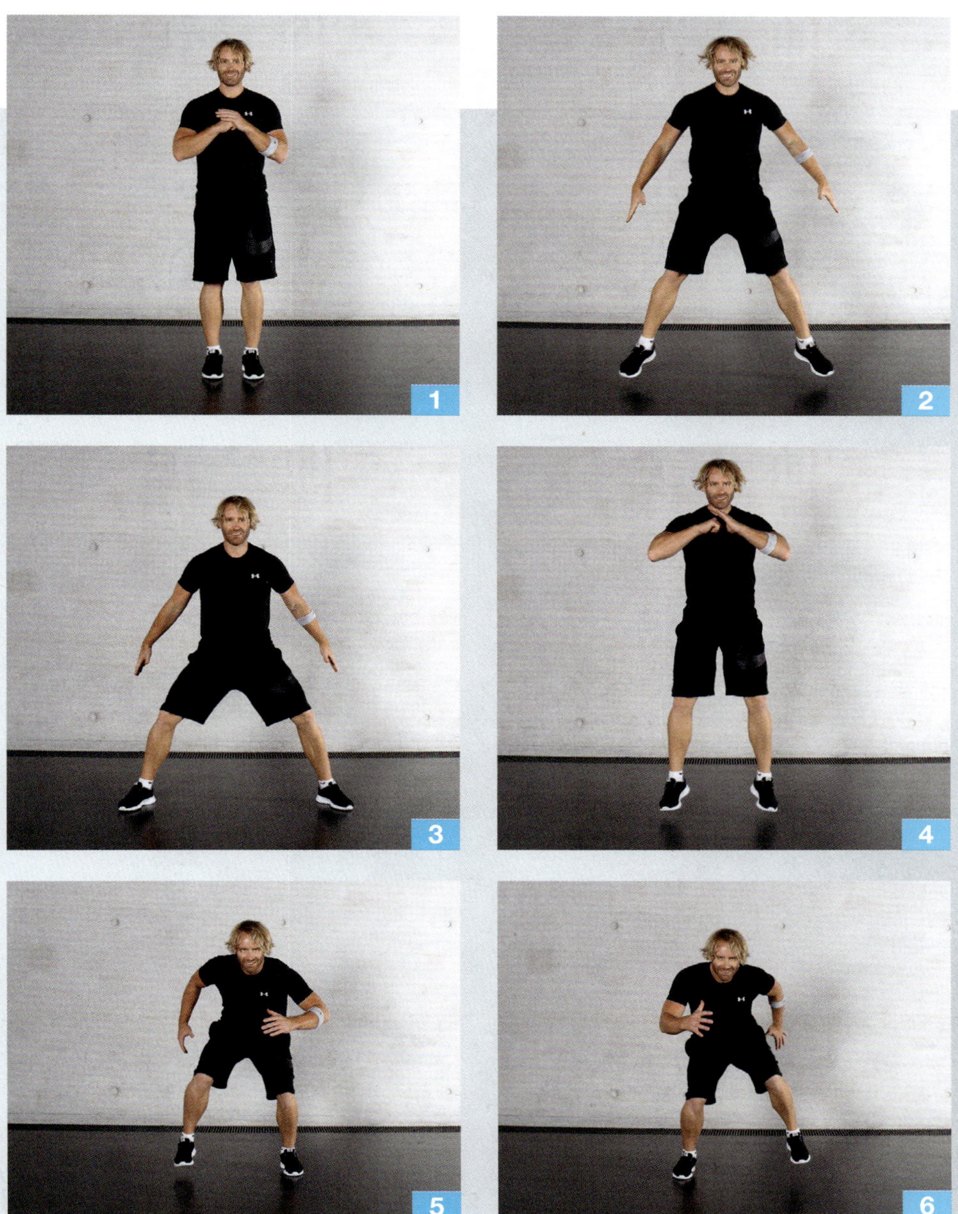

DIE SKIPPINGS – KNEEUPS

Skippings können als großer Bruder der Qick Feets bezeichnet werden. Der Hauptunterschied liegt in der *ROM* der Beine, die beim Skipping deutlich höher ist. Durch die größere Bewegungsweite, bei gleichzeitig maximal möglicher Frequenz, wird das Herz-Kreislaufsystem äußerst stark gefordert. Viele Skipping-Variationen im HIIT sind „All-Out" Übungen, die Sie maximal beanspruchen werden. Die Kneeups sind etwas weniger intensiv und daher sehr gut für Anfänger geeignet.

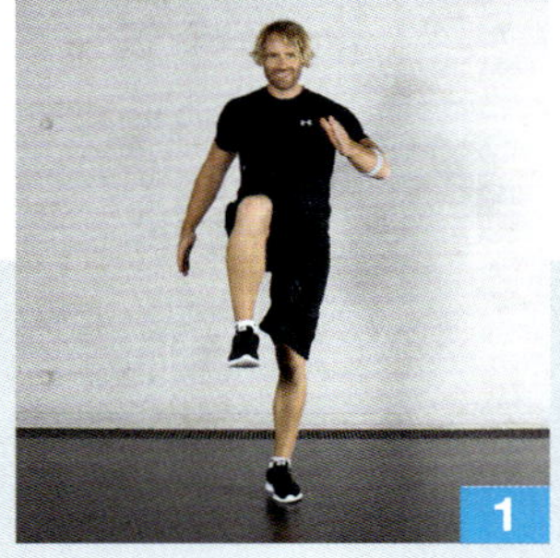

Ausgangsposition:
Aufrechter Stand –
Beine hüftbreit geöffnet.

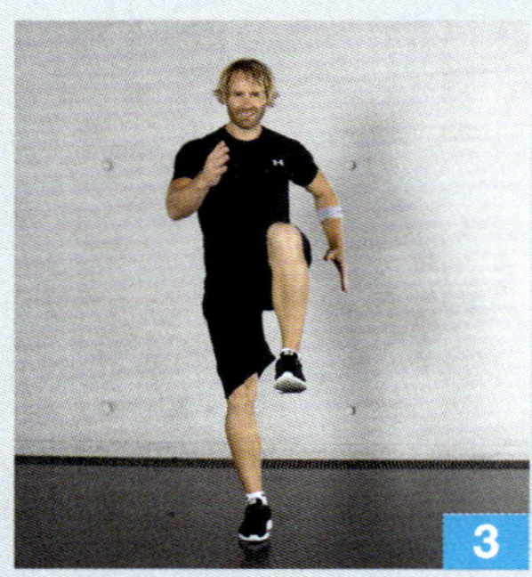

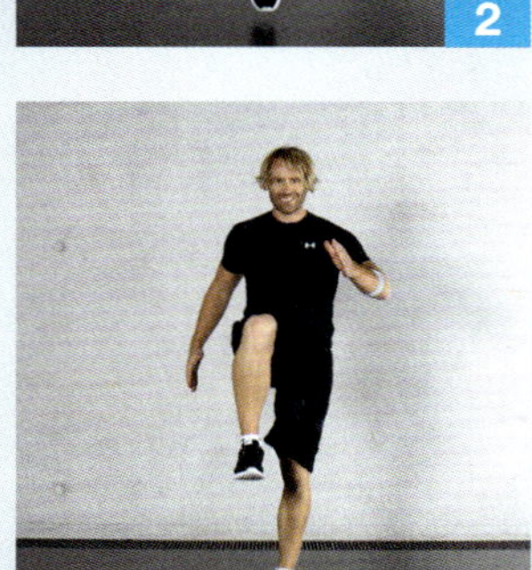

Jetzt geht's los! – Durchführung:

- Starten Sie mit der Bewegung, indem Sie Ihre Beine abwechselnd so schnell wie möglich vom Boden lösen.
- Versuchen Sie, Ihre Knie mindestens auf Hüfthöhe zu bringen.
- Skippen Sie mit möglichst hoher Frequenz, um die Bodenkontaktzeit der Füße kurz zu halten.
- Halten Sie diese Frequenz für die gesamte Dauer des Intervalls so hoch wie möglich.
- Variation: Beim „Kneeup" bleibt immer ein Bein auf dem Boden platziert. Das ermöglicht Ihnen eine Dosierung der Intensität und eine technisch richtige Übungsausführung.

Darauf sollten Sie achten!

- Bevor Sie mit der Übung beginnen, versuchen Sie sich zu konzentrieren und vorzustellen, dass Sie Ihre Beine so schnell wie möglich bewegen möchten.
- Der Oberkörper und Ihre Arme bleiben ruhig.

Variationen:

HIGH KNEE HOLD

Diese Übung wird Sie im HIIT mit Sicherheit maximal herausfordern. Führen Sie, wie oben beschrieben, drei volle Skippings aus und halten Sie bei der dritten Bewegung Ihr Bein für eine Sekunde in einer überhüfthohen Position. Ihre Hände können dabei jeweils den Oberschenkel berühren. Versuchen Sie, die Frequenz sowie die volle *ROM* für die Länge des Intervalls zu halten.

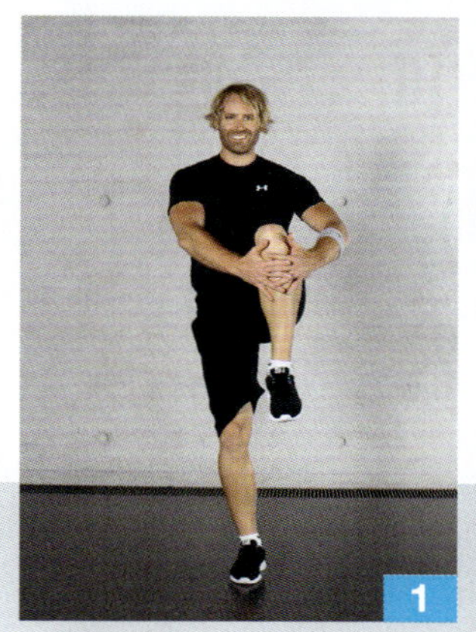

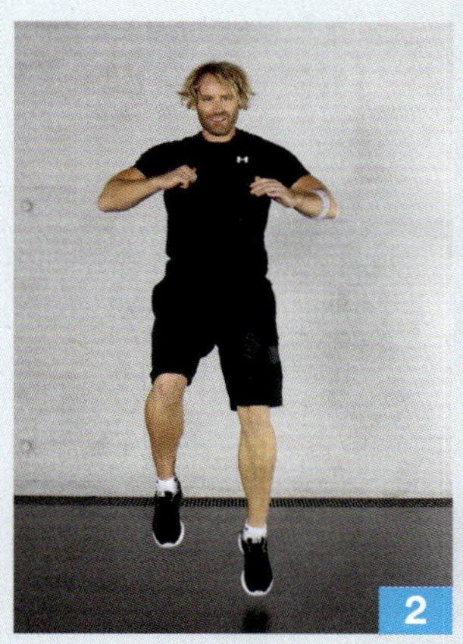

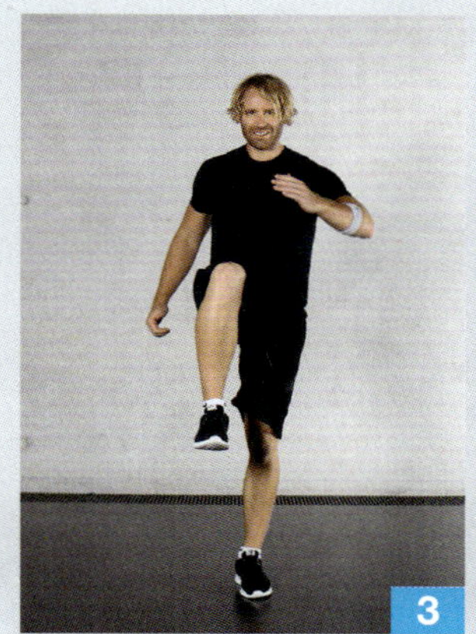

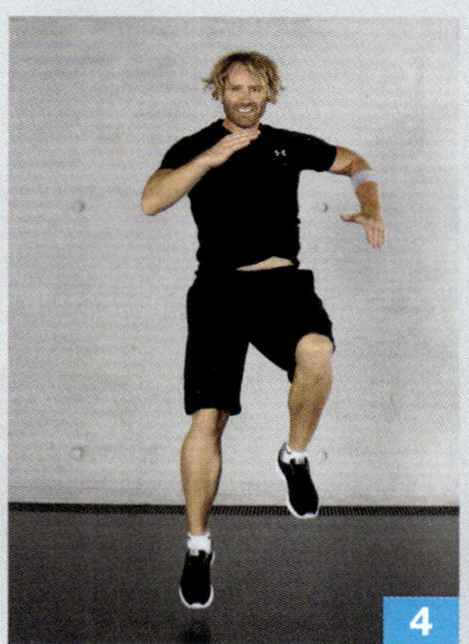

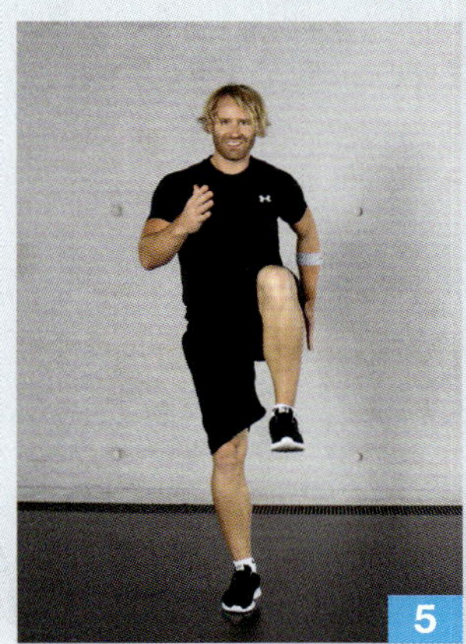

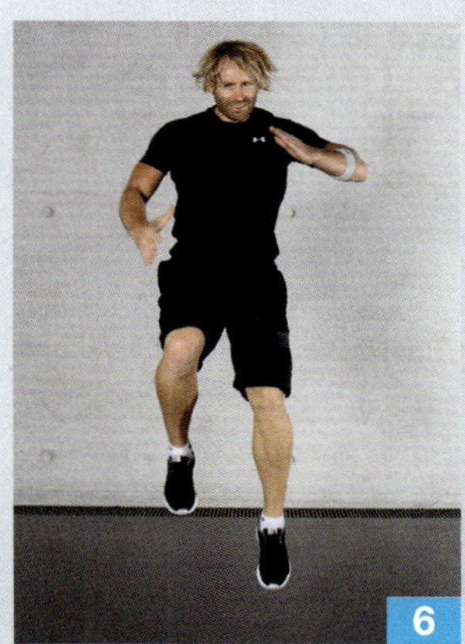

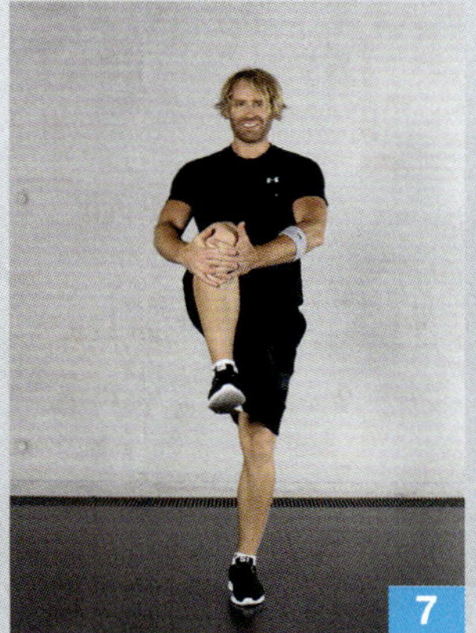

SKIP TO SQUAT

Springen Sie mit jedem Skipping von rechts nach links und wieder zurück. Nach vier Skippings landen Sie in der *breiten Squat Position*. Halten Sie diese Position für eine Sekunde und beginnen Sie danach wieder zu skippen.

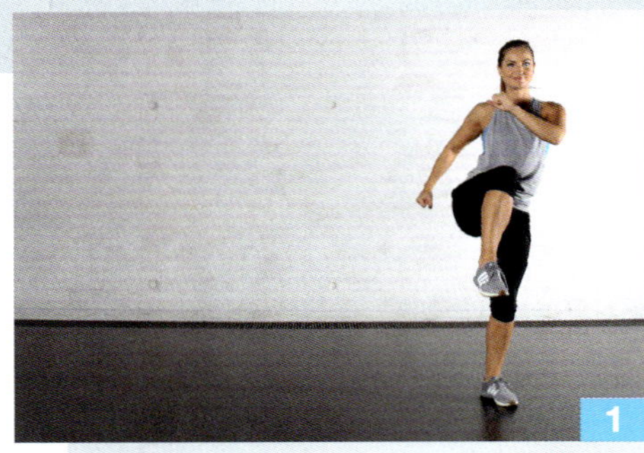

1

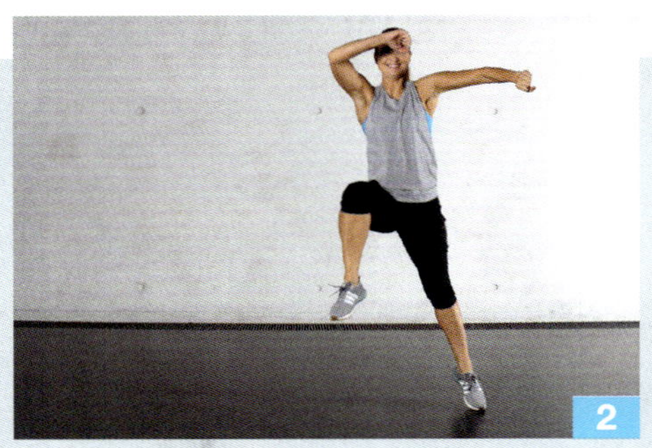

2

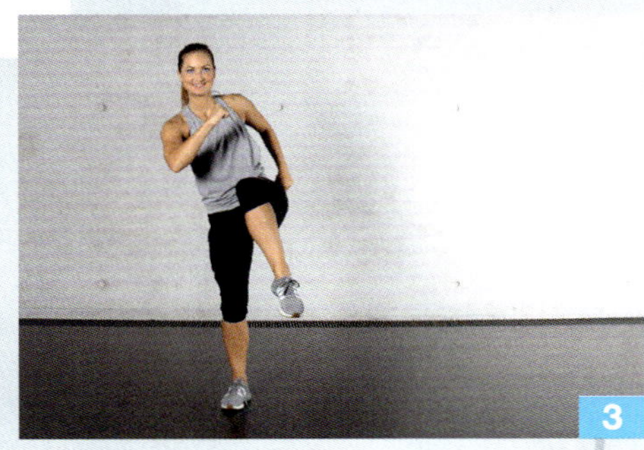

3

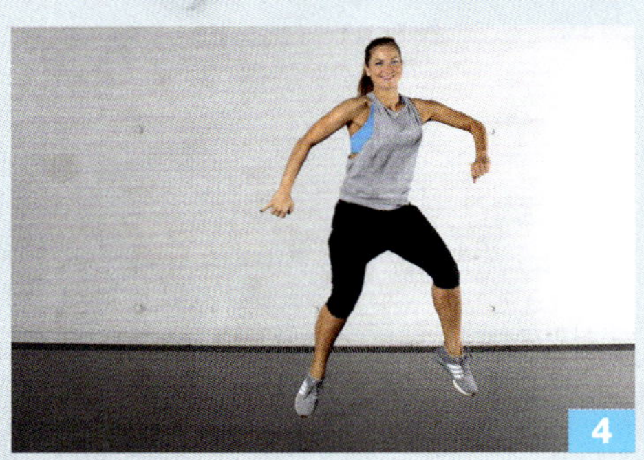

4

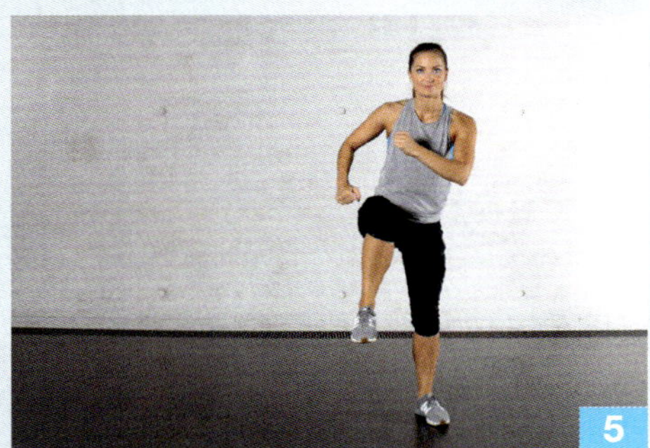

5

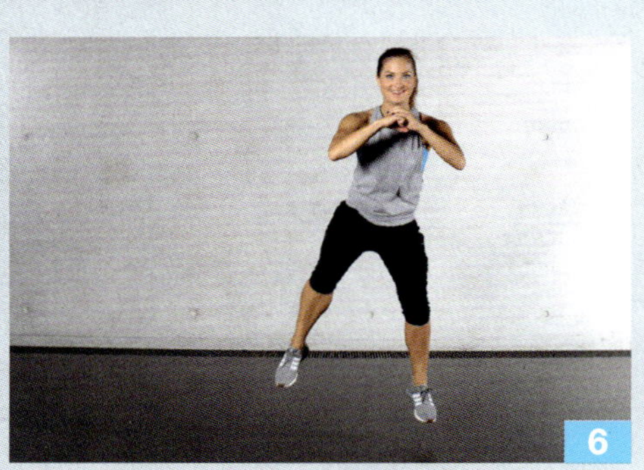

6

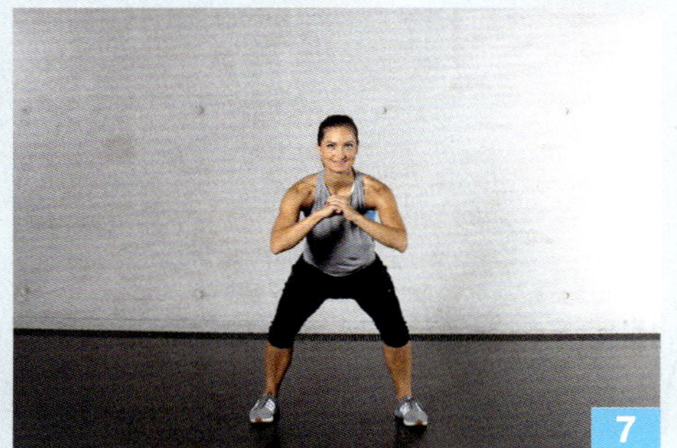

7

KNEEUP WIDE-SQUAT

Bei dieser Übung bleibt immer ein Bein in Kontakt mit dem Boden. Aus dem *aufrechten Stand,* mit mehr als hüftbreiter Beinposition, strecken Sie Ihre Arme über den Kopf nach oben aus. Lösen Sie Ihr rechtes Bein und bringen Sie Ihr Knie überhüfthoch nach oben. Gleichzeitig bewegen Sie Ihre Hände zum Oberschenkel und berühren diesen kurz. Stellen Sie Ihr Bein wieder ab und strecken Sie die Arme abermals aus. Führen Sie einen Squat mit breiter Beinposition aus. Wiederholen Sie jetzt die Übung auf der anderen Seite.

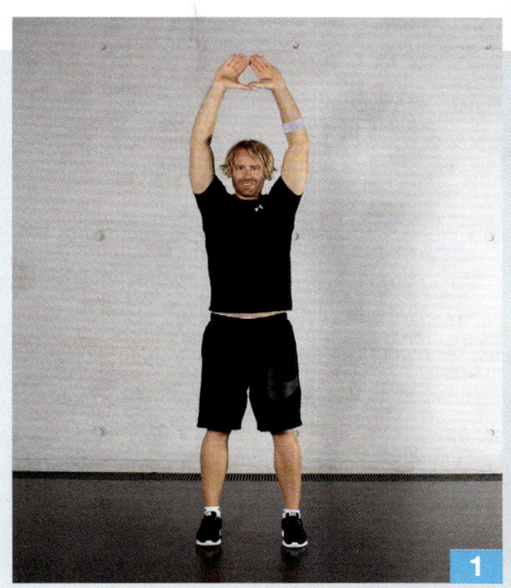
1

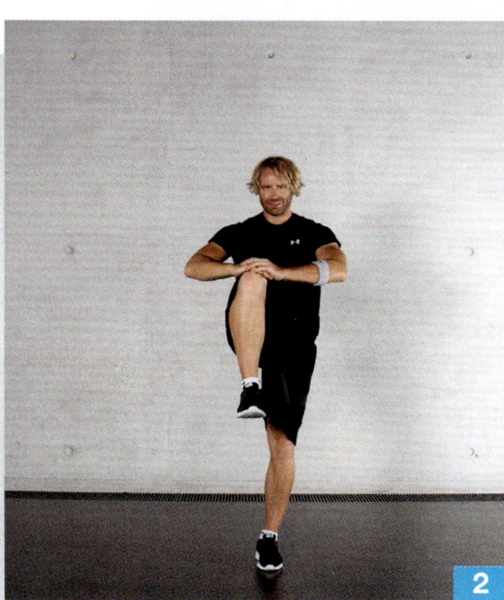
2

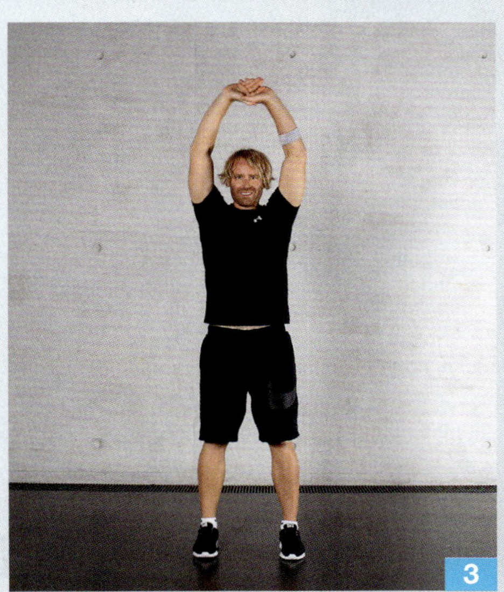
3

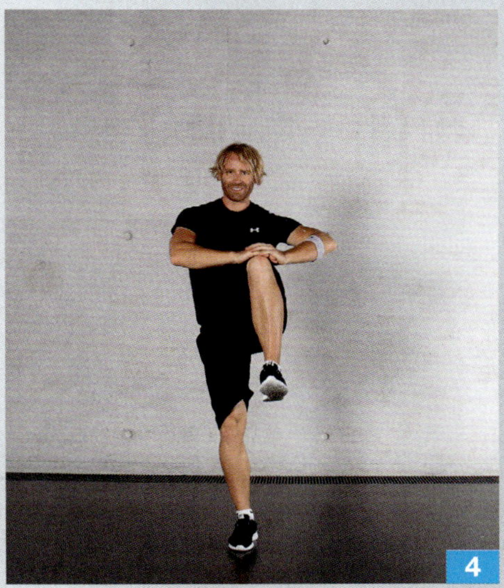
4

DIE BRIDGE

Vielleicht kennen Sie die Bridge aus dem Yoga oder anderen Kurskonzepten zur Kräftigung der Oberschenkelrückseite sowie der Gesäß- und Rückenmuskulatur. Ich werde im Folgenden zwischen Bridge und Backbend unterscheiden. Die Bridge soll als Vorstufe zum Backbend dienen. Im HIIT werde ich die Übung variieren und intensivieren. Die Basis-Bridge dient Ihnen als Ausgangsposition für die HIIT-Variationen.

Ausgangsposition:
Rückenlage – beide Beine abgewinkelt auf dem Boden.

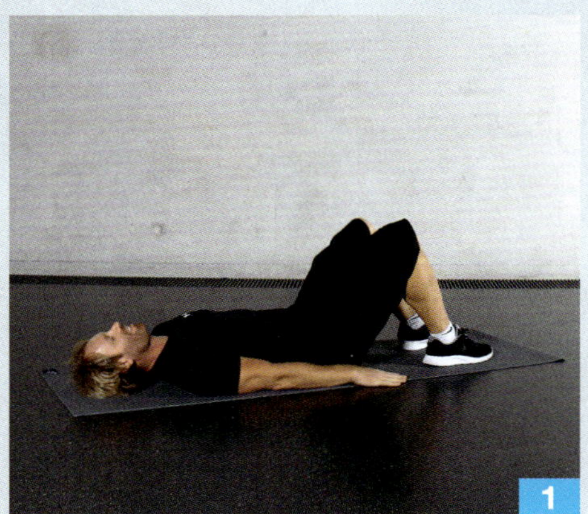
1

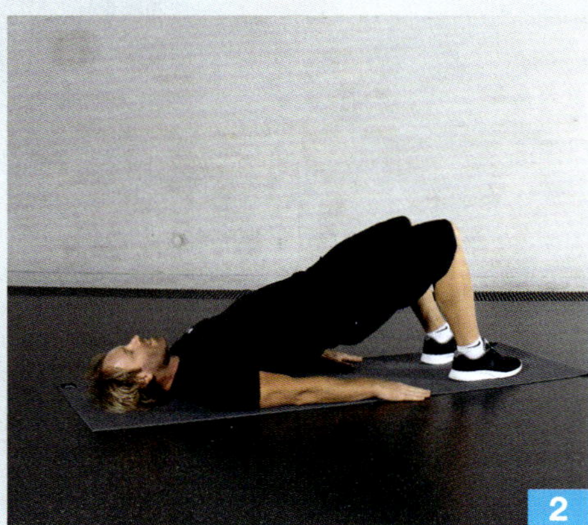
2

Jetzt geht's los! – Durchführung:

- Platzieren Sie Ihre Arme rechts und links parallel zum Oberkörper.
- Lösen Sie Ihr Gesäß und Ihren Rücken vom Boden. Schieben Sie Ihre Hüftknochen in Richtung Decke.
- Senken Sie Gesäß und Rücken kontrolliert wieder auf den Boden ab.

Darauf sollten Sie achten!

- Ihr Kopf und Ihre Schultern, Arme und Beine bleiben auf dem Boden. Verteilen Sie dabei den Druck gleichmäßig zwischen diesen Körperteilen.

Variationen:

BRIDGE RUNNER

Starten Sie in der Bridge-Position mit den Armen nach oben ausgestreckt. Lösen Sie abwechselnd Ihr rechtes und linkes Bein vom Boden und führen es abgewinkelt zum Oberkörper. Die beiden ausgestreckten Arme bewegen sich Richtung gelöstem Bein und berühren es kurz am Umkehrpunkt. Achten Sie darauf, dass sich Ihr Gesäß während der Übungsausführung nicht absenkt.

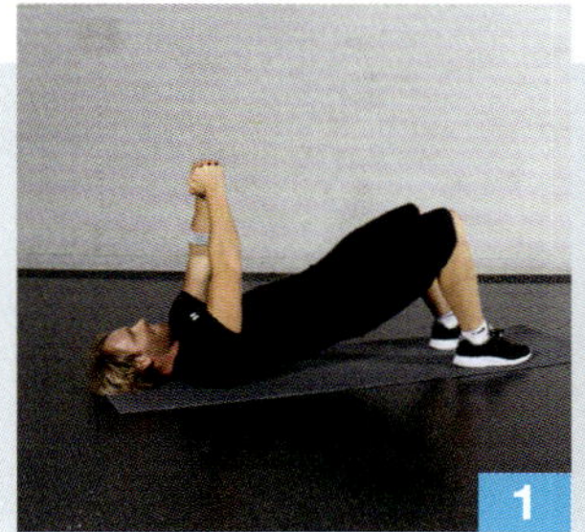
1

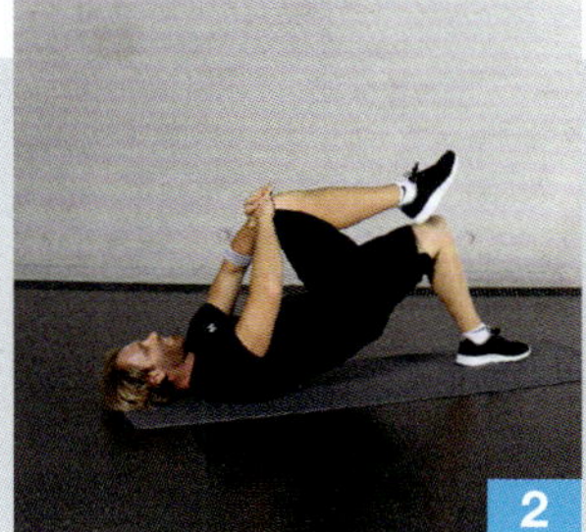
2

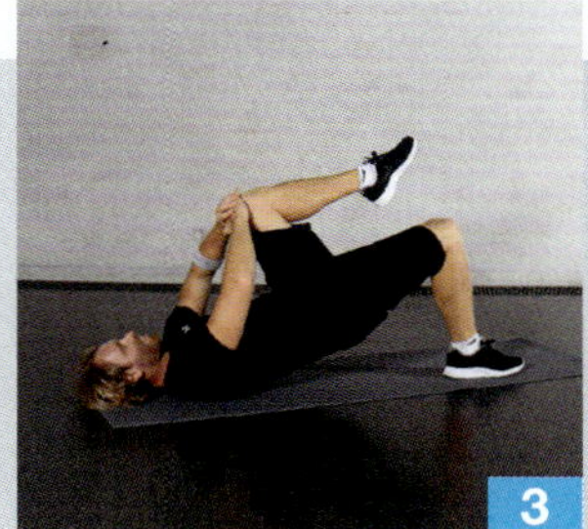
3

BRIDGE ARMSUP

Heben Sie für diese Variation Ihren Oberkörper noch etwas weiter vom Boden ab, indem Sie sich mit beiden Händen auf dem Boden abstützen. Die Arme sind dabei im Ellenbogengelenk leicht gebeugt, Ihre Beine sind in etwa im rechten Winkel aufgestellt und Ihr Oberkörper ist parallel zum Boden platziert. Lösen Sie nun abwechselnd die rechte und linke Hand vom Boden und strecken Sie jeweils den Arm gerade nach oben aus.

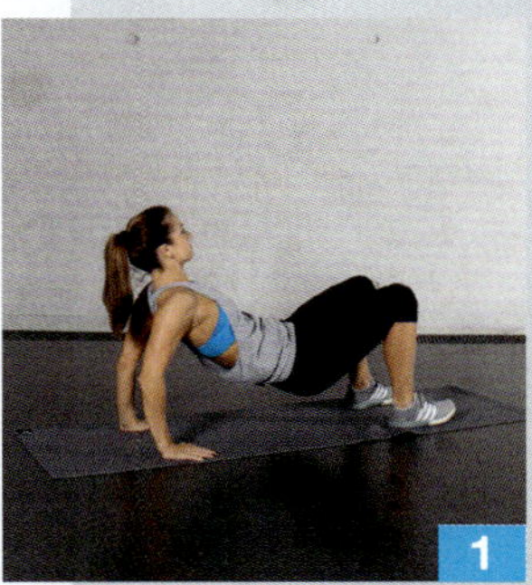
1

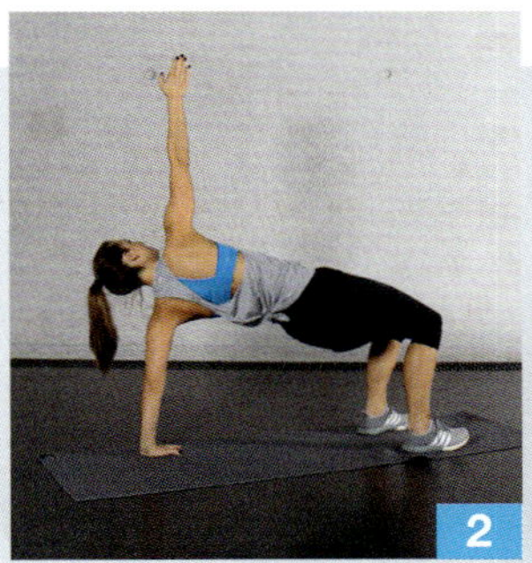
2

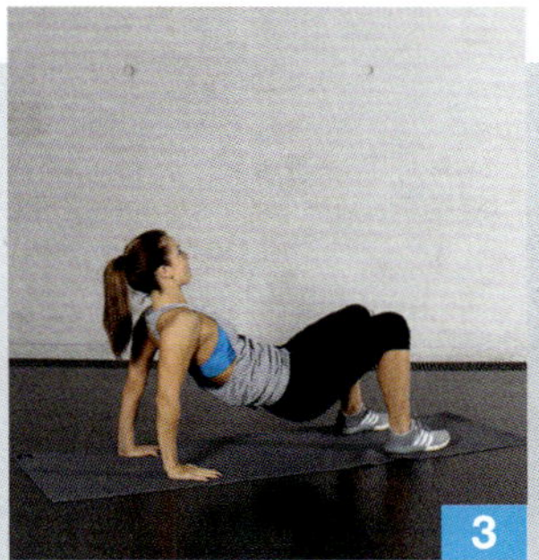
3

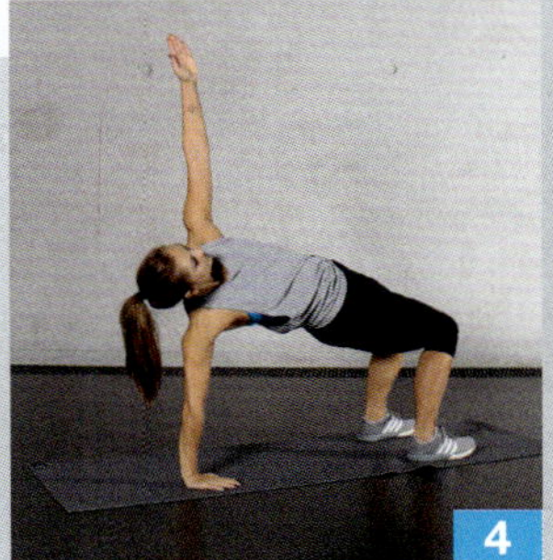
4

BRIDGE DIPS & KICKS

Starten Sie in derselben Ausgangsposition wie bei der Übung „Bridge Armsup“. Beugen Sie jetzt beide Arme im Ellbogengelenk und senken Sie gleichzeitig Ihr Gesäß leicht ab, bis es nur noch knapp über dem Boden ist. Strecken Sie nun beide Arme gleichzeitig, heben Sie Ihr Gesäß und kicken Sie mit dem rechten Bein nach vorne oben. Wiederholen Sie die Bewegung auf der anderen Seite und kommen Sie dabei in einen flotten Rhythmus.

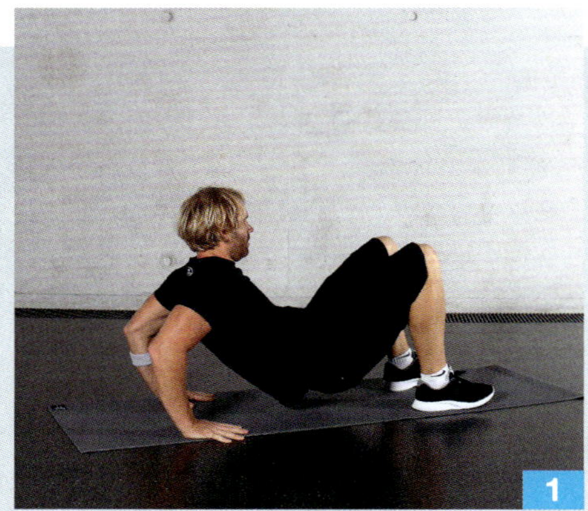
1

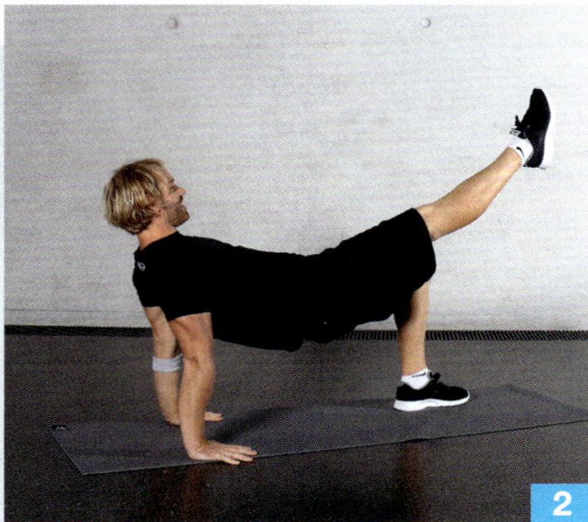
2

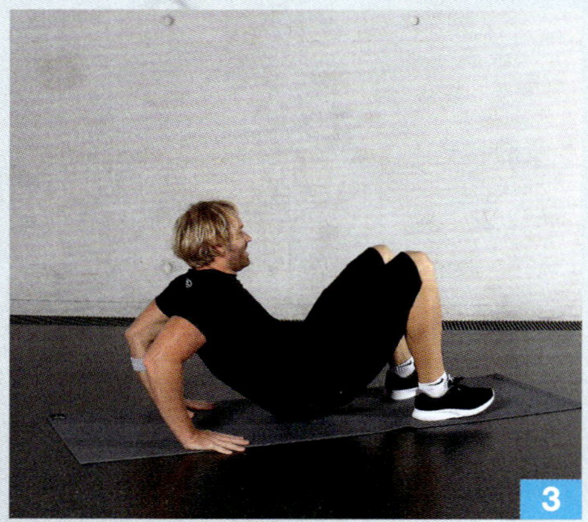
3

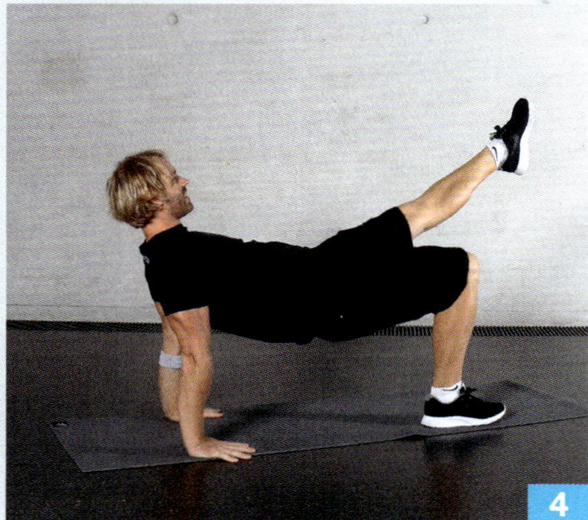
4

DER BACKBEND

Der Backbend ist eine anspruchsvolle Stützübung, bei der Sie intensiv herausgefordert werden. Lassen Sie sich zu Beginn Zeit, um die richtige Position zu finden und diese Übung technisch richtig auszuführen. Backbends geben Ihnen die Möglichkeit, Muskelgruppen im Körper zu trainieren, die oft allzu gerne vernachlässigt werden.

Ausgangsposition:
Aufrechter Sitz – angewinkelte Beine.

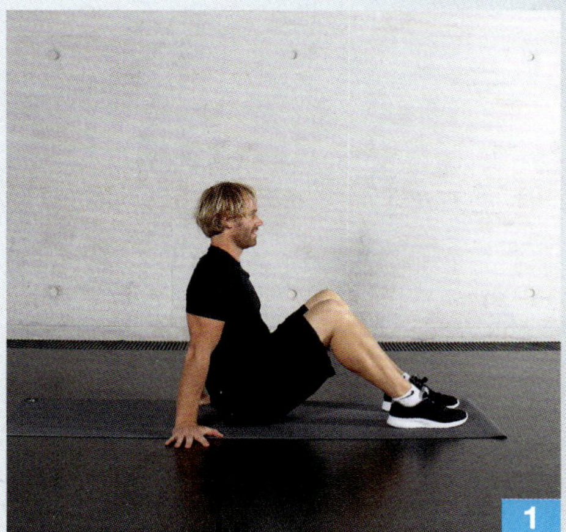
1

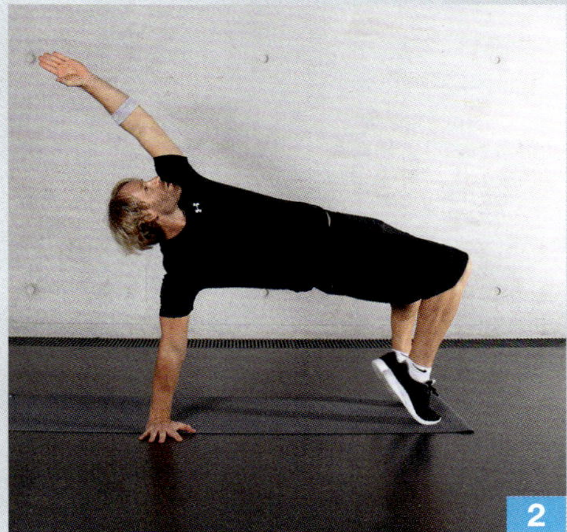
2

Jetzt geht's los! – Durchführung:

- Platzieren Sie Ihre Arme in etwa zwei-händebreit hinter Ihren Hüften. Die Fingerspitzen zeigen zur Seite oder nach hinten.
- Beginnen Sie, Ihr Gesäß vom Boden zu lösen. Lösen Sie gleichzeitig eine Hand und schieben Sie Ihre Hüftknochen Richtung Decke.
- Ihr Blick ist nach oben gerichtet – blicken Sie unter Ihrem ausgestreckten Oberarm durch.
- Senken Sie dann Ihre Hüften und den Oberkörper bis knapp über den Boden ab. Platzieren Sie Ihre Hand parallel zur anderen Hand.
- Wiederholen Sie die Bewegung auf der anderen Seite.

Darauf sollten Sie achten!

- Versuchen Sie, Ihre Finger zu spreizen und Ihre gesamte Handmuskulatur zu nutzen, um gegen den Boden zu drücken. Das wirkt der Schwerkraft entgegen und schützt Ihre Handgelenke muskulär vor zu viel Druck.
- Bauen Sie, ähnlich einem gespannten Bogen, Spannung im Körper auf und schieben Sie sich aus den Händen, Schultern und Füßen nach oben raus.

Variationen:

PUSHUP – BACKBEND

Diese Variante gehört zu meinen absoluten Lieblingsübungen. Kombinieren Sie eine Variante des Backbends mit einem Liegestütz. Starten Sie dazu in knieender Position, der Fußballen ist auf dem Boden aufgestellt und das Gesäß berührt die Fersen. Mit der rechten Hand greifen Sie Ihre rechte Ferse. Die Hüfte schiebt nach vorne, das Gesäß löst sich von den Fersen und hebt sich nach vorne oben. Ihre linke Hand strecken Sie nach hinten oben aus. Sie befinden sich in einer optimalen Backbend Position.
Leiten Sie die Gegenbewegung ein und kommen Sie fließend in die Ausgangsposition zurück. Verlagern Sie jetzt Ihr Gewicht nach vorne, stützen Sie Ihre Hände parallel am Boden vor Ihnen ab und führen Sie einen Liegestütz aus. Kehren Sie dann fließend in die Ausgangsposition zurück.

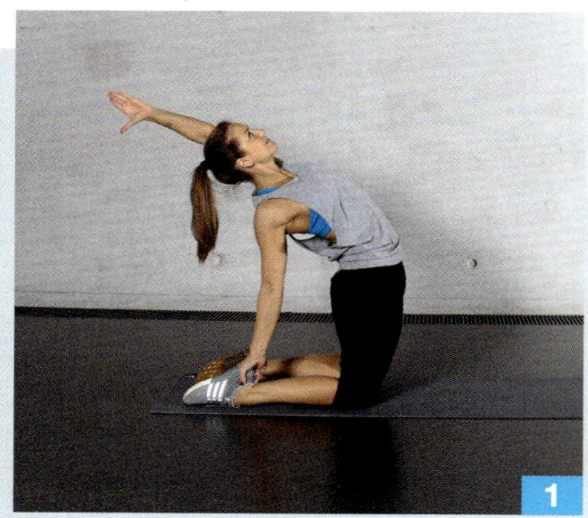

1

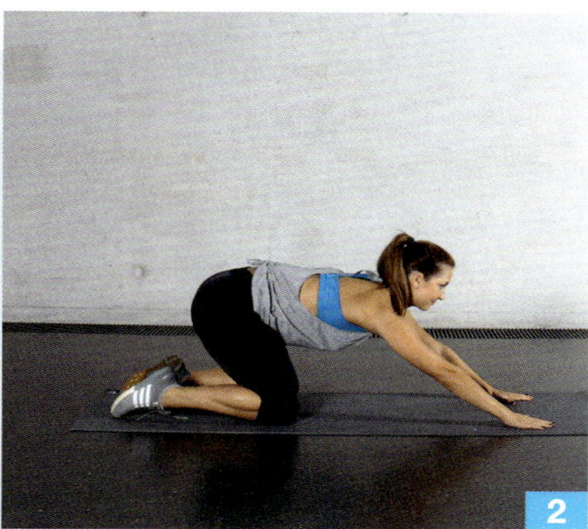

2

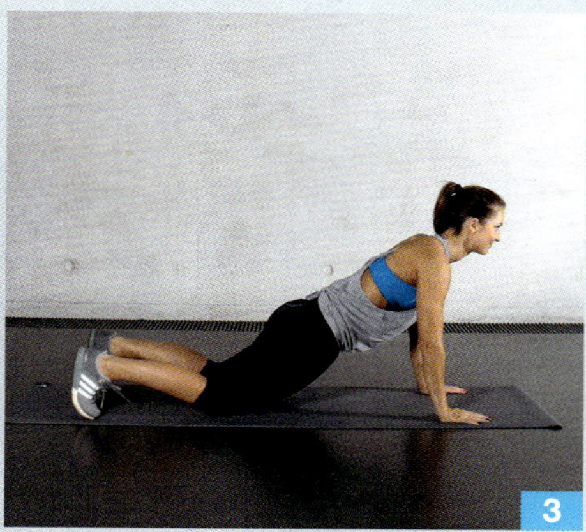

3

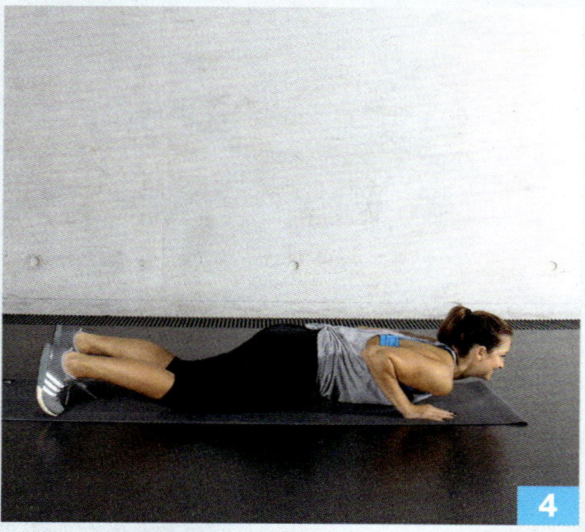

4

DER ROLLBACK

Ich finde, der Rollback ist eine Übung mit riesengroßem Spaßfaktor. Das Spiel mit den Ebenen und die Rollbewegung auf der Matte fordern dabei den gesamten Körper heraus. Speziell die frontale Kette, inklusive der Bauchmuskulatur, wird intensiv trainiert.

Ausgangsposition:
Aufrechter Sitz – Arme rechts und links vom Oberkörper.

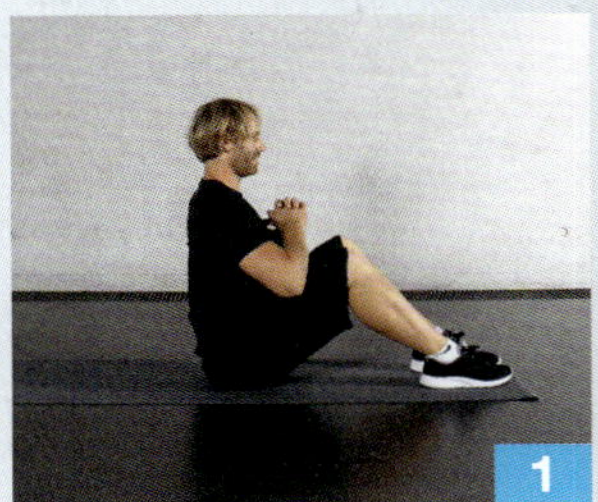
1

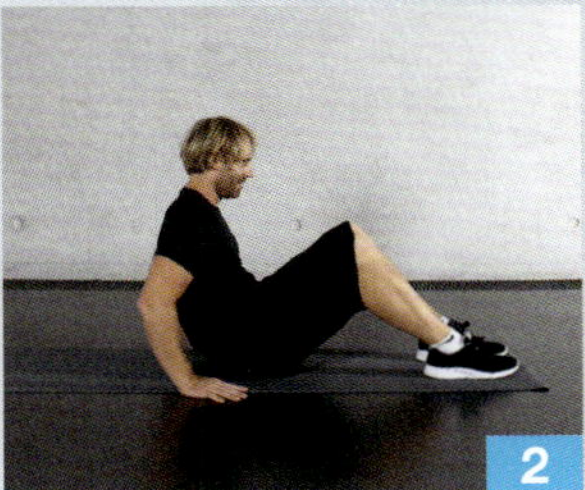
2

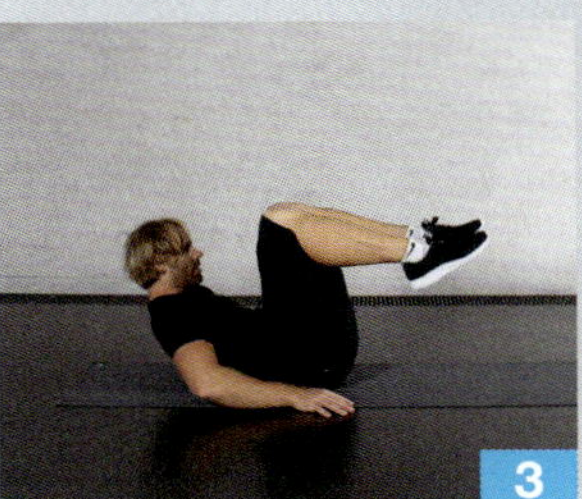
3

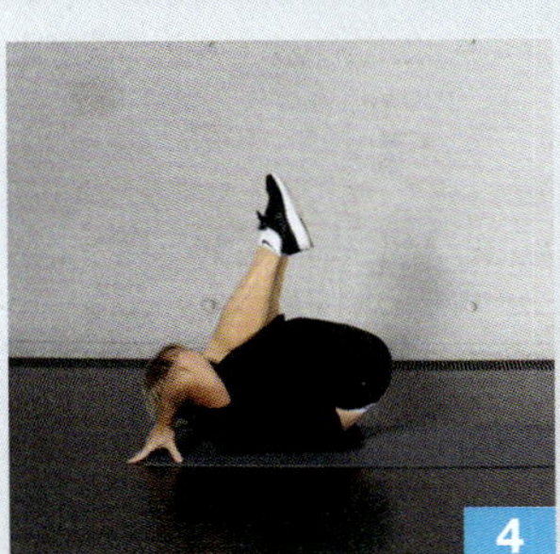
4

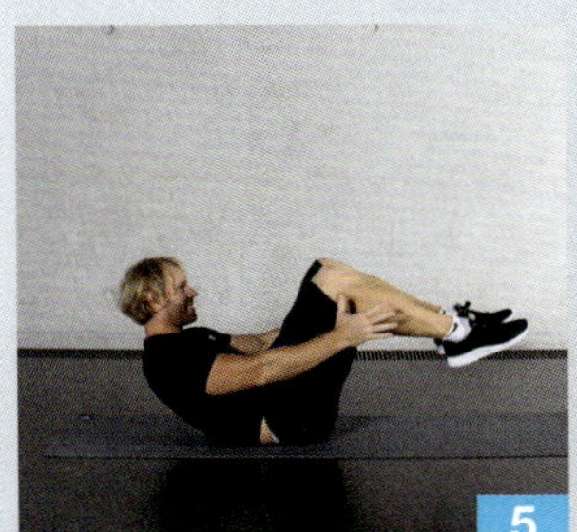
5

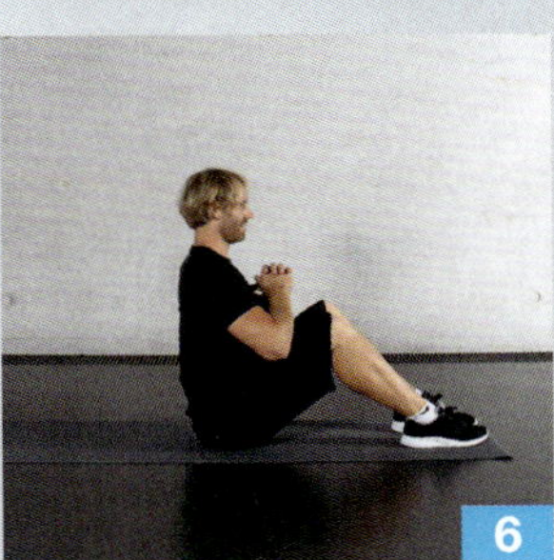
6

Jetzt geht's los! – Durchführung:

- Ihr Brustbein nähert sich Ihrem Schambein an, der Oberkörper wird rund und Ihr Kopf ist etwa faustweit von Ihrem Brustbein entfernt. Behalten Sie diese Oberkörperposition während der Übungsausführung bei.
- Lassen Sie sich nach hinten rollen. Ihre Beine bleiben nahe am Oberkörper.
- Wichtig! Sobald Ihre Schulterblätter den Boden berühren, stützen Sie mit Ihren beiden Händen seitlich, rechts und links vom Kopf, um Ihren Nacken zu schützen. Ihr Kopf bleibt vom Boden losgelöst. Diese Position ist gleichzeitig der Umkehrpunkt.
- Leiten Sie jetzt die Gegenbewegung ein, indem Sie sich mit Ihren Händen vom Boden wegdrücken. Holen Sie gerne etwas Schwung mit Ihren Beinen und rollen Sie mit rundem Rücken zurück in die Ausgangsposition.

Darauf sollten Sie achten!

- Stellen Sie sich vor, rund wie ein Ball zu werden und aktivieren Sie Ihre Core-Spannung!

Variationen:

ROLLBACK – JUMPUP

Bei dieser Variante versuchen Sie mit Schwung aus dem Rollback aufzustehen. Aus der *tiefen Squat-Position* springen Sie, unter Zuhilfenahme Ihrer Arme, nach oben. Landen Sie beidbeinig im tiefen Squat und bereiten sich auf den nächsten Rollback vor. Platzieren Sie dazu zuerst Ihre Hände rechts und links von Ihrem Gesäß, dann folgt der restliche Körper.

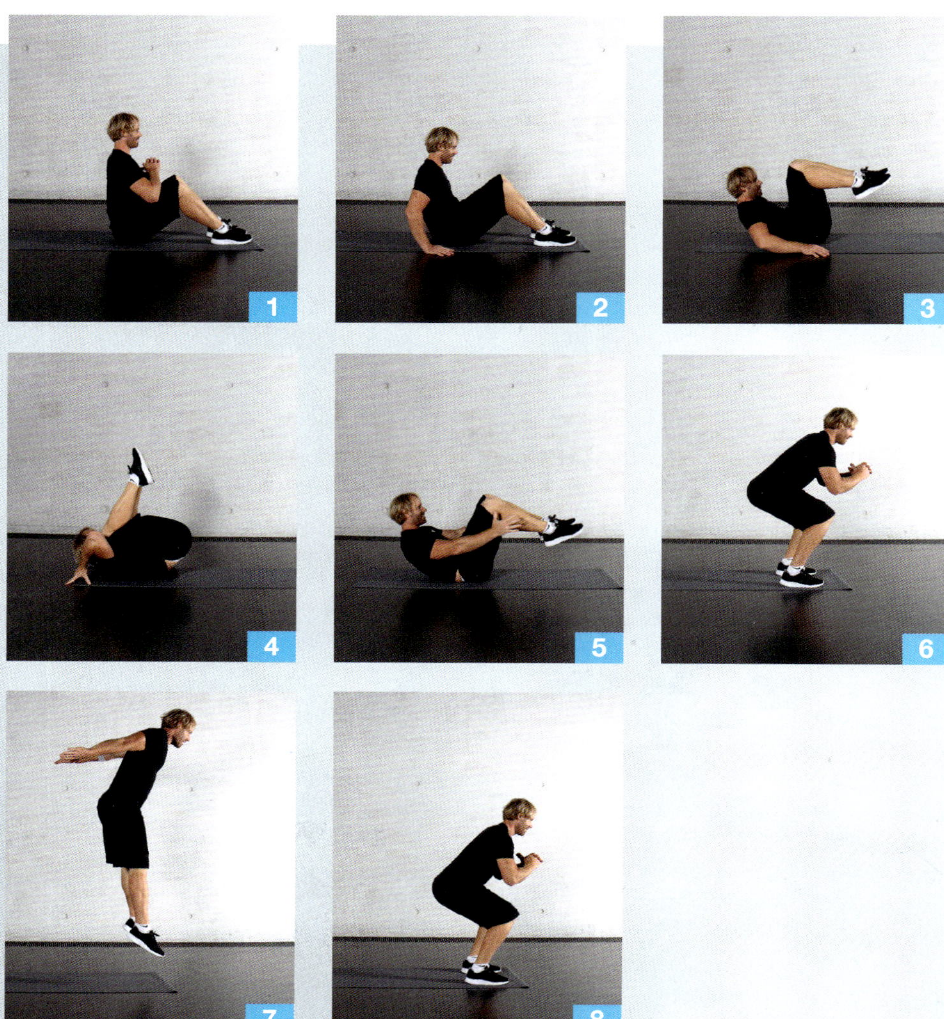

ROLLBACK TO PLANK

Starten Sie für diese fortgeschrittene Übungsvariation im *aufrechten Sitz*. Führen Sie zuerst den Rollback aus. Beim Nachvornerollen lösen Sie Ihr Gesäß vom Boden und platzieren Sie Ihre Hände in schulterbreiter Position. Springen Sie jetzt beidbeinig nach hinten in den *geraden Armstütz*. Warten Sie in dieser Position für eine Sekunde und springen Sie dann zurück in die Ausgangsposition.

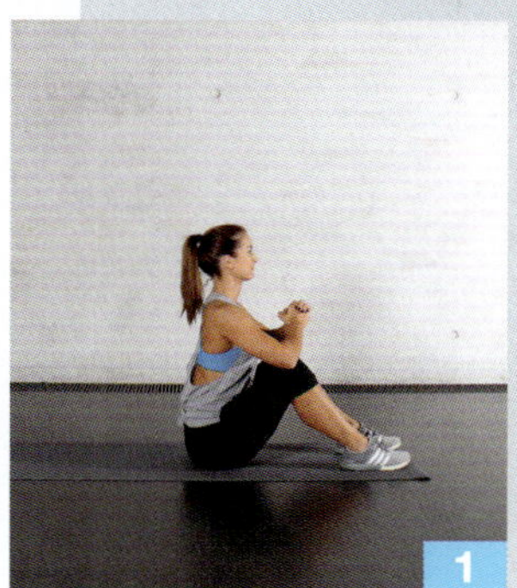
1

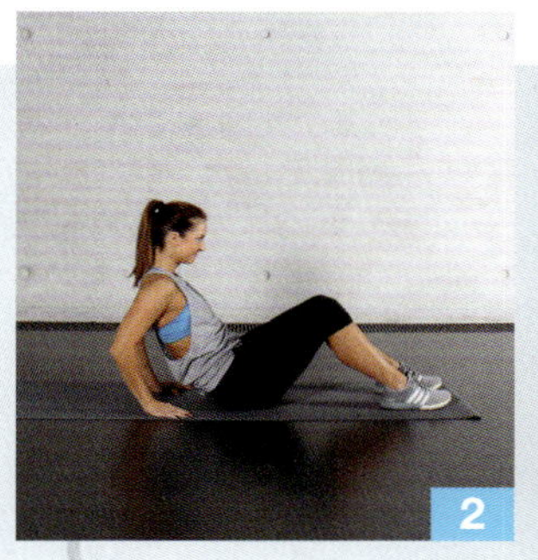
2

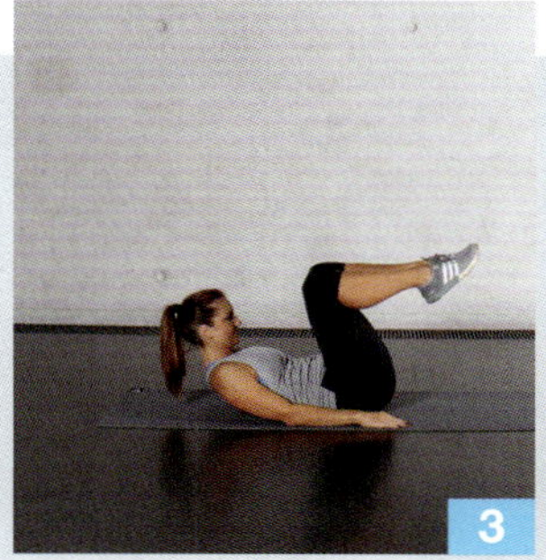
3

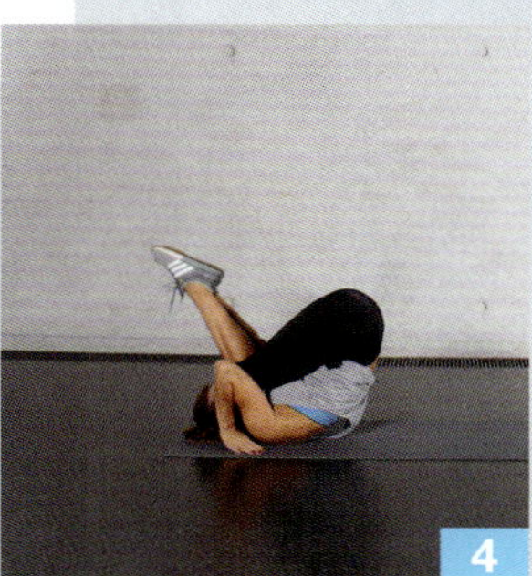
4

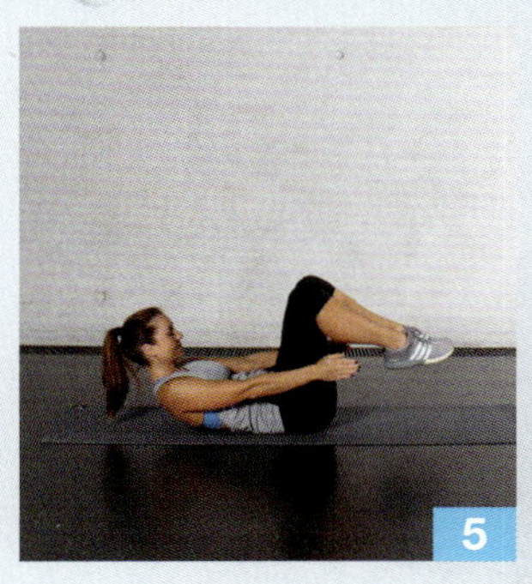
5

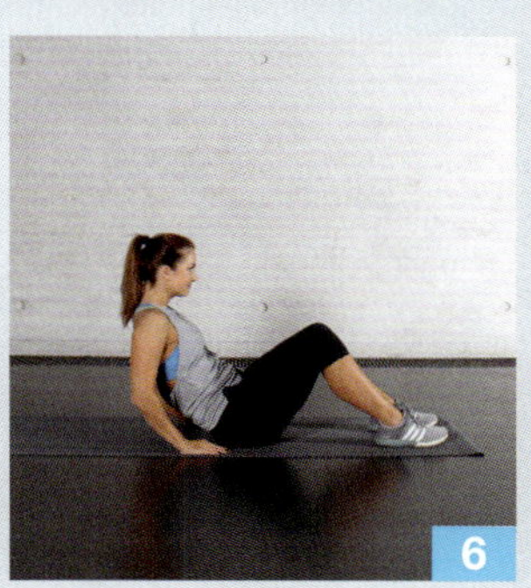
6

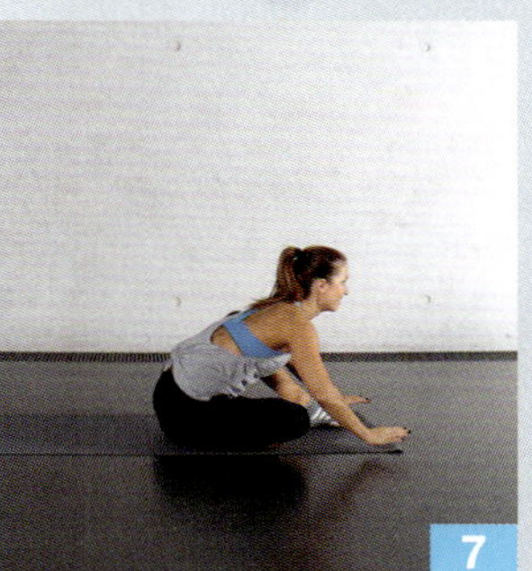
7

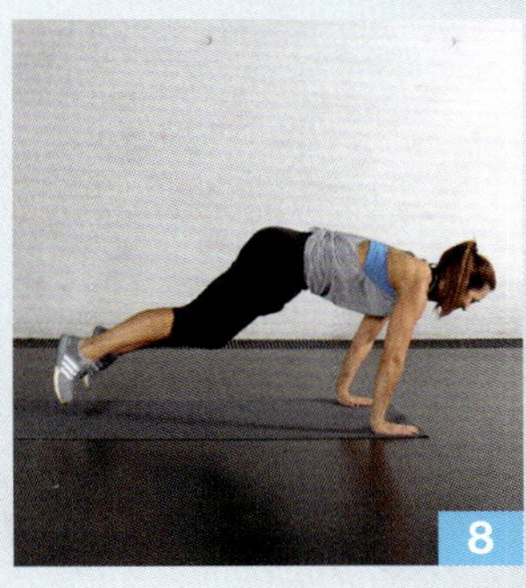
8

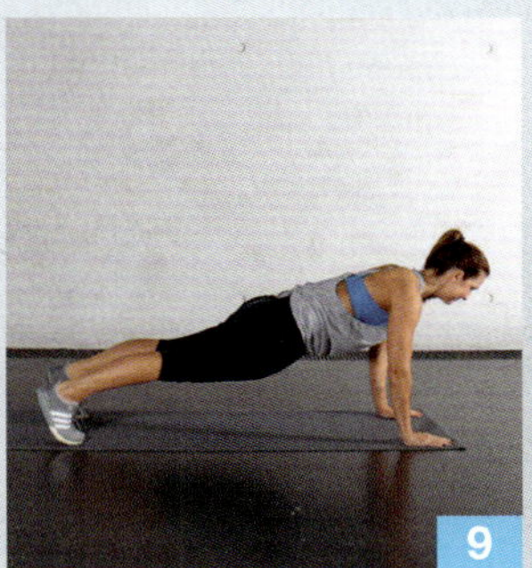
9

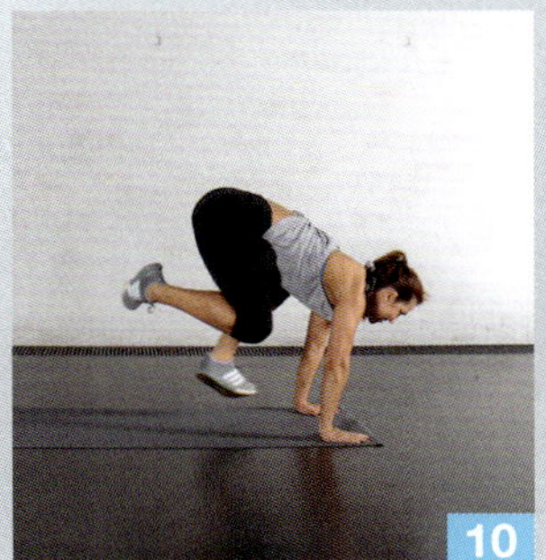
10

ROLLBACK TO BACKBEND

Diese Variation kombiniert die Rückbeuge mit dem Rollback. Beginnen Sie im aufrechten Sitz und führen Sie einen Rollback aus. Beim Nachvornerollen platzieren Sie Ihre Arme in etwa zwei-händebreit hinter Ihren Hüften auf dem Boden. Führen Sie einen Basis-Backbend aus. Kommen Sie zurück in die Ausgangsposition und rollen Sie erneut zurück.

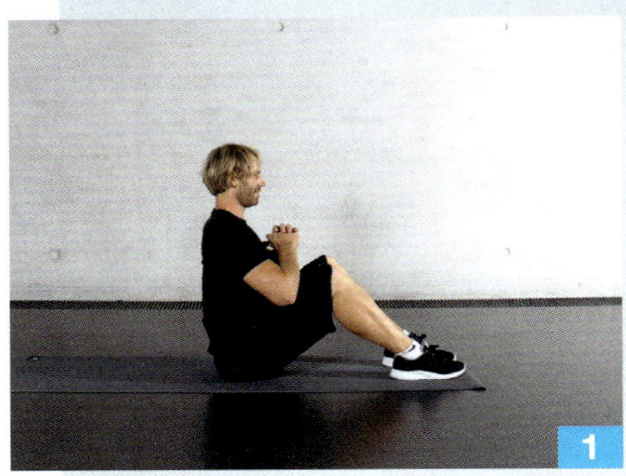
1

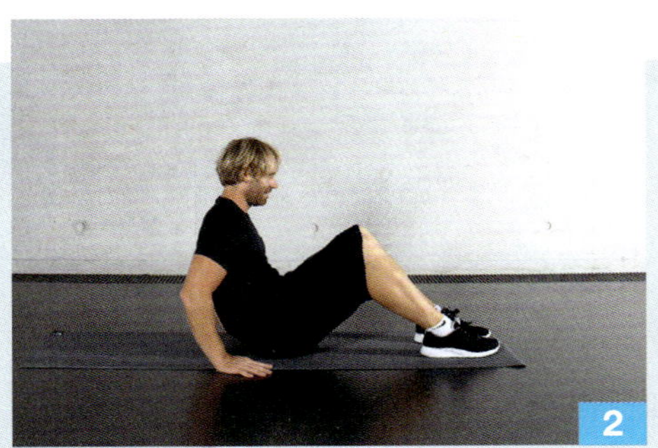
2

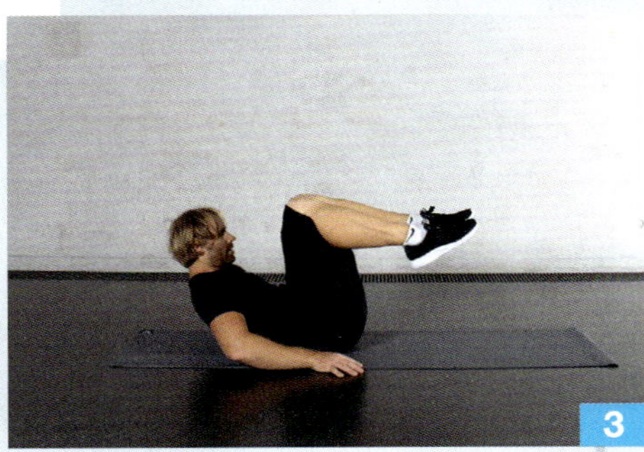
3

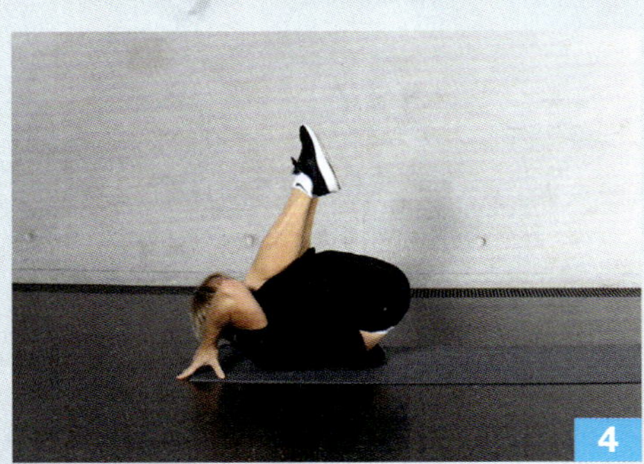
4

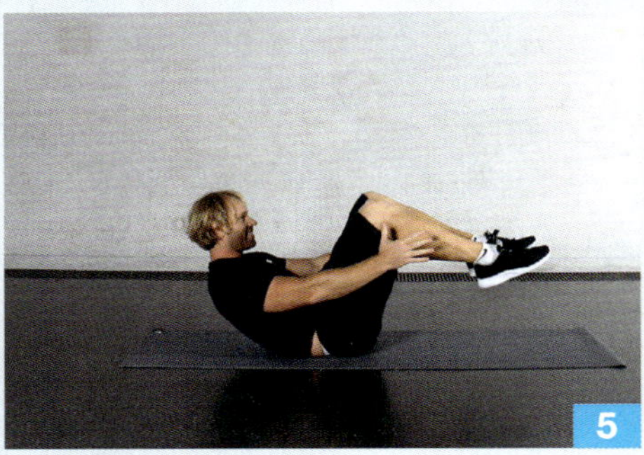
5

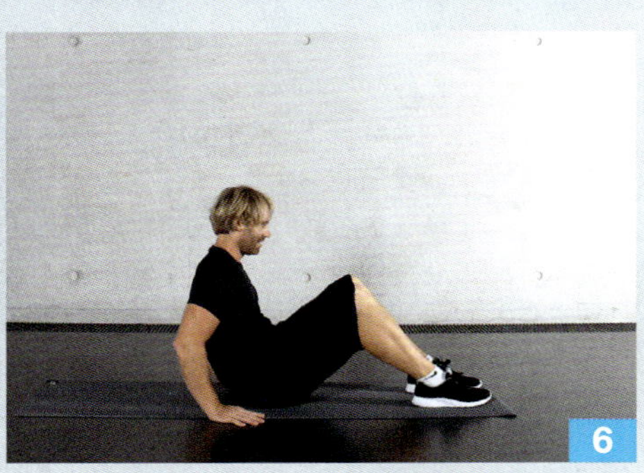
6

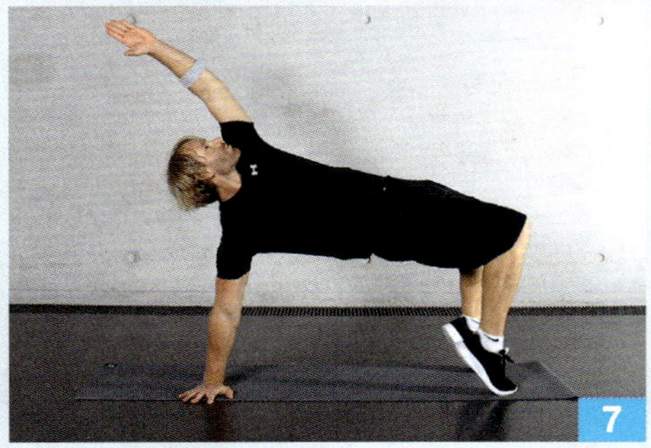
7

TRAINING EQUIPMENT

KETTLEBELLS

Eine Kettlebell ist ein zumeist aus Gusseisen bestehendes Gewicht mit einem Griff, um optimalen Halt zu finden. Kettlebells eignen sich besonders gut für ein funktionelles, freies Ganzkörpertraining. Dabei haben sie gegenüber klassischen Hanteln den klaren Vorteil, komplexere, schwingende Bewegungsabfolgen zu ermöglichen. Das Training mit diesen mehr oder weniger kleinen Gewichtskugeln verbessert neben der funktionellen Kraft überaus effizient die Ausdauer. Im HIIT fordern Kettlebells den gesamten Körper und bringen Abwechslung ins Training.

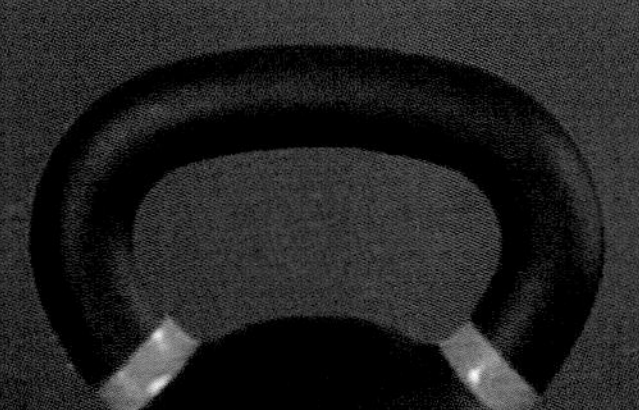

KETTLEBELL SWING

Ausgangsposition:
Tiefer, breiter Beinstand – Beine mehr als schulterbreit geöffnet.

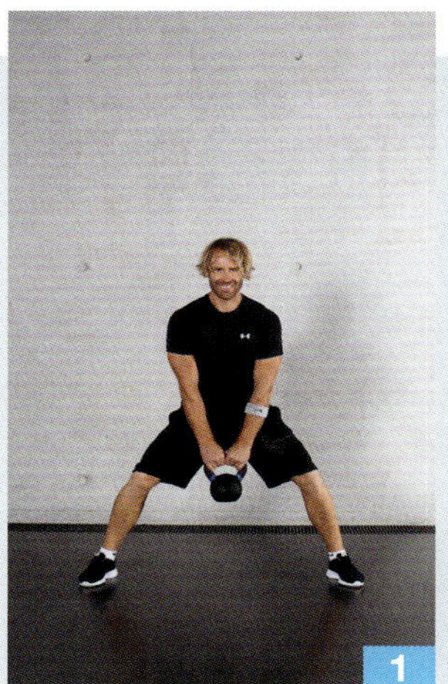

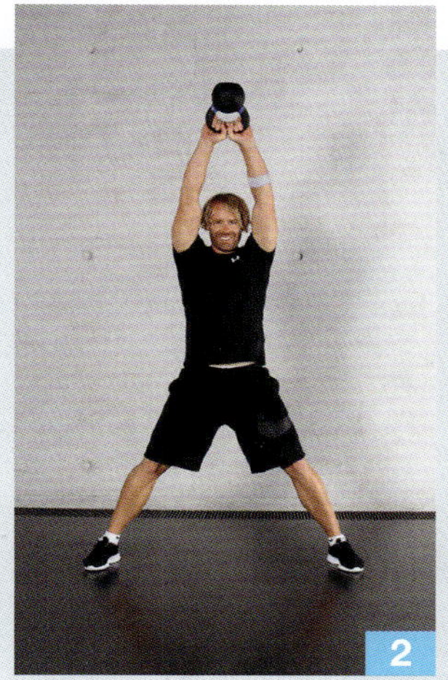

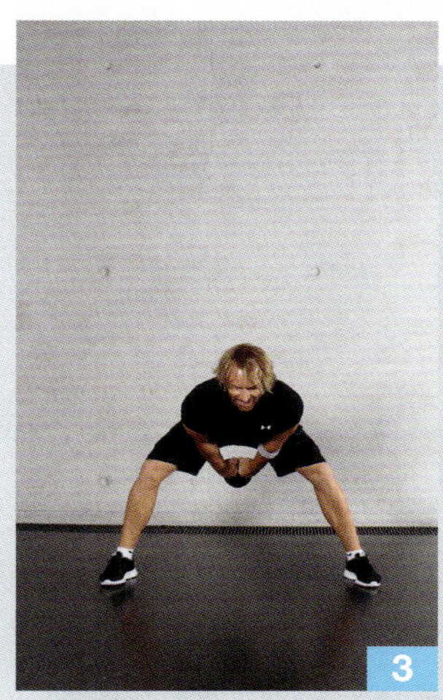

Jetzt geht's los! – Durchführung:

- Für die optimale Ausgangsposition greifen Sie die Kettlebell am Griff fest mit beiden Händen und lösen Sie die Kugel vom Boden. Beugen Sie sowohl Ihre Hüfte als auch Ihre Beine und halten Sie die Kettlbell in der Luft, knapp hinter Ihren Fersen.
- Starten Sie jetzt mit der Bewegung, indem Sie die Kettlebell nach vorne oben schwingen.
- Der Impuls für den Schwung kommt aus der Hüfte und den Beinen – nicht aus der Schulter oder den Armen! Strecken Sie dazu explosiv Ihre Hüfte und Beine.
- Schwingen Sie mit gestreckten Armen nach vorne oben.
- Leiten Sie jetzt die Gegenbewegung ein und lassen Sie das Gewicht zwischen den Beinen nach hinten schwingen.
- Fließend, ohne die Kettlebell zu stoppen, beginnen Sie mit der nächsten Wiederholung.

Darauf sollten Sie achten!
Ihr Oberkörper ist aufrecht, schieben Sie Ihr Brustbein nach vorne oben. Behalten Sie während der Übungsausführung eine *neutrale Wirbelsäulenposition* bei.
Achten Sie, insbesondere bei Übungen mit Zusatzgewicht, auf eine aktivierte *Core-Spannung!*

SINGLE ARM ALTERNATING SWING

Der einhändige Armschwung mit Übergabe der Kettlebell stellt deutlich höhere Ansprüche an die Koordination als die Basis-Variante. Halten Sie die Kettlebell mit einer Hand fest und schwingen Sie das Gewicht nach vorne oben. Die Übergabe von der rechten in die linke Hand erfolgt am Umkehrpunkt, da dort keine Kraft wirkt. Schwingen Sie nach der Übergabe mit der linken Hand zurück und gleich wieder hoch. Wechseln Sie anschließend zurück auf die rechte Hand.

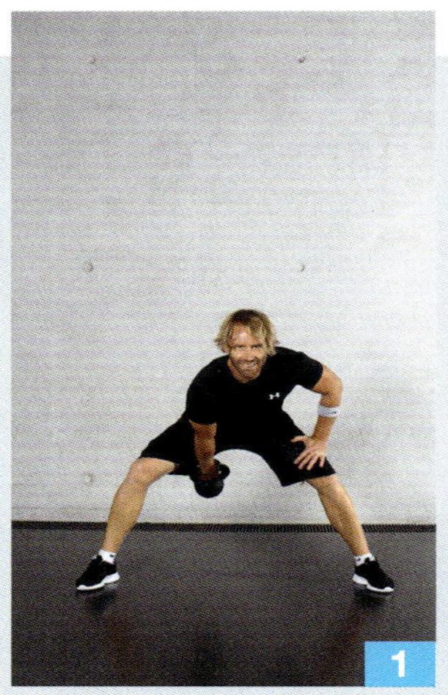
1

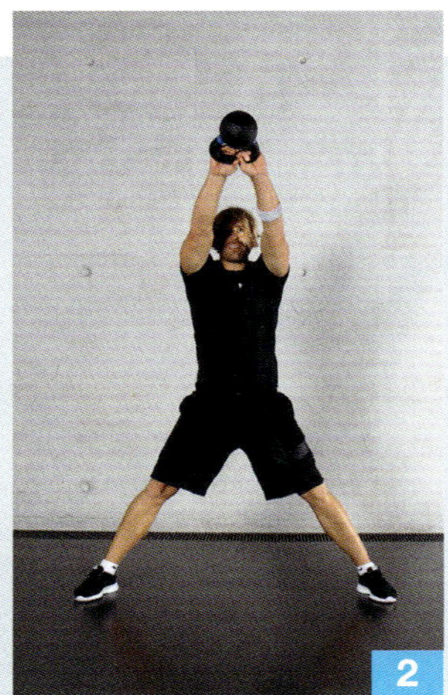
2

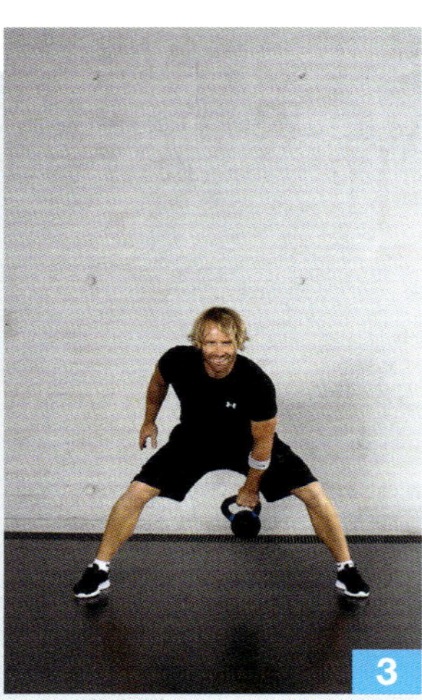
3

SWING TO BURPEE

Diese Kombination ermöglicht Ihnen eine perfekte Kombination zwischen Kraft und Ausdauer. Führen Sie zuerst einen kompletten Kettlebell Swing aus. Direkt im Anschluss stellen Sie die Kettlebell am Boden ab und platzieren Sie Ihre Hände neben dem Trainingsgerät. Springen Sie jetzt einen Burpee und landen Sie wieder in der Ausgangsposition, um gleich den nächsten Swing auszuführen.

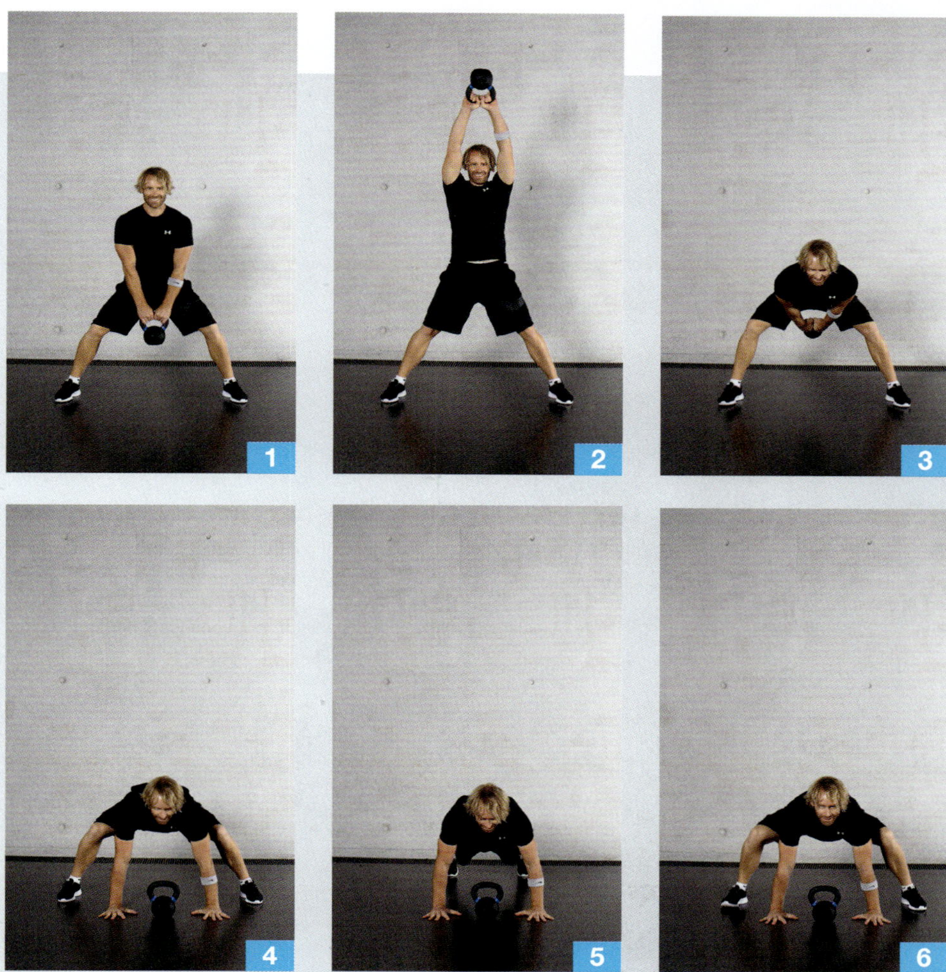

MEDBALLS

Der Medizinball erlebt in allen Variationen gerade eine echte Renaissance. Die unterschiedlich schweren Bälle stellen eine hervorragende Alternative zum Gewichtheben dar und sind ideal zur Verbesserung der funktionellen Kraft und Schnellkraft geeignet. Speziell die Rumpfrotationskraft kann vom Medizinballtraining stark profitieren. Der eigentliche große Vorteil des Balles liegt aber darin, dass er geworfen und gefangen werden kann. Damit wirken konzentrische sowie exzentrische Kräfte gleichermaßen auf den Körper. Wählen Sie das Gewicht des Balles selbst und steuern Sie damit die Intensität der Übung. Für Frauen eignet sich ein Gewicht von drei Kilogramm, für Männer ist der fünf Kilogramm Ball optimal. Ich finde, Training mit Bällen und insbesondere HIIT mit dem Medball, macht immer richtig Spaß!

SIDE WALL THROW

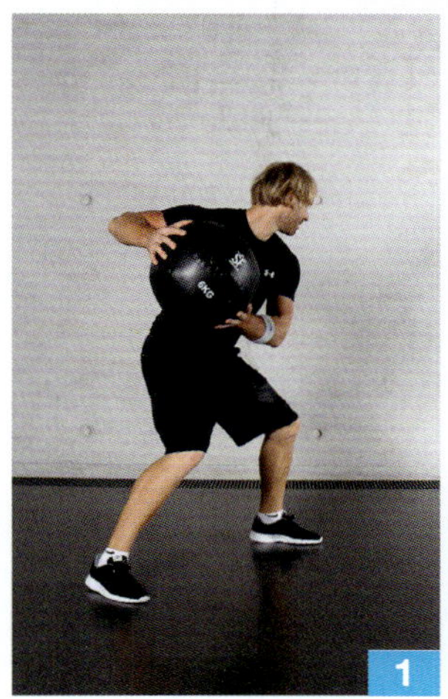
1

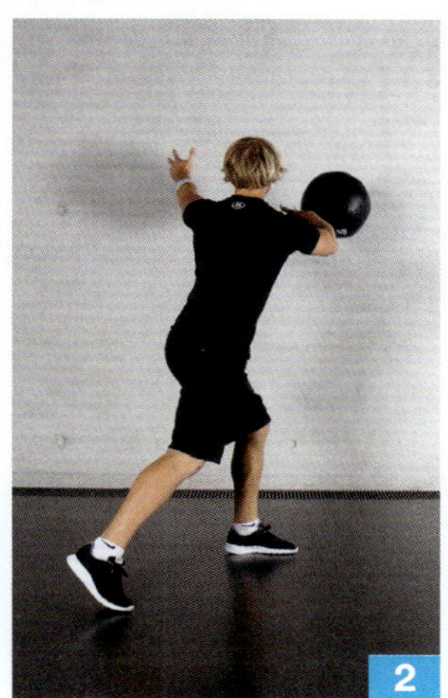
2

Stellen Sie sich schräg zu einer in etwa drei Meter entfernten, stabilen Wand auf. Halten Sie den Medizinball mit beiden Händen und platzieren Sie den Ball auf Hüfthöhe, seitlich vom Oberkörper. Mit Schwung werfen Sie den Ball gegen die Wand. Fangen Sie den Medball wieder, springen oder steigen Sie auf die andere Seite und werfen das Sportgerät wiederum gegen die Wand.

MEDBALL SLAMS

Führen Sie diese Übung nicht im vierten Stock eines Appartment-Gebäudes aus, sonst hat der Nachbar im ersten Stock auch noch etwas davon – anderenorts steht dem Praktizieren dieser Übung nichts im Weg.

Gehen Sie in einen hüftbreiten Stand, halten Sie den Medizinball mit beiden Händen fest und strecken Sie die Arme über Kopf aus. Bevor Sie den Ball schmettern, versuchen Sie, Bogenspannung auf der Körpervorderseite aufzubauen. Strecken Sie dazu die Beine, schieben Sie die Hüfte nach vorne, überstrecken Sie den Oberkörper und bewegen Sie die Arme leicht nach oben hinten. Bei maximaler Spannung schmettern Sie den Ball explosiv gegen den Boden. Fangen Sie den Medizinball wieder und wiederholen Sie die Übung.

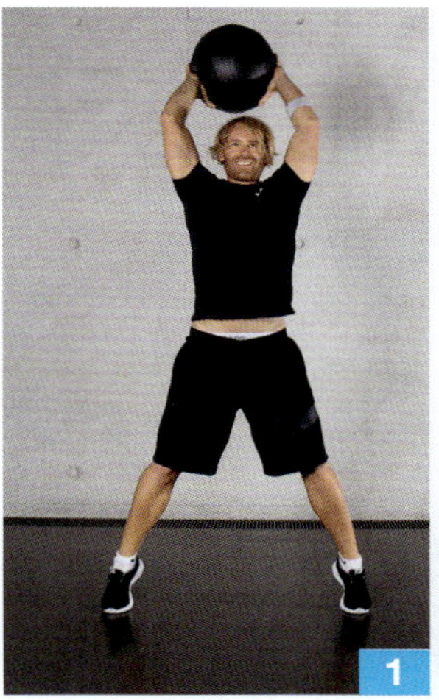
1

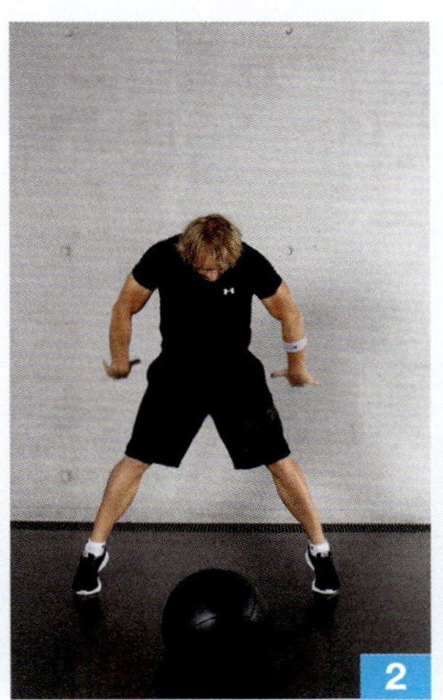
2

MEDBALL HALO JUMPS

Gehen Sie in den tiefen breiten Beinstand und halten Sie den Medizinball mit beiden Händen fest. Rotieren Sie den Ball in einer großen Bewegung, beginnend auf Hüfthöhe, einmal um Ihren Kopf und zurück zur Hüfte. Springen Sie dann explosiv nach oben. Landen Sie wieder in der Ausgangsposition und rotieren Sie den Medizinball auf die andere Seite.

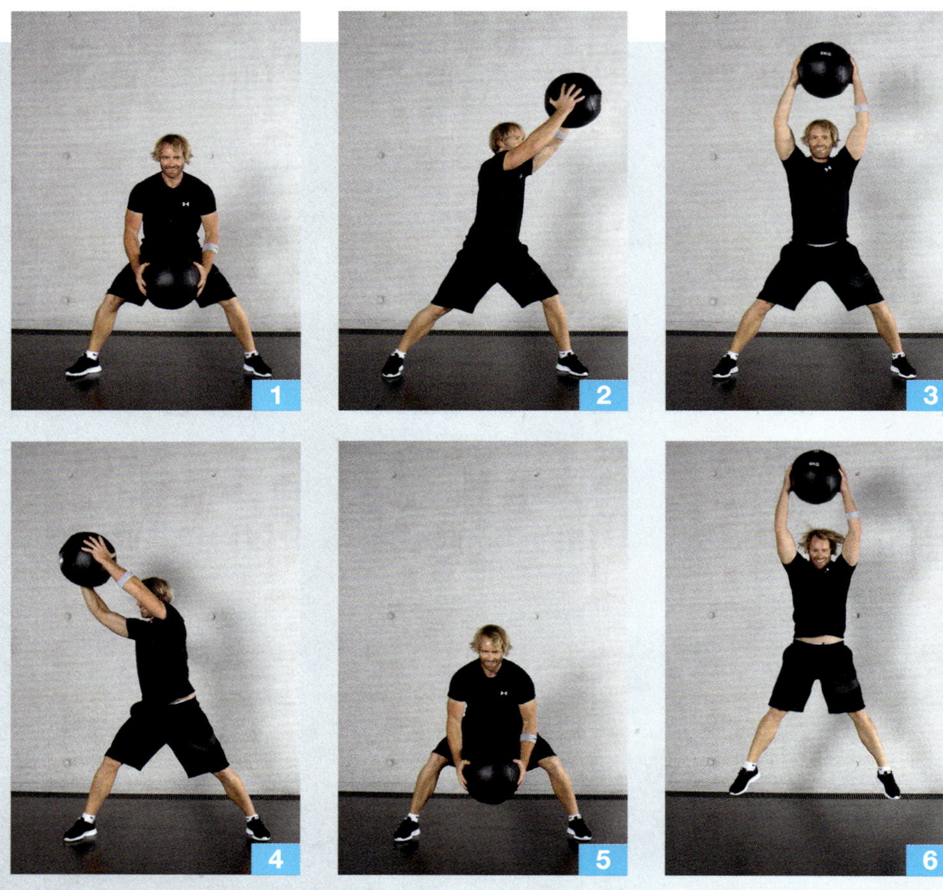

PLYOBOXEN

Sprungboxen werden im plyometrischen Training zur Verbesserung der Sprungkraft eingesetzt. Darüber hinaus hat diese Form des Trainings viele positive Effekte für den Körper. Alles Wichtige über plyometrisches Training können Sie im Kapitel „Plyometrics – Die Kunst des Springens“ nachlesen. Die Höhe der Box, und somit die Sprunghöhe, kann individuell gestaltet werden. Damit bieten Plyoboxen dem Einsteiger sowie dem Leistungssportler optimale Trainingsmöglichkeiten.

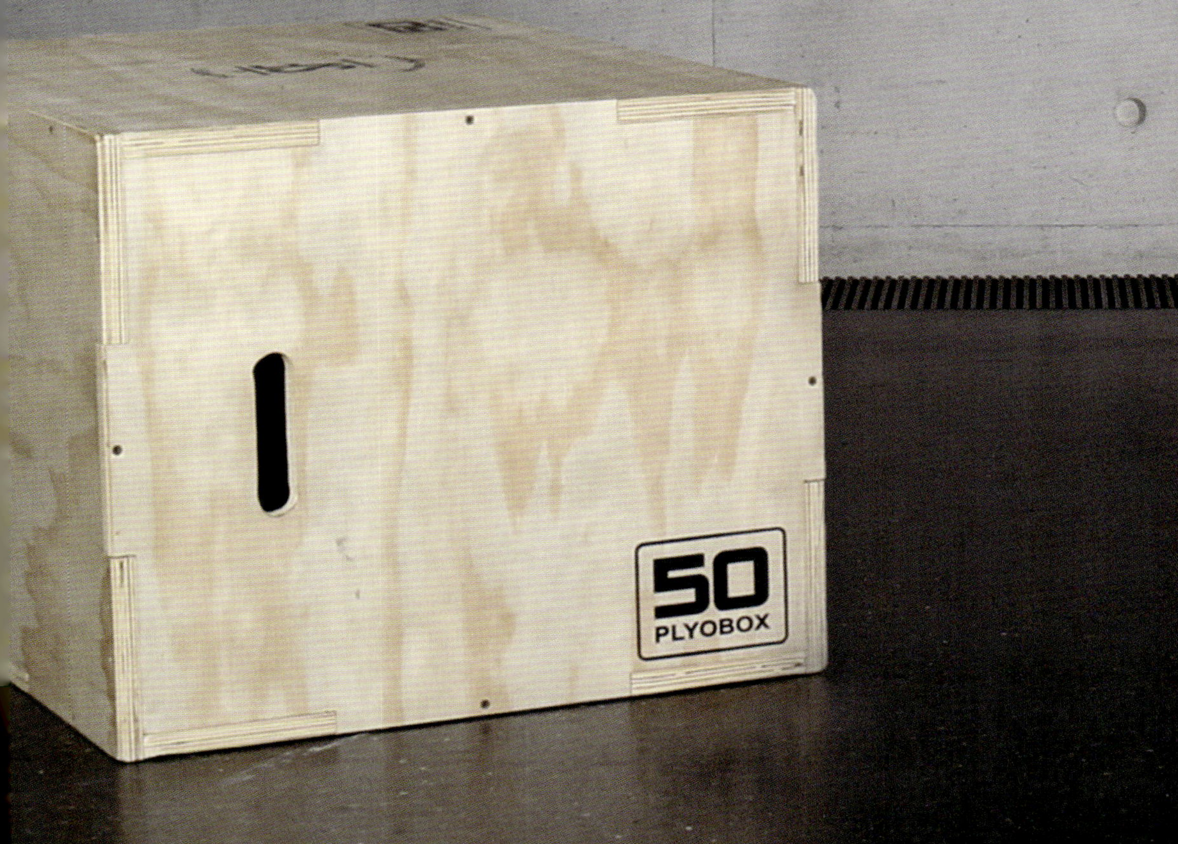

BOX JUMPS

Ausgangsposition:
Aufrechter Stand – Beine hüftbreit geöffnet.

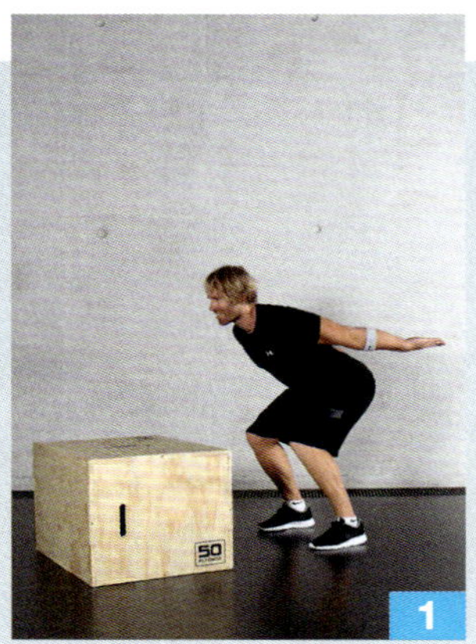
1

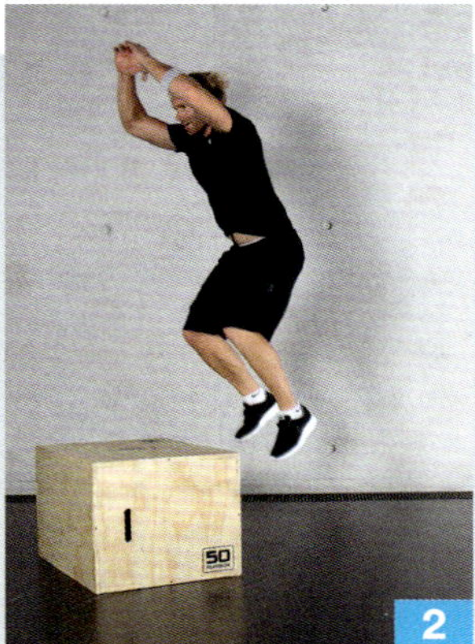
2

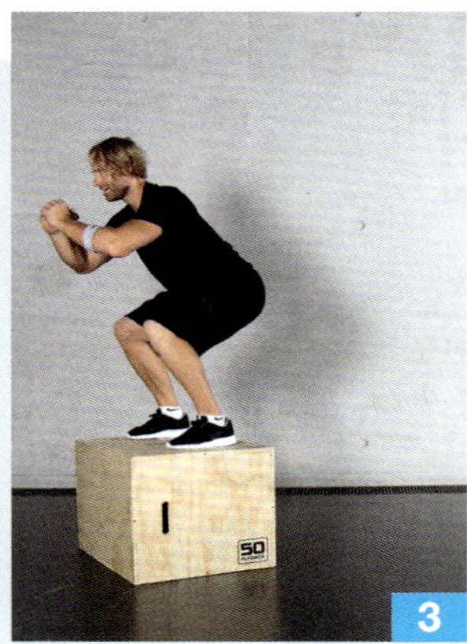
3

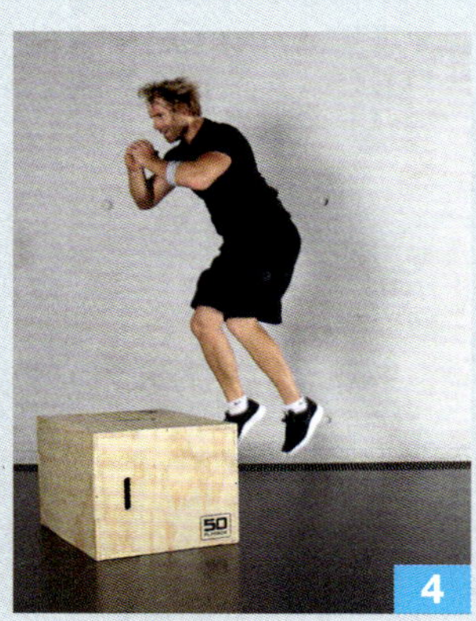
4

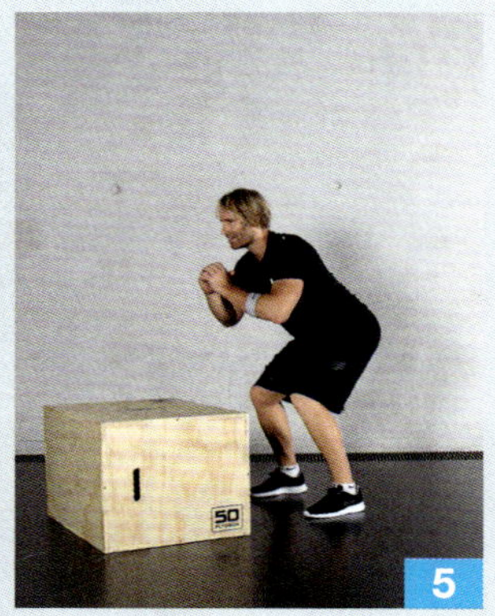
5

Jetzt geht's los! – Durchführung:
Beugen Sie die Beine (wie beim Squat) und senken Sie die Hüfte nach unten ab. Gleichzeitig holen Sie mit Ihren Armen Schwung, indem Sie beide Arme nach hinten schwingen lassen. Ihr Oberkörper ist aufgerichtet.
Leiten Sie in einem Fluss die Gegenbewegung ein: Strecken Sie dazu explosiv die Beine und schwingen Sie gleichzeitig beide Arme nach vorne oben.
Bremsen Sie die Armbewegung in der Luft langsam ab und halten Sie die Körperspannung.
Landen Sie sicher mit beiden Beinen gleichzeitig auf der Box.
Von der Box springen Sie zurück in die Ausgangsposition.
Variante: Anstatt zurück zu springen, steigen Sie mit zwei Schritten zurück in die Ausgangsposition.

Darauf sollten Sie achten!
Ihr Oberkörper bleibt während der Übungsausführung lang. Behalten Sie eine *neutrale Wirbelsäulenposition* bei.
Achten Sie auf Ihre Beinachse – beim Tiefgehen sowie beim Absprung. Die Kniegelenke sollten dabei parallel bleiben und nicht nach innen oder außen knicken.

LUNGE BOX JUMPS

Für Lunge Jumps eignen sich die Plyoboxen ebenfalls sehr gut. Platzieren Sie das rechte Bein auf der Box, das linke Bein am Boden und gehen Sie in die Lunge Ausgangsposition. Die Arme sind gegengleich zu den Beinen platziert. Springen Sie ab und wechseln Sie alternierend die Position der Beine und Arme in der Luft.

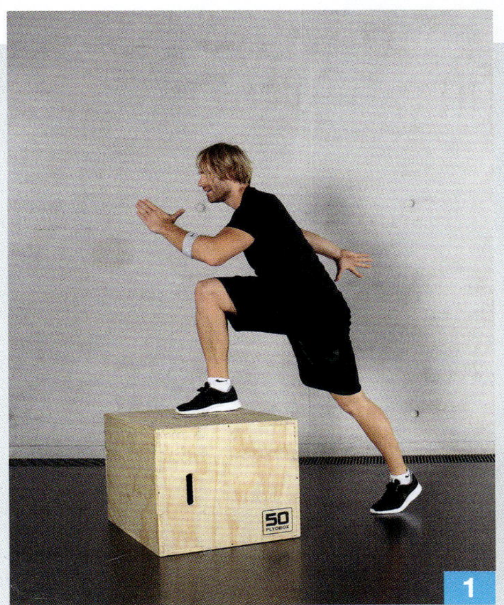

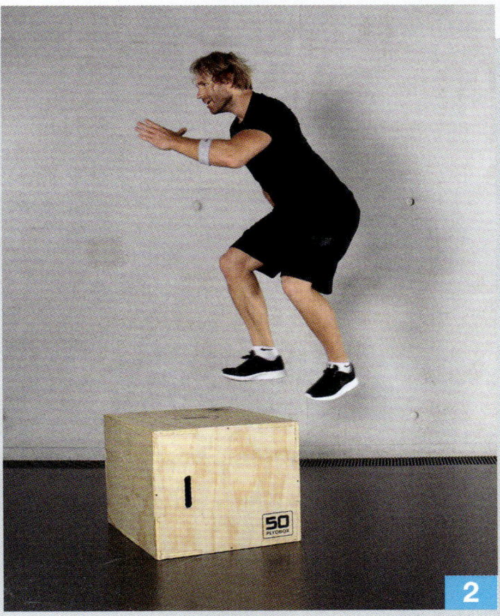

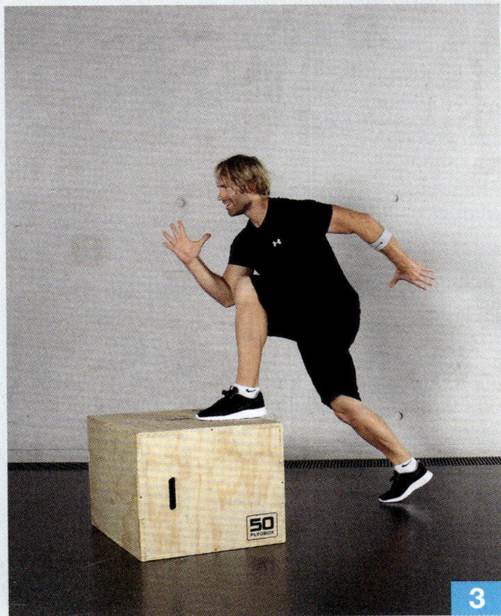

BOX BURPEES

Bei dieser Variation des Burpees ist die Anforderung an die Sprungkraft höher als in der klassischen Variante. Als Ausgleich jedoch wird der Pushup, durch die erhöhte Oberkörperposition, etwas einfacher. Fehlt Ihnen also vielleicht noch die Kraft für einen vollen Liegestütz, ist diese Variante genau das Richtige für Sie. Führen Sie zuerst einen Box Jump aus und springen Sie im Anschluss mit den Beinen zurück in die Planke. Die beiden Hände sind auf der Box platziert. Machen Sie jetzt einen Pushup und springen Sie danach zurück in die Ausgangsposition.

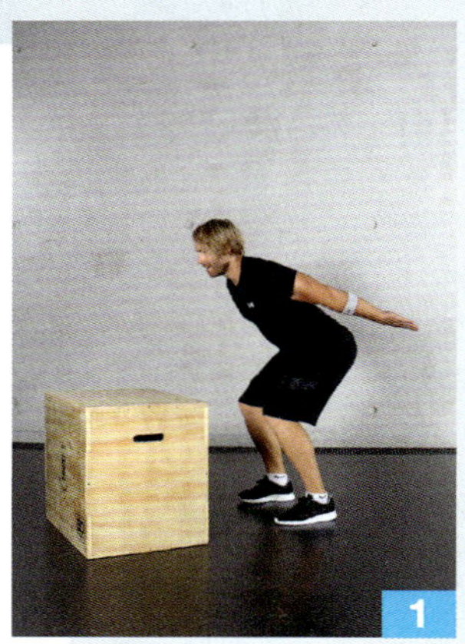
1

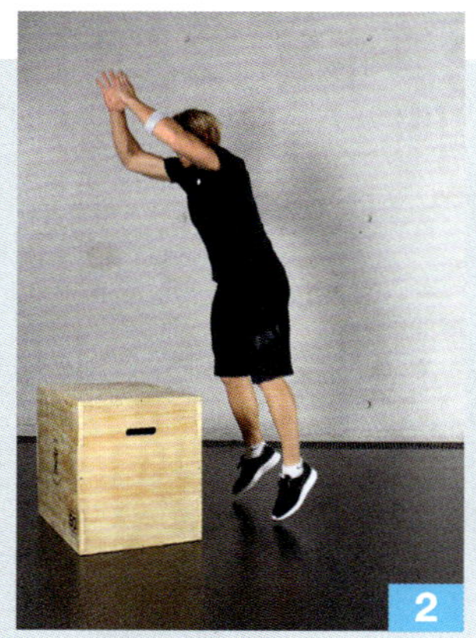
2

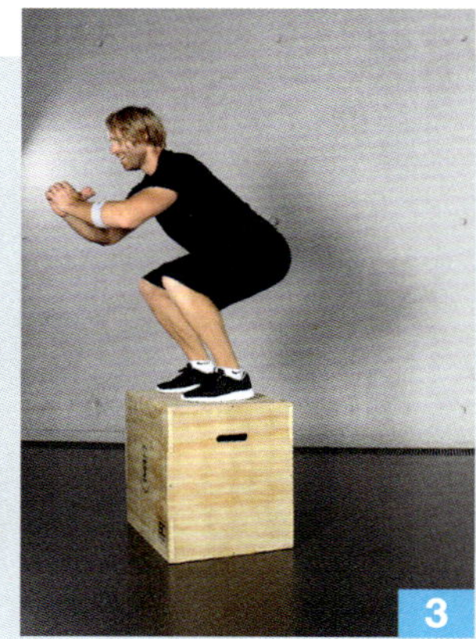
3

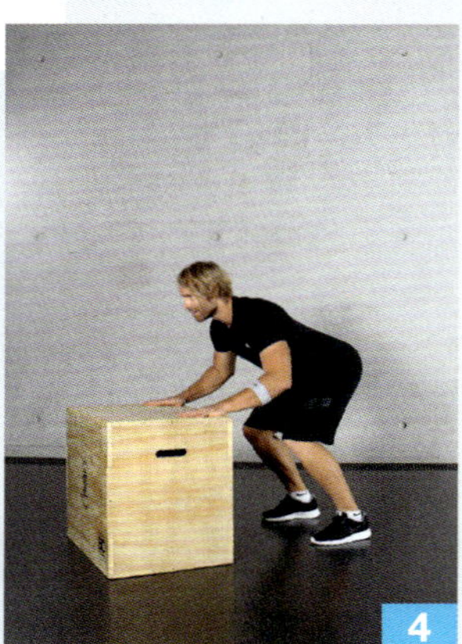
4

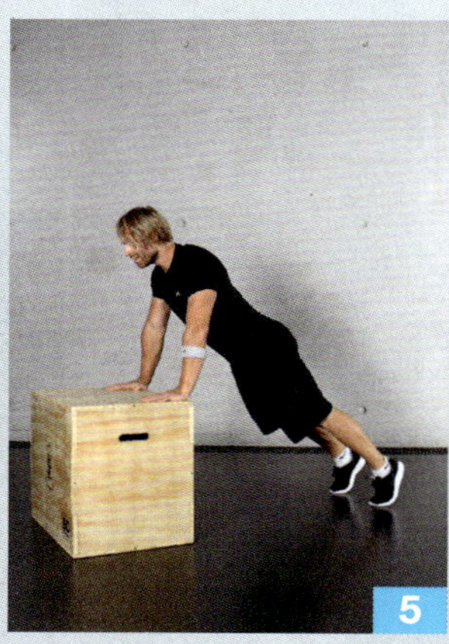
5

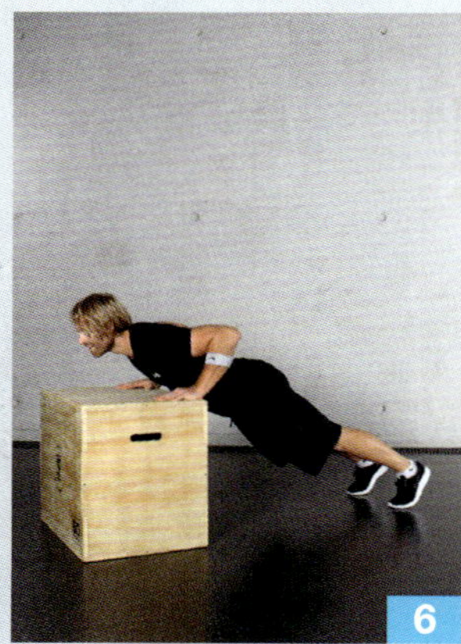
6

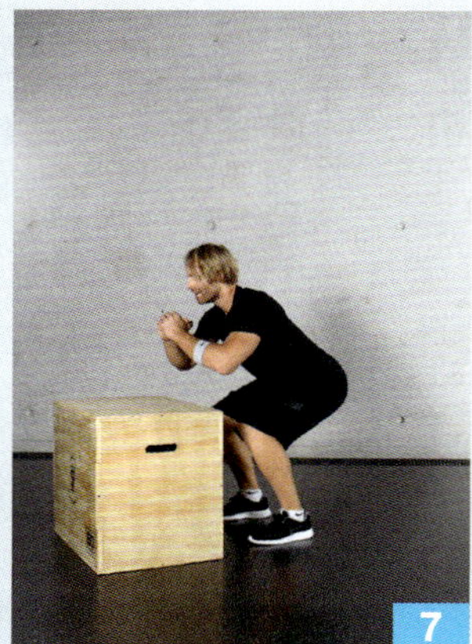
7

ROPES

Seile sind perfekt für ein funktionelles Ganzkörpertraining geeignet und werden speziell von Mannschaftsportlern sehr gerne im Training eingesetzt. Insbesondere Kraftausdauer und Rumpfkraft werden dadurch stark verbessert. Die Kräfte, die im Rope-Training auf den Körper wirken, stellen eine intensive Herausforderung für die Muskulatur und das Herz-Kreislaufsystem dar. Mit der Länge und Dicke des Seils können Sie den Schwierigkeitsgrad der Übungen individuell auf Ihr Level anpassen. Alles in allem sind „Ropes" ein optimales Tool für Ihr HIIT-Workout.

SINGLE WAVE

Ausgangsposition:
Breiter Beinstand – Beine schulterbreit geöffnet.

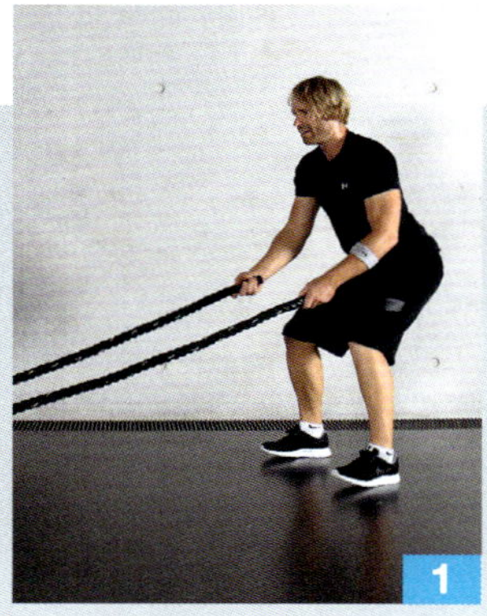

1

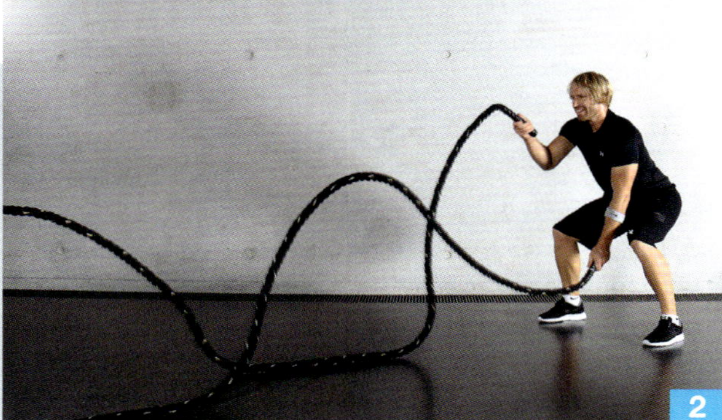

2

Jetzt geht's los! – Durchführung:

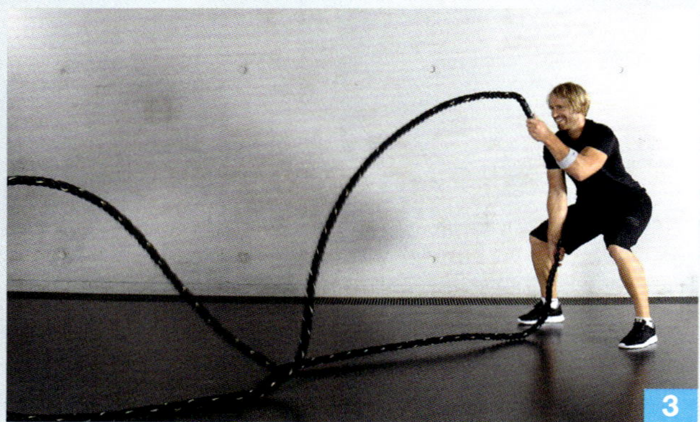

3

- Halten Sie die Griffe am Seilende fest in beiden Händen und bringen Sie die Griffe zum Oberschenkel.
- Starten Sie jetzt mit der Bewegung, indem Sie Ihren rechten Arm mit dem Seil in der Hand etwa auf Stirnhöhe bringen und wieder senken. Während sich der rechte Arm wieder senkt, bringen Sie den linken Arm auf Stirnhöhe.
- Bewegen Sie jetzt abwechselnd die rechte und linke Hand nach oben und unten.
- Das Seil sollte dabei eine durchgehende Welle bis zur Befestigung formen.
- Die Frequenz und Amplitude, mit der das Seil schwingt, ist individuell festlegbar und bestimmt die Intensität der Übung.

Darauf sollten Sie achten!
- Ihr Oberkörper bleibt während der Übungsausführung ruhig und aufgerichtet. Behalten Sie eine *neutrale Wirbelsäulenposition* bei.
- Lehnen Sie sich nicht zu weit nach hinten in das Seil hinein und versuchen Sie, einen stabilen Stand beizubehalten.

DOUBLE WAVE JUMP

Bewegen Sie bei der doppelten Welle beide Arme gleichzeitig nach oben und unten. Zusätzlich können Sie versuchen, bei jedem Armschwung nach oben, beidbeinig vom Boden abzuspringen. Diese Übung ist eine der intensivsten HIIT-Übungen überhaupt!

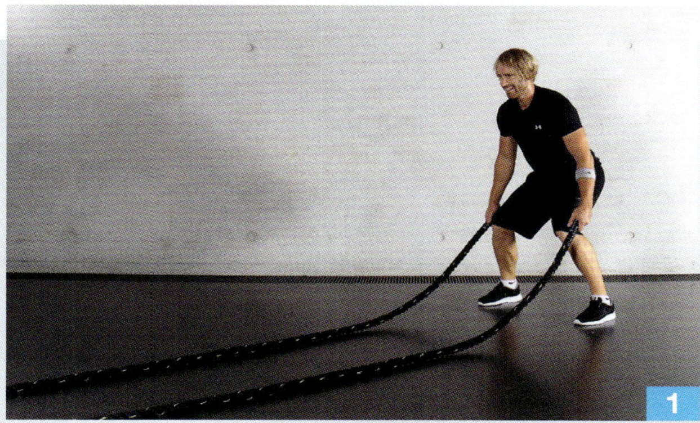

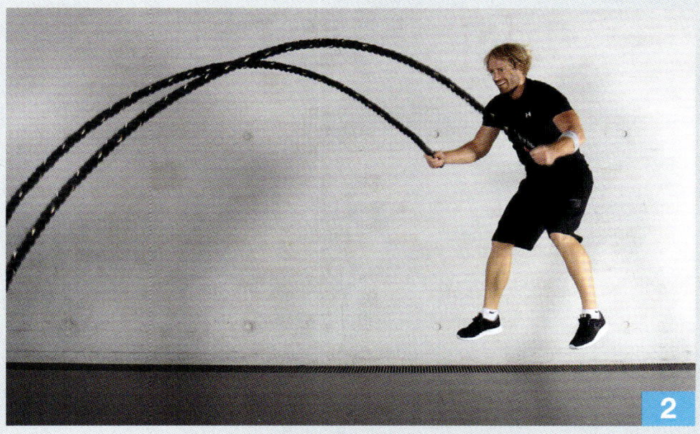

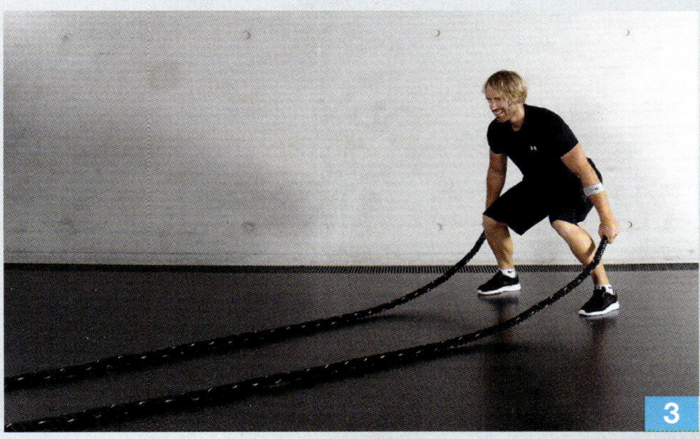

SPIRAL ROPE

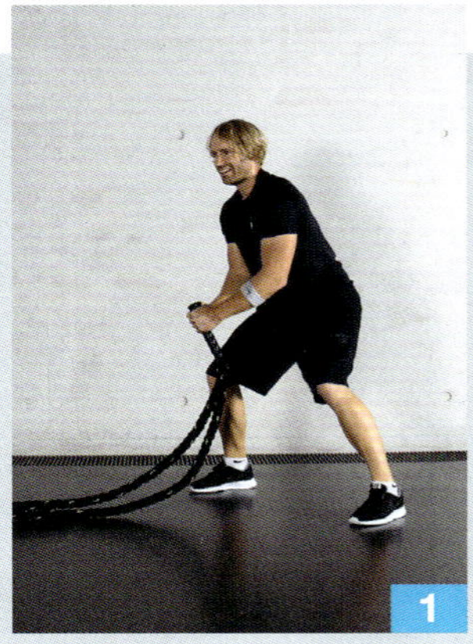

1

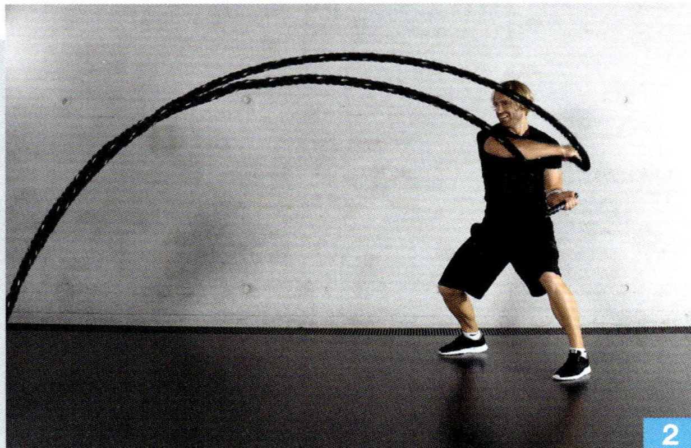

2

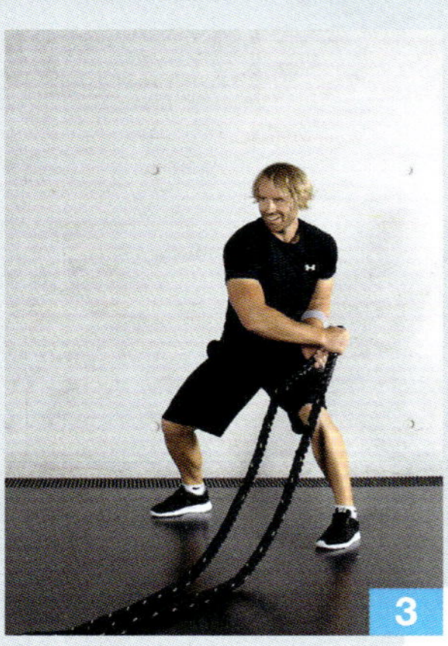

3

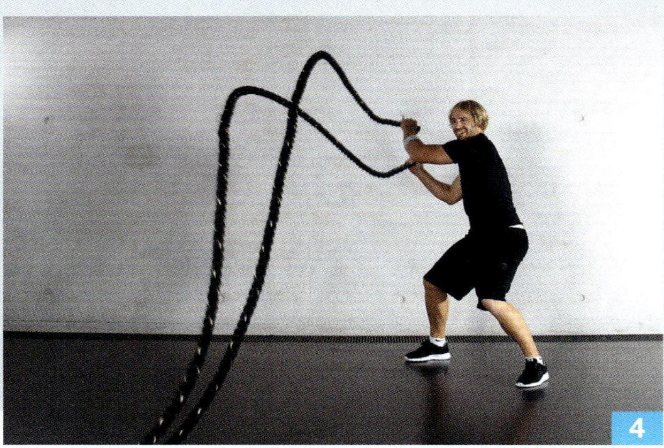

4

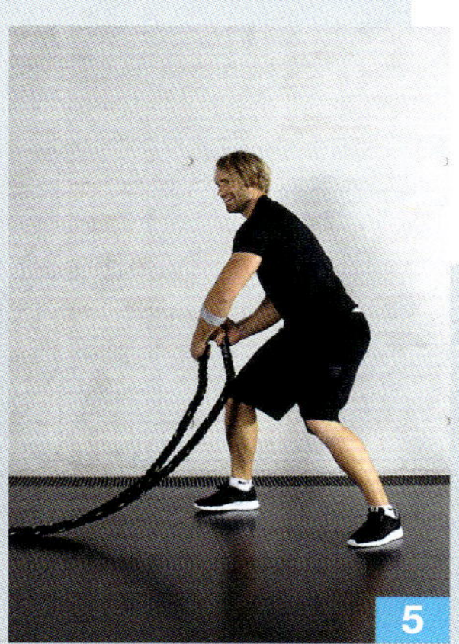

5

Probieren Sie bei dieser Übung, durch runde Armkreise vor dem Oberkörper, das Seil in eine spiralenförmige Bewegung zu versetzen. Der Oberkörper und die Beine bleiben dabei ruhig und ohne Bewegung.

COOL DOWN –

NACH DEM HIIT-WORKOUT IST VOR DEM HIIT-WORKOUT

Direkt nach Beendigung des hochintensiven HIIT-Workouts ist es wichtig, nicht einfach abrupt aufzuhören. Bewegen Sie sich daher für mindestens fünf bis zehn Minuten moderat weiter. Dazu eignen sich Lockerungsübungen, spezielle Mobilisationen, entspanntes Ausgehen oder langsames Auslaufen. Vermeiden Sie zusätzliche Belastungsreize, wie Kräftigungsübungen oder muskelisoliertes, lang anhaltendes Stretching.

Wie im Kapitel „Körperliche Regeneration nach HIIT" (Seite 38) beschrieben, beginnt mit dem Cool Down bereits die Erholung des Organismus. Der Körper kann durch moderate Bewegung den Regenerationsprozess schneller und besser einleiten. Durch ein gezieltes Cool Down ist es möglich, die Herzfrequenz kontrolliert abzusenken. Die weiterhin erhöhte muskuläre Durchblutung ermöglicht unter anderem, Stoffwechselnebenprodukte, wie Laktat, schneller abzubauen.

All diese Prozesse tragen dazu bei, dem Körper den Übergang zwischen hochintensiver Belastung und der Ruhephase zu erleichtern. Die Regeneration wird optimal eingeleitet und der Organismus beginnt sich zu erholen. Nach ausreichend Ruhe steht einer neuen HIIT-Einheit nichts mehr im Weg, denn – nach dem HIIT-Workout ist vor dem HIIT-Workout!

HIIT WORKOUTS

Die folgenden Trainingsprogramme sind in drei unterschiedliche Trainingslevels „BEGINNER – ADVANCED – EXPERT“ unterteilt. Somit ist für jeden, ob Einsteiger, Fortgeschritten oder Experte, ganz sicher etwas dabei. Beginnen Sie gerne zuerst mit dem Beginner-Level und versuchen Sie sich Woche für Woche zu steigern. Speziell zu Beginn übertreiben Sie nicht und halten Sie die Regenerationszeiten ein. Ich wünsche Ihnen viel Spaß mit den abwechslungsreichen Trainingsprogrammen. Probieren Sie gerne nach und nach alle Programme und Levels aus und werden Sie, wenn Sie möchten, selbst kreativ. Nutzen Sie dazu die im Buch beschriebenen Übungen, um Ihr eigenes Programm zu erstellen.

DIE HIIT-WORKOUT GRAPHIK

Intervalldauer
Führen Sie die Übung für die angegebene Zeitdauer in Sekunden aus. Der Intervall ist abgeschlossen wenn die Zeit abgelaufen ist. Gehen Sie dann in die Pause oder beginnen Sie direkt mit der nächsten Übung.

Pausenzeit
Auf einen HIIT-Intervall folgt meistens ein aktive Pause. Die Länge der Pausenzeit hängt vom jeweiligen Trainingsprogramm ab und variiert somit. Nutzen Sie die angegebene Pausenzeit für ein paar lockere Bewegungen oder um einen kleinen Schluck zu trinken.

Wiederholungen Intervalle
Die Zahl in der Graphik gibt an, wie oft sich EINE Übung wiederholt. Führen Sie beispielsweise die Übung „Squat Jumps" zweimal in Folge aus. Berücksichtigen Sie dabei die Pausenzeit zwischen den einzelnen Übungen!

Wiederholungen Runden (Rounds)
Die Zahl in der Graphik gibt an, wie oft sich ALLE Übungen wiederholen. Führen Sie beispielsweise fünf Übungen in Folge aus und beginnen Sie dann wieder von vorne. Berücksichtigen Sie dabei die Pausenzeit zwischen den einzelnen Übungen!

Sterne
Jede HIIT Übung in diesem Buch ist mit einem, zwei oder drei Sternen bewertet. Einen Stern gibt es für die Beginner-Level Übungen, zwei Sterne für die Advanced-Level Übungen und drei Sterne für die Expert-Level Übungen. Sie können sich somit ganz einfach orientieren, wie komplex eine Übung ist und wie intensiv das Trainingsprogramm wird.

HIIT-WORKOUT 1-B								
Level BEGINNERS	Übung Bezeichnung	Intervalldauer in Sek.	Pausenzeit in Sek.	Wiederholungen Intervalle	Wiederholungen Runden (Rounds)	Sterne (1–3)	Buchseite	Gesamtdauer in Min.
Movement Preps – Warmup	RIGHT & LEFT	Jede Übung 1 Minute						5
	KNEEUP!							
	SPINE ROTATION							
	HALO – ARM CIRCLE							
	SPINE FLEX & EXTEND							
HIIT – Workout	SQUAT-JUMP	30	30	2	1	*	S. 63	10
	T-PUSHUP	30	30	2		**	S. 82	
	LUNGE	30	30	2		*	S. 68	
	ROPE CLIMBER SITUP	30	30	2		*	S. 87	
	JUMPING JACKS	30	30	2		*	S. 101	

HIIT-WORKOUT 2-B								
Level BEGINNERS	Übung Bezeichnung	Intervalldauer in Sek.	Pausenzeit in Sek.	Wiederholungen Intervalle	Wiederholungen Runden (Rounds)	Sterne (1–3)	Buchseite	Gesamtdauer in Min.
Movement Preps – Warmup	RIGHT & LEFT	Jede Übung 1 Minute						5
	KNEEUP!							
	SPINE ROTATION							
	HALO – ARM CIRCLE							
	SPINE FLEX & EXTEND							
HIIT – Workout	QUICK FEET	30	30	2	1	*	S. 106	10
	PUSHUP – ARM Circle	30	30	2		**	S. 82	
	KNEEUP WIDE-SQUAT	30	30	2		*	S. 113	
	DIAMOND SITUP	30	30	2		**	S. 86	
	STAR JACK	30	30	2		*	S. 102	

HIIT-WORKOUT 3-B								
Level BEGINNERS	Übung Bezeichnung	Intervalldauer in Sek.	Pausenzeit in Sek.	Wiederholungen Intervalle	Wiederholungen Runden (Rounds)	Sterne (1–3)	Buchseite	Gesamtdauer in Min.
Movement Preps – Warmup	RIGHT & LEFT	Jede Übung 1 Minute						5
	KNEEUP!							
	SPINE ROTATION							
	HALO – ARM CIRCLE							
	SPINE FLEX & EXTEND							
HIIT – Workout	STEP FORWARD SQUAT	30	30	2	1	*	S. 61	10
	INCHWORMS	30	30	2		*	S. 97	
	ROLLBACK	30	30	2		**	S. 119	
	BRIDGE RUNNER	30	30	2		*	S. 115	
	SKI JUMPS	30	30	2		**	S. 78	

HIIT-WORKOUT 4-B								
Level BEGINNERS	Übung Bezeichnung	Intervalldauer in Sek.	Pausenzeit in Sek.	Wiederholungen Intervalle	Wiederholungen Runden (Rounds)	Sterne (1–3)	Buchseite	Gesamtdauer in Min.
Movement Preps – Warmup	RIGHT & LEFT	Jede Übung 1 Minute						5
	KNEEUP!							
	SPINE ROTATION							
	HALO – ARM CIRCLE							
	SPINE FLEX & EXTEND							
HIIT – Workout	SKATER JUMP	30	30	1	2	*	S. 75	10
	PUSHUP – ARM Circle	30	30	1		**	S. 82	
	ROTATION SQUAT	30	30	1		*	S. 62	
	SITUPS	30	30	1		*	S. 85	
	LATERAL SQUAT	30	**120**	1		*	S. 61	

HIIT-WORKOUT 5-B								
Level BEGINNERS	Übung Bezeichnung	Intervalldauer in Sek.	Pausenzeit in Sek.	Wiederholungen Intervalle	Wiederholungen Runden (Rounds)	Sterne (1–3)	Buchseite	Gesamtdauer in Min.
Movement Preps – Warmup	RIGHT & LEFT	Jede Übung 1 Minute						5
	KNEEUP!							
	SPINE ROTATION							
	HALO – ARM CIRCLE							
	SPINE FLEX & EXTEND							
HIIT – Workout	FARMERS WALK	30	30	1	2	*	S. 71	10
	MOUNTAIN CLIMBER – RUNNER	30	30	1		**	S. 94	
	BRIDGE ARMSUP	30	30	1		*	S. 115	
	ALTERNATING FRONT LUNGE	30	30	1		**	S. 70	
	JUMPING JACK – QUCK FEET	30	**120**	1		*	S. 109	

HIIT-WORKOUT 1-A								
Level ADVANCED	Übung Bezeichnung	Intervalldauer in Sek.	Pausenzeit in Sek.	Wiederholungen Intervalle	Wiederholungen Runden (Rounds)	Sterne (1–3)	Buchseite	Gesamtdauer in Min.
Movement Preps – Warmup	ARM SWINGS	Jede Übung 1 Minute						5
	LEG SWINGS							
	CHOP							
	STEP BACK							
	SPINE FLEX & EXTEND							
HIIT – Workout	SPEED JUMPS	30	30	1	3	**	S. 65	20
	ASYMMETRIC PUSHUP	30	30	1		***	S. 83	
	ALTERNATING FRONT LUNGE	30	30	1		**	S. 70	
	RUSSIAN TWIST	30	30	1		**	S. 86	
	HIGH KNEE HOLD	30	30	1		***	S. 111	
	BRIDGE RUNNER	30	**120**	1		*	S. 115	

HIIT-WORKOUT 2-A

Level ADVANCED	Übung Bezeichnung	Intervalldauer in Sek.	Pausenzeit in Sek.	Wiederholungen Intervalle	Wiederholungen Runden (Rounds)	Sterne (1–3)	Buchseite	Gesamtdauer in Min.
Movement Preps – Warmup	ARM SWINGS	Jede Übung 1 Minute						5
	LEG SWINGS							
	CHOP							
	STEP BACK							
	SPINE FLEX & EXTEND							
HIIT – Workout	DOUBLE ARM SWING LUNGE JUMPS	30	30	1	3	**	S. 73	20
	INCH WORMS T-PUSHUP	30	30	1		**	S. 98	
	ROLLBACK – JUMPUP	30	30	1		***	S. 120	
	ROTATION KICK SITUP	30	30	1		**	S. 87	
	FRONT JUMP QUICK FEET	30	30	1		**	S. 107	
	WIDE OUTS	30	**120**	1		**	S. 103	

HIIT-WORKOUT 3-A								
Level ADVANCED	Übung Bezeichnung	Intervalldauer in Sek.	Pausenzeit in Sek.	Wiederholungen Intervalle	Wiederholungen Runden (Rounds)	Sterne (1–3)	Buchseite	Gesamtdauer in Min.
Movement Preps – Warmup	ARM SWINGS	Jede Übung 1 Minute						5
	LEG SWINGS							
	CHOP							
	STEP BACK							
	SPINE FLEX&EXTEND							
HIIT – Workout	QUICK STEPS – SQUAT	60	30	1	2	**	S. 66	20
	PUSHUP – ELLBOW RAISE	60	30	1		**	S. 84	
	STEPBACK & JUMP	60	30	1		**	S. 77	
	INCH WORMS JUMPING JACK	60	30	1		*	S. 99	
	BRIDGE DIPS & KICKS	60	30	1		**	S. 116	
	QUARTER JACK	60	**120**	1		**	S. 104	

HIIT-WORKOUT 4-A								
Level ADVANCED	Übung Bezeichnung	Intervalldauer in Sek.	Pausenzeit in Sek.	Wiederholungen Intervalle	Wiederholungen Runden (Rounds)	Sterne (1–3)	Buchseite	Gesamtdauer in Min.
Movement Preps – Warmup	ARM SWINGS	Jede Übung 1 Minute						5
	LEG SWINGS							
	CHOP							
	STEP BACK							
	SPINE FLEX & EXTEND							
HIIT – Workout	T-PUSHUP BURPEE	60	30	1	2	**	S. 93	20
	TOE-TOUCH LUNGE	60	30	1		**	S. 69	
	1 MINUTE PAUSE							
	ROLLBACK TO BACKBEND	60	30	1	2	**	S. 122	
	DIAMOND SITUP	60	30	1		**	S. 86	
	1 MINUTE PAUSE							
	QUICK STEPS – SQUAT	60	30	1	2	**	S. 66	
	4 POINT JUMP	60	30	1		**	S. 76	

HIIT-WORKOUT 5-A								
Level ADVANCED	Übung Bezeichnung	Intervalldauer in Sek.	Pausenzeit in Sek.	Wiederholungen Intervalle	Wiederholungen Runden (Rounds)	Sterne (1–3)	Buchseite	Gesamtdauer in Min.
Movement Preps – Warmup	ARM SWINGS	Jede Übung 1 Minute						5
	LEG SWINGS							
	CHOP							
	STEP BACK							
	SPINE FLEX & EXTEND							
HIIT – Workout	CHOP SQUAT JUMP	45	15	1	2	***	S. 67	20
	SKATER JUMP	45	15	1		*	S. 75	
	1 MINUTE PAUSE							
	QUARTER JUMP BURPEE	45	15	1	2	**	S. 95	
	PUSHUP – ARM Circle	45	15	1		**	S. 82	
	1 MINUTE PAUSE							
	INCH WORMS JUMPING JACK	45	15	1	2	*	S. 99	
	KNEE TO ELLBOW RUNNER	45	15	1		**	S. 89	
	1 MINUTE PAUSE							
	SKIP TO SQUAT	45	15	1	2	**	S. 112	
	STAR JACK	45	15	1		*	S. 102	

HIIT-WORKOUT 1-X

Level EXPERT	Übung Bezeichnung	Intervalldauer in Sek.	Pausenzeit in Sek.	Wiederholungen Intervalle	Wiederholungen Runden (Rounds)	Sterne (1–3)	Buchseite	Gesamtdauer in Min.
Movement Preps – Warmup	HALO – ARM CIRCLE	Jede Übung 1 Minute						5
	KNEEUP!							
	CHOP							
	ARM SWINGS							
	SPINE FLEX & EXTEND							
HIIT – Workout	CHOP SQUAT JUMP	60	30	1	2	***	S. 67	20
	SPEED LUNGE JUMP	60	30	1		***	S. 73	
	ROLLBACK TO PLANK	60	30	1		***	S. 121	
	SIDE TO SIDE PUSHUP	60	30	1		***	S. 84	
	ROTATION KICK SITUP	60	30	1		**	S. 87	
	SKI JUMPS	60	**120**	1		**	S. 78	

HIIT-WORKOUT 2-X								
Level EXPERT	Übung Bezeichnung	Intervalldauer in Sek.	Pausenzeit in Sek.	Wiederholungen Intervalle	Wiederholungen Runden (Rounds)	Sterne (1–3)	Buchseite	Gesamtdauer in Min.
Movement Preps – Warmup	HALO – ARM CIRCLE	Jede Übung 1 Minute						5
	KNEEUP!							
	CHOP							
	ARM SWINGS							
	SPINE FLEX & EXTEND							
HIIT – Workout	JUMP FRONT – QUICK FEET BACK BURPEE	30	30	2	2	***	S. 92	25
	BREAKDANCER	30	30	2		***	S. 90	
	ROLLBACK TO PLANK	30	30	2		***	S. 121	
	PUSHUP – BACKBEND	30	30	2		**	S. 118	
	JUMP ROTATIONS	30	30	2		***	S. 79	
	DEEP SINK – TRIPLE LUNGE JUMP	30	30/ **120**	2		***	S. 74	

HIIT-WORKOUT 3-X								
Level EXPERT	Übung Bezeichnung	Intervalldauer in Sek.	Pausenzeit in Sek.	Wiederholungen Intervalle	Wiederholungen Runden (Rounds)	Sterne (1–3)	Buchseite	Gesamtdauer in Min.
Movement Preps – Warmup	ARM SWINGS	Jede Übung 1 Minute						5
	LEG SWINGS							
	CHOP							
	STEP BACK							
	SPINE FLEX & EXTEND							
HIIT – Workout	FOOT-REACH JACK	45	15	1	3	***	S. 105	20
	T-PUSHUP	45	15	1		**	S. 82	
	120 SEKUNDEN PAUSE							
	LATERAL JUMP – SLIDING STEPS	45	15	1	3	***	S. 80	
	RUSSIAN TWIST	45	15	1		**	S. 86	
	120 SEKUNDEN PAUSE							
	MOUNTAIN CLIMBER BURPEE	45	15	1	3	**	S. 94	
	BRIDGE RUNNER	45	15	1		*	S. 115	

HIIT-WORKOUT 4-X

Level EXPERT	Übung Bezeichnung	Intervalldauer in Sek.	Pausenzeit in Sek.	Wiederholungen Intervalle	Wiederholungen Runden (Rounds)	Sterne (1–3)	Buchseite	Gesamtdauer in Min.
Movement Preps – Warmup	ARM SWINGS	Jede Übung 1 Minute						5
	LEG SWINGS							
	CHOP							
	STEP BACK							
	SPINE FLEX & EXTEND							
HIIT – Workout	POP SQUAT	30	0	1	3	*	S. 64	20
	DOUBLE LEG PLANK JUMP	30	0	1		**	S. 89	
	DIAMOND SITUP	30	0	1		**	S. 86	
	90 SEKUNDEN PAUSE							
	DOUBLE ARM SWING LUNGE JUMPS	30	0	1	3	**	S. 73	
	DIAGONAL INCH WORMS	30	0	1		***	S. 100	
	PUSHUP – BACKBEND	30	0	1		**	S. 118	
	90 SEKUNDEN PAUSE							
	SLIDING STEPS BURPEE	30	0	1	3	***	S. 96	
	BRIDGE DIPS & KICKS	30	0	1		**	S. 116	
	QUARTER JACK	30	0	1		**	S. 104	

HIIT-WORKOUT 5-X

Level EXPERT	Übung Bezeichnung	Intervalldauer in Sek.	Pausenzeit in Sek.	Wiederholungen Intervalle	Wiederholungen Runden (Rounds)	Sterne (1–3)	Buchseite	Gesamtdauer in Min.
Movement Preps – Warmup	ARM SWINGS	Jede Übung 1 Minute						5
	LEG SWINGS							
	CHOP							
	STEP BACK							
	SPINE FLEX & EXTEND							
HIIT – Workout	CHOP SQUAT JUMP	45	15	1	2	***	S. 67	30
	LATERAL JUMP – SLIDING STEPS	45	15	1		***	S. 80	
	60 SEKUNDEN PAUSE							
	SURFER BURPEE	45	15	1	2	**	S. 94	
	PUSHUP – ARM Circle	45	15	1		**	S. 82	
	60 SEKUNDEN PAUSE							
	INCH WORMS ½ TURN JUMP	45	15	1	2	**	S. 99	
	KNEE TO ELLBOW RUNNER	45	15	1		**	S. 89	
	60 SEKUNDEN PAUSE							
	ROLLBACK TO BACKBEND	45	15	1	2	**	S. 122	
	BRIDGE ARMSUP	45	15	1		*	S. 115	
	60 SEKUNDEN PAUSE							
	HIGH KNEE HOLD	45	15	1	2	***	S. 111	
	ALTERNATING FRONT LUNGE	45	15	1		**	S. 70	
	60 SEKUNDEN PAUSE							
	4 POINT JUMP	45	15	1	2	**	S. 76	
	STAR JACK	45	15	1		*	S. 102	

HIIT-WORKOUT 1-E – BEGINNER									
Level BEGINNERS	Übung Bezeichnung	Intervalldauer in Sek.	Pausenzeit in Sek.	Wiederholungen Intervalle	Wiederholungen Runden (Rounds)	Sterne (1–3)	Buchseite	Gesamtdauer in Min.
Movement Preps – Warmup	RIGHT & LEFT	Jede Übung 1 Minute						5
	KNEEUP!							
	HALO – ARM CIRCLE							
	SPINE ROTATION							
	SPINE FLEX & EXTEND							
HIIT – Workout	BOX JUMPS	30	30/ 60	2	1	**	S. 132	10
	KETTLEBELL SWINGS	30	30/ 60	2		**	S. 125	
	ROPES SINGLE WAVE	30	30/ 60	2		**	S. 136	
	MEDBALL HALO JUMPS	30	30	2		**	S. 130	

HIIT-WORKOUT 2-E – ADVANCED								
Level ADVANCED	Übung Bezeichnung	Intervalldauer in Sek.	Pausenzeit in Sek.	Wiederholungen Intervalle	Wiederholungen Runden (Rounds)	Sterne (1–3)	Buchseite	Gesamtdauer in Min.
Movement Preps – Warmup	RIGHT & LEFT	Jede Übung 1 Minute						5
	KNEEUP!							
	HALO – ARM CIRCLE							
	SPINE ROTATION							
	SPINE FLEX & EXTEND							
HIIT – Workout	KETTLEBELL SWING TO BURPEE	30	30	1	3	***	S. 127	15
	SPIRAL ROPE	30	30	1		**	S. 138	
	LUNGE BOX JUMPS	30	30	1		**	S. 133	
	MEDBALL SLAMS	30	**120**	1		**	S. 129	

HIIT-WORKOUT 3-E – ADVANCED								
Level ADVANCED	**Übung Bezeichnung**	**Intervalldauer in Sek.**	**Pausenzeit in Sek.**	**Wiederholungen Intervalle**	**Wiederholungen Runden (Rounds)**	**Sterne (1–3)**	**Buchseite**	**Gesamtdauer in Min.**
Movement Preps – Warmup	RIGHT & LEFT	Jede Übung 1 Minute						5
	KNEEUP!							
	HALO – ARM CIRCLE							
	SPINE ROTATION							
	SPINE FLEX & EXTEND							
HIIT – Workout	BOX JUMPS	60	30/ 60	1	2	**	S. 132	20
	KETTLEBELL SINGLE ARM ALT. SWING	60	30/ 60	1		***	S. 126	
	1 MINUTE PAUSE							
	ROPES SINGLE WAVE	60	30/ 60	1	2	**	S. 136	
	MEDBALL SIDE WALL THROW	60	30/ 60	1		***	S. 129	
	1 MINUTE PAUSE							
	KETTLEBELL SWINGS	60	30/ 60	1	2	**	S. 123	
	MEDBALL SLAMS	60	60	1		**	S. 129	

HIIT-WORKOUT 4-E – EXPERT								
Level EXPERT	Übung Bezeichnung	Intervalldauer in Sek.	Pausenzeit in Sek.	Wiederholungen Intervalle	Wiederholungen Runden (Rounds)	Sterne (1–3)	Buchseite	Gesamtdauer in Min.
Movement Preps – Warmup	RIGHT & LEFT	Jede Übung 1 Minute						5
	KNEEUP!							
	HALO – ARM CIRCLE							
	SPINE ROTATION							
	SPINE FLEX & EXTEND							
HIIT – Workout	BOX BURPEES	30	30	1	5	***	S. 134	25
	ROPES DOUBLE WAVE JUMP	30	30	1		***	S. 137	
	KETTLEBELL SINGLE ARM ALT. SWING	30	30	1		***	S. 126	
	MEDBALL SLAMS	30	**120**	1		**	S. 129	

HIIT-WORKOUT 5-E – EXPERT

Level EXPERT	Übung Bezeichnung	Intervalldauer in Sek.	Pausenzeit in Sek.	Wiederholungen Intervalle	Wiederholungen Runden (Rounds)	Sterne (1–3)	Buchseite	Gesamtdauer in Min.
Movement Preps – Warmup	RIGHT & LEFT	Jede Übung 1 Minute						5
	KNEEUP!							
	HALO – ARM CIRCLE							
	SPINE ROTATION							
	SPINE FLEX & EXTEND							
HIIT – Workout	BOX BURPEES	30	0	1	3	***	S. 134	20
	KETTLEBELL SWING	30	0	1		**	S. 125	
	MEDBALL SLAMS	30	0	1		**	S. 129	
	120 SEKUNDEN PAUSE							
	LUNGE BOX JUMPS	30	0	1	3	**	S. 133	
	KETTLEBELL SINGLE ARM ALT. SWING	30	0	1		***	S. 126	
	MEDBALL HALO JUMPS	30	0	1		**	S. 130	
	120 SEKUNDEN PAUSE							
	BOX JUMPS	30	0	1	3	**	S. 132	
	KETTLEBELL SWING TO BURPEE	30	0	1		***	S. 127	
	MEDBALL SIDE WALL THROW	30	0	1		***	S. 129	

VON A WIE AEROB BIS Z WIE ZEITINTERVALL – WICHTIGE BEGRIFFE IM HIIT

AEROB – MIT SAUERSTOFF

Der Stoffwechsel findet in den Zellen des Organismus unter Sauerstoffverbrauch statt. In den Mitochondrien wird aus Kohlenhydraten, Fetten und Sauerstoff Energie gewonnen.

ANAEROB – OHNE SAUERSTOFF

Der Stoffwechsel findet außerhalb der Mitochondrien mit Sauerstoffmangel oder ganz ohne Verbrauch von Sauerstoff statt. Der Körper ist neben der aeroben Energiebereitstellung ebenfalls in der Lage, anaerob Energie zu gewinnen. Dabei werden unter Bildung von Laktat Kohlenhydrate verstoffwechselt. Die zweite Möglichkeit der anaeroben Energieerzeugung ist der Verbrauch von Phosphaten, ohne dass dabei Laktat gebildet wird.
Generell nutzt der Organismus zumeist mehrere unterschiedliche Quellen gleichzeitig zur Energiegewinnung.

SUBMAXIMAL

Der Athlet arbeitet knapp unterhalb seines maximal möglichen Leistungsvermögens. Die Intensität beträgt dabei bis zu 80 % der maximal möglichen Leistung.

„ALL-OUT“

Der Athlet ist an seiner maximal möglichen Leistungsgrenze angelangt. In einem Wettkampf, wie dem 100 Meter Sprint, wird der Sportler versuchen so schnell wie möglich das Ziel zu erreichen. Um seine persönliche Bestzeit zu laufen, muss er 100 Prozent seiner Leistung abrufen können. Auch im Training, und insbesondere bei einem sehr intensiven HIIT, muss versucht werden „all-out“, also an die individuelle Grenze, zu gehen.

SUPRAMAXIMAL

Der Athlet arbeitet oberhalb des für ihn grundsätzlich maximal Möglichen. Die Intensität ist dabei über seinem maximalen Leistungsvermögen. Sie fragen sich jetzt vielleicht: Wie kann es sein, dass man mehr als das Maximum gibt?
Haben Sie schon einmal gehört, dass eine Mutter unglaubliche Kräfte entwickeln kann, wenn es darum geht ihr Kind zu retten?! Oder, dass man in einer Fluchtsituation ungemein schnell Laufen kann. Das ist tatsächlich möglich, die Sportwissenschaft hat sogar einen eigenen Begriff dafür: „Autonom geschützte Reserve“. Unter extremen Bedingungen, wie Todesangst oder unter Einfluss von Doping, kann der Körper auf diese sonst geschützten Reserven zurückgreifen. Daher ist es möglich – unter gewissen Umständen – über sein individuelles Maximum zu gehen.

LAKTAT „STEADY-STATE"

Das Laktat „Steady-State" ist jener Bereich der Belastung, bei der sich Laktatbildung und -abbau knapp noch die Waage halten. Dabei steht gerade noch genügend Sauerstoff für die Aufrechterhaltung des Stoffwechsels zur Verfügung. Alle Vorgänge zur Energiegewinnung unter dem Laktat „Steady-State" laufen vorwiegend aerob ab.

DIE „WORK/REST RATIO"

Die „Work/Rest Ratio" beschreibt immer das Verhältnis zwischen Belastung und Pause während einer Trainingseinheit. Es gibt unterschiedliche Möglichkeiten zu Gestaltung der „Work/Rest Ratio". Im Folgenden sind einige Beispiele zur Gestaltung im HIIT angeführt.

- Work/Rest Ratio 1:1
  (1 Min. Belastung / 1 Min. Pause)
- Work/Rest Ratio 2:1
  (1 Min. Belastung / 30 Sek. Pause)
- Prinzip der lohnenden Pause
  (z.B. Puls unter 120 Schläge)

WANN IST EINE PAUSE „LOHNEND"?

Haben Sie schon einmal einen Sprinter beim Training beobachtet? Als Außenstehender könnte man meinen, dass dieser ein überaus schönes Leben hat. Ein sehr schneller Sprinter läuft 100 Meter und benötigt dafür zehn Sekunden. Danach macht er erst einmal zehn Minuten Pause – warum?
Möchte ein Spitzensportler seine maximale Leistung auf einer kurzen Distanz abrufen, muss er vollständig erholt sein. Das nimmt relativ viel Zeit in Anspruch. Die Herzfrequenz muss absinken, die Phosphatspeicher wieder aufgefüllt werden, eventuell muss Laktat abgebaut werden und so weiter. Um den Körper wieder auf sein Ausgangsniveau zu bringen, benötigt dieser also Zeit. Das Gute an dieser Sache ist, dass die Meisten von uns keine Spitzensprinter sind und wir daher nicht auf die vollständige Erholung unseres Körpers warten müssen.
Vielleicht konnten Sie in den Trainingspausen nach einer intensiven Belastung schon einmal beobachten, dass Ihre Herzfrequenz zu Beginn relativ rasch absinkt. Möchte man allerdings warten bis der Puls wieder das Ausgangsniveau – also jene Frequenz vor dem Trainingsstart – erreicht hat, dauert das im Vergleich dazu sehr lange.
Eine Pause gilt als „lohnend", wenn in einem Drittel der für eine vollständige Erholung erforderlichen Zeit zwei Drittel der gesamten Erholung stattfindet. Das heißt, nach etwa einer Minute ist zum Beispiel die Herzfrequenz auf ein gewisses Niveau abgesunken. Dieser Wert entspricht, im Optimalfall, dem messbaren Puls direkt nach dem Aufwärmen. Danach kann im Intervalltraining die nächste Belastung erfolgen.
Siehe auch: Aktive Vs. passive Erholung – Regenerationsspazieren versus Liegestuhl.

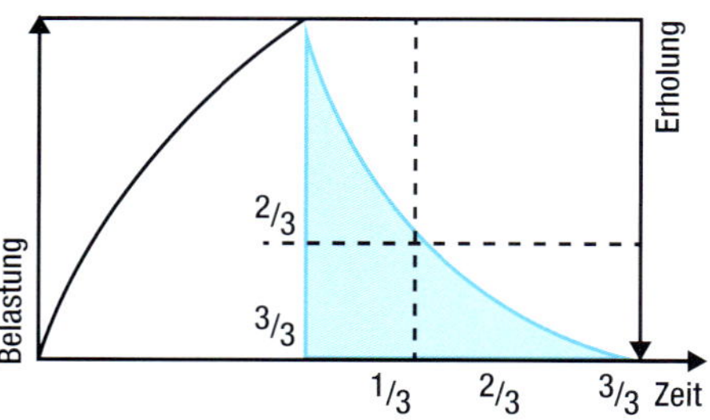

ZEITINTERVALL

Im HIIT ist ein Intervall der Bereich von Anfang bis zum Ende einer hochintensiven Belastung. Auf diese Phase folgt immer eine Pause. Die Länge der Intervalle kann je nach Zielsetzung und Trainingszustand variieren.

Berger, J. (2011). *Der Brockhaus Ernährung: Gesund essen – bewusst leben*. München: F. A. Brockhaus.

Burgomaster, K.A., Heigenhauser, G.J. & Gibala, M.J. (2006). Effect of short-term sprint interval training on human skeletal muscle carbohydrate metabolism during exercise and time-trial performance. *Journal of Applied Physiology,* 100(6), 2041-2047.

Burgomaster, K.A., Cermak, N.M., Phillips, S.M., Benton, C.R., Bonen, A. & Gibala M.J. (2007). Divergent response of metabolite transport proteins in human skeletal muscle after sprint interval training and detraining. *American journal of physiology-regulatory integrative and comparative physiology*, 292(5), R1970-R1976.

Burgomaster, K.A., Howarth, K.R. & Phillips, S.M. (2008). Similar metabolic adaptations during exercise after low volume sprint interval and traditional endurance training in humans. *Journal of Applied Physiology*, 586(1), 151-160.

Gormley, S.E., Swain, D.P. & High, R. (2008). Effect of Intensity of Aerobic Training on VO2max. *Medicine and Science in Sports and Exercise*, 40(7), 1336-1343.

Gurd, B.J., Perry, C.G.R., Heigenhauser, G.J.F., Spriet, L.L. & Bonen, A. (2010). High-intensity interval training increases SIRT1 activity in human skeletal muscle. *Applied Physiology, Nutrition, and Metabolism,* 35(3), 350-357.

Hood, M.S., Little, J.P., Tarnopolsky, M.A., Myslik, F. & Gibala, M.J. (2011). Low-volume interval training improves muscle oxidative capacity in sedentary adults. *Medicine and Science in Sports and Exercise,* 43(10), 1849-1856.

Hoshino, D., Kitaoka, Y. & Hatta, H. (2015). High-intensity interval training enhances oxidative capacity and substrate availability in skeletal muscle. *The Journal of Physical Fitness and Sports Medicine,* 5(1), 13-23.

Jacobs, R.A. & Lundby C. (2013). Mitochondria express enhanced quality as well as quantity in association with aerobic fitness across recreationally active individuals up to elite athletes. *Journal of Applied Physiology*, 114(3), 344-350.

Klinke, R., Pape, H.C., Kurtz, A. & Silbernagl, S. (2010). *Physiologie* (6. Auflage). Stuttgart: Thieme Verlag.

Little, J.P., Safdar, A., Wilkin, G.P., Tarnopolsky, M.A. & Gibala, M.J. (2010). A practical model of low-volume high-intensity interval training induces mitochondrial biogenesis in human skeletal muscle: potential mechanisms. *The Journal of Physiology,* 588(6), 1011-1022.

Little, J.P. et al. (2011). Low-volume high-intensity interval training reduces hyperglycemia and increases muscle mitochondrial capacity in patients with type 2 diabetes. *Journal of Applied Physiology*, 111(6), 1554-1560.

McKay, B.R., Paterson, D.H. & Kowalchuk, J.M. (2009). Effect of short-term high-intensity interval training vs. continuous training on O2 uptake kinetics, muscle deoxygenation, and exercise performance. *Journal of Applied Physiology*, 107(1), 128–138.

Menche, N. (2016). *Biologie, Anatomie, Physiologie* (8. Auflage). München: Urban & Fischer.

Molmen-Hansen, H.E. et al. (2011). Aerobic interval training reduces blood pressure and improves myocardial function in hypertensive patients. *European Journal of Preventive Cardiology,* 19(2), 151–160.

Nebel, R. & Bjarnason-Wehrens, B. (2014). Neue Horizonte der Bewegungstherapie in der kardiologischen Rehabilitation – High intensity interval training (HIIT). *CME – Premium Fortbildung für die medizinische Praxis*, 6, 25-33.

Picard, M., Taivassalo, T., Gouspillou, G. & Hepple, R.T. (2011). Mitochondria: isolation, structure and function. *Journal of Applied Physiology,* 589(Pt18), 4413-4421.

Rognmoa, Ø., Hetland, E., Helgerud, J., Hoff, J., Stig, A. & Slørdahl, S.A. (2004). High intensity aerobic interval exercise is superior to moderate intensity exercise for increasing aerobic capacity in patients with coronary artery disease. *European Journal of Cardiovascular Prevention and Rehabilitation*, 11(3), 216-222.

Schleip, R. & Bayer, J. (2014). *Faszien-Fitness*. München: Riva.

Schmidt, R.F. & Thews, G. (2013). *Einführung in die Physiologie des Menschen*. Berlin: Springer Verlag.

Stummvoll, G., Pretterklieber, M.L. & Kainberger, F. (2013). *Bewegung, Leistung und Schmerz* (10.Auflage). Wien: Facultas.

Tjønna, A.E. et al. (2008). Aerobic interval training vs. continuous moderate exercise as a treatment for the metabolic syndrome. *Circulation*, 118(4), 346-354.

Wahl, P. (2013). Hormonal and Metabolic Responses to High Intensity Interval Training. Journal of *Sports Medicine & Doping S*tudies, 3(1), 1000e132.

Wahl, P., Bloch, W. & Mester, J. (2009). Moderne Betrachtungsweisen des Laktats: Laktat ein überschätztes und zugleich unterschätztes Molekül. *Schweizerische Zeitschrift für Sportmedizin und Sporttraumatologie,* 57(3), 100-107.

Wahl, P., Hägele, M., Zinner, C., Bloch, W. & Mester, J. (2010). High Intensity Training (HIT) für die Verbesserung der Ausdauerleistungsfähigkeit von Normalpersonen und im Präventions- & Rehabilitationsbereich. *Wiener Medizinische Wochenschrift,* 160 (23–24), 627–636.

Wahl, P., Hägele, M., Zinner, C., Bloch, W. & Mester, J. (2010). High Intensity Training (HIT) für die Verbesserung der Ausdauerleistungsfähigkeit im Leistungssport. *Schweizerische Zeitschrift für Sportmedizin und Sporttraumatologie,* 58 (4), 125-133.

ROMAN BAYER

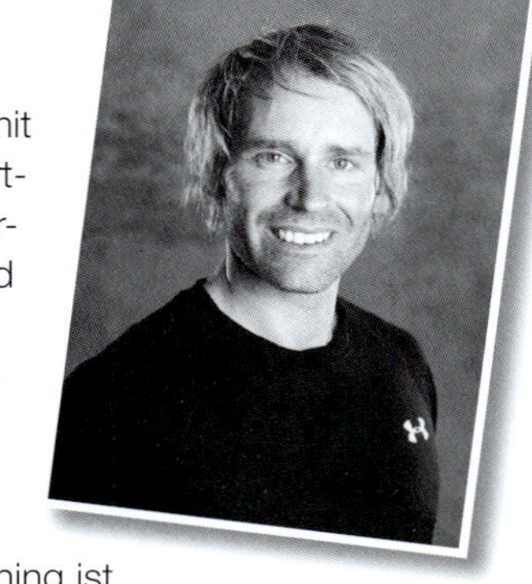

Mein Name ist Roman Bayer. Ich bin Sportwissenschaftler mit dem Spezialzweig Management und Medien am IFFB Sport- und Bewegungswissenschaft der Universität Salzburg. Ich arbeite als Personal Trainer, internationaler Fitness-Presenter und Referent im Functional-, Personal- und Groupfitness-Bereich. Als Euro Education Master Trainer entwickelte ich das erfolgreiche Groupfitness-Konzept HIITup! Dieses Workout vereint viele wissenschaftliche Ansätze und Erfahrungen aus der Praxis in einem kurzen, knackigen und intensiven Konzept. Ob im Individual-Training oder in der Gruppe – Functional Training ist meine große Leidenschaft. Das funktionelle Training mit dem eigenen Körpergewicht oder mit Kleingeräten steht bei mir im Zentrum meiner Trainingsphilosophie. Speziell ein funktionelles HIIT-Workout macht unglaublich viel Spaß und ist dabei enorm effektiv.
Mein Ziel ist es, Ihnen viel Spaß und Motivation bei Ihrem Training zu vermitteln, damit Sie schnell und effektiv Ihre eigenen Ziele erreichen.

www.fitnesskultur.at

Seite 13: „Mitochondrion. Components of a typical mitochondrion. Structure. Interactive diagram“ © sakurra – fotolia.com, angepasst von Sonja Kirsch
Seite 21: Sonja Kirsch, unter Verwendung von Wiki Commons, User: Polarlys, derivative work: Jiver (talk)
Seite 36: Sonja Kirsch, Fotos: Maximilian Raab
Seite 40: Foto: Maximilian Raab
Seite 44 o.: „Food pyramid of pie chart“ © alfaolga – Fotolia.com, angepasst von Sonja Kirsch
Seite 44 u.: Sonja Kirsch
Seite 45: Blackroll, www.blackroll.com
Seite 48 ff.: Fotos: Maximilian Raab
Seite 164: Sonja Kirsch

DIE DVDS ZUM KONZEPT

In zwei Workouts à 35 Minuten wechseln sich hochintensive Intervalle und Erholungsphasen ab. Die Musik gibt dabei treibend – und ganz selbstverständlich – die Zeiten vor.
Die Filme stehen ebenfalls als VOD – Video On Demand zur Verfügung. Nach dem Kauf können Sie den Film herunterladen oder direkt im Benutzerkonto abspielen.

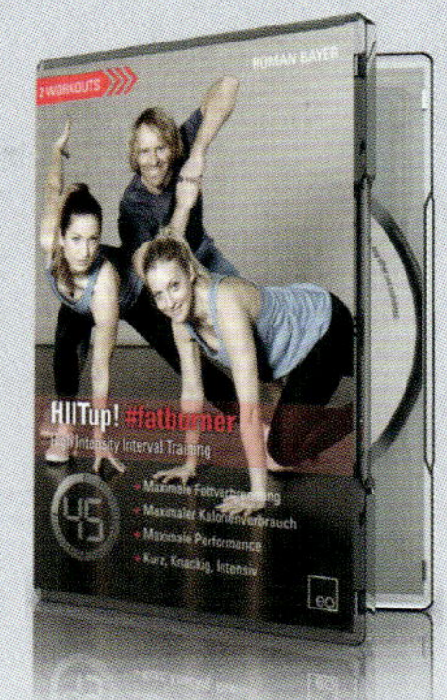

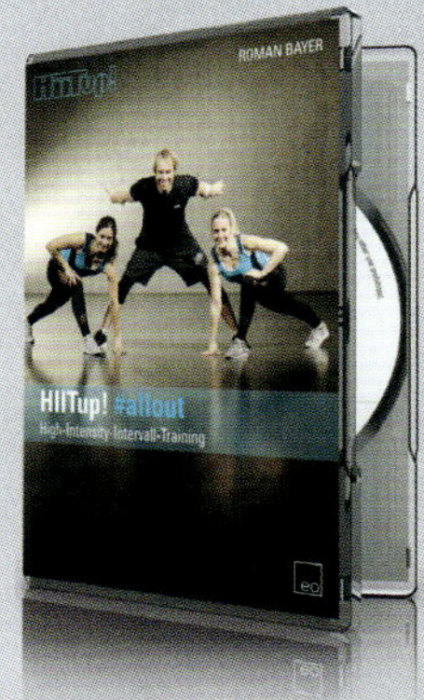

HIITUP #FATBURNER

- Art. Nr. DVD 020
- Spielzeit: ca. 80 Minuten
- Sprache: Deutsch

HIITUP! #ALLOUT

- Art. Nr. DVD 017
- Spielzeit: 75 Minuten
- Sprache: Deutsch

DIE MUSIK ZUM KONZEPT

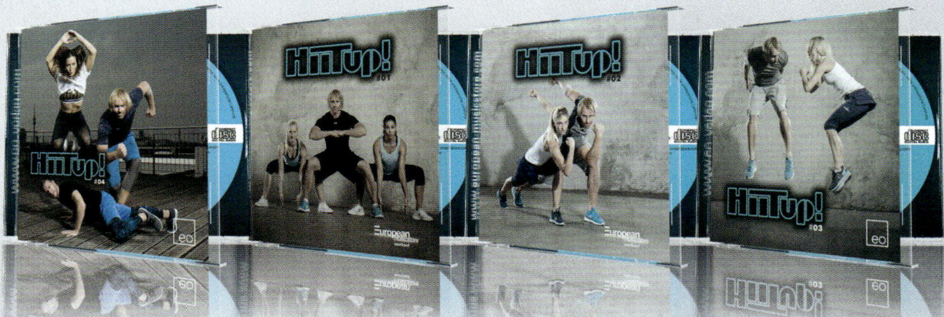

Die musikalische Begleitung zum High Intensity Intervall Trainingskonzept der Euro Education. Kurz, knackig und intensiv!
Spielzeit: jeweils ca. 36 Minuten / Kursarten: Workout, Functional Toning, Intervall

Aufbau der CDs:
Lied 1: WarmUp / Lied 2: Sequenz 1: 4 Intervalle mit je 3 Blöcken (96 Counts) getrennt durch kurze Pausen mit je 1 Block (32 Counts) / 1 Minute Pause / Lied 3: Sequenz 2: 4 Intervalle mit je 3 Blöcken (96 Counts) getrennt durch kurze Pausen mit je 1 Block (32 Counts) / 1 Minute Pause / Lied 4: Sequenz 3: 4 Intervalle mit je 3 Blöcken (96 Counts) getrennt durch kurze Pausen mit je 1 Block (32 Counts) / 1 Minute Pause / Lied 5: Sequenz 4: 4 Intervalle mit je 3 Blöcken (96 Counts) getrennt durch kurze Pausen mit je 1 Block (32 Counts) / 1 Minute Pause / Lied 6: Sequenz 5: 4 Intervalle mit je 3 Blöcken (96 Counts) getrennt durch kurze Pausen mit je 1 Block (32 Counts) / 1 Minute Pause / Lied 7: Sequenz 6: 4 Intervalle mit je 3 Blöcken (96 Counts) getrennt durch kurze Pausen mit je 1 Block (32 Counts) / Lied 8: Cooldown

Zeit- und ortsunabhängig – so lernt man heute!

Beide Tagesworkshops: HIITup! Die Basisausbildung und HIITup! Update „Ideas“ sind jetzt auch als Webseminar buchbar. Die Inhalte sind identisch zum Tagesworkshop. Anhand eines gesendeten Skriptes können Sie sich Kapitel für Kapitel durch die theoretischen und praktischen Inhalte arbeiten. Zahlreiche Erklärvideos mit unserem Referenten Roman Bayer vertiefen, erweitern und ergänzen das Skript. Jedes Webseminar beinhaltet zwei Stundenbilder HIITup! mit jeweils einer ausführlichen Analyse mit Tipps und Hilfestellungen für Trainer.
Das Webseminar steht Ihnen nach dem Erst Login insgesamt vier Wochen zur Verfügung.

Informationen und Anmeldung:
Euro Education | Henkelstraße 22 | 85354 Freising Telefon: (+ 49) 0 81 61 / 49 69-41
E-Mail: info@euro-education.com | www.euro-education.com

www.euro-education.com

EURO EDUCATION
European Fitness School

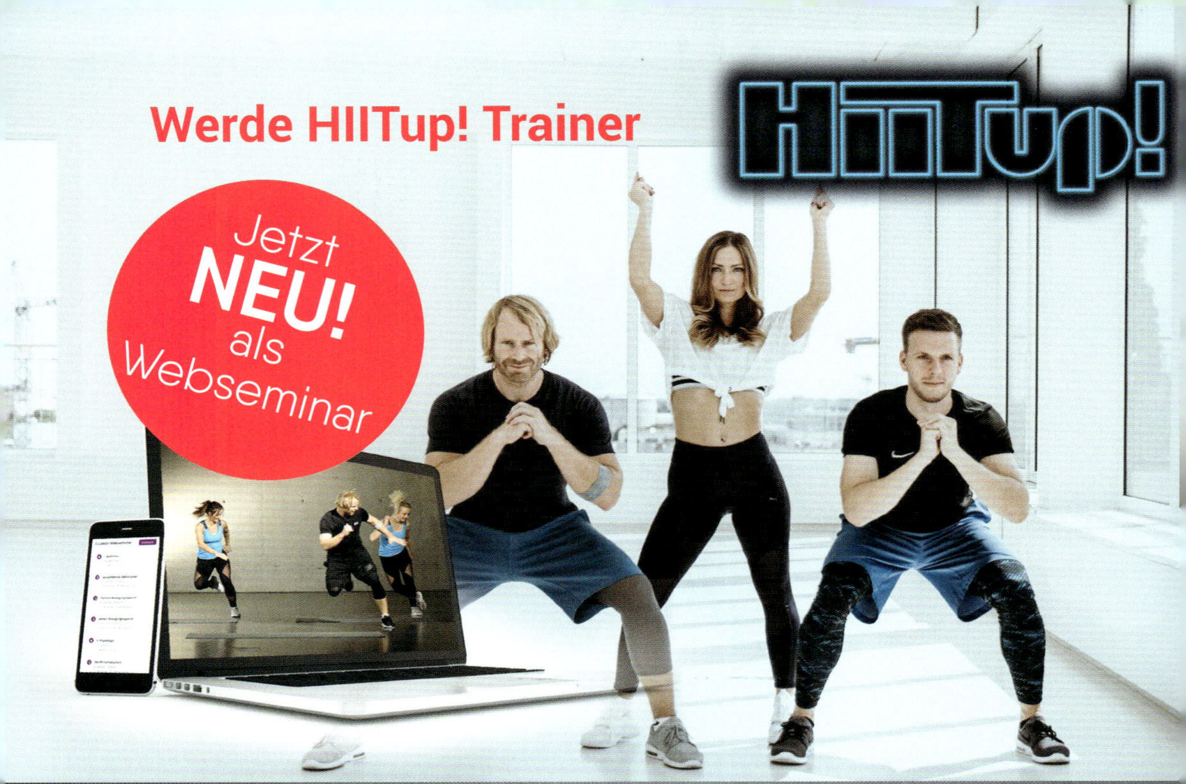

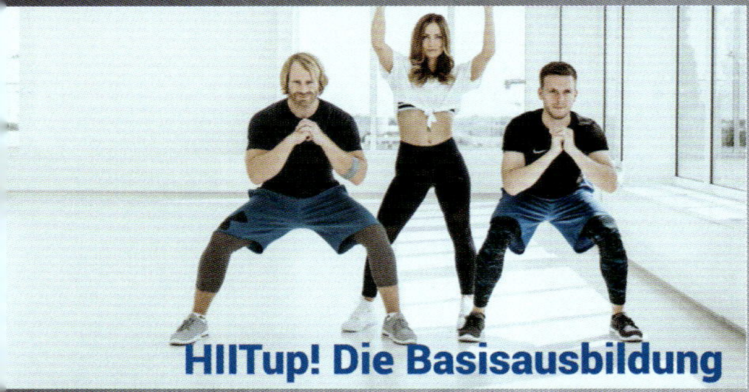

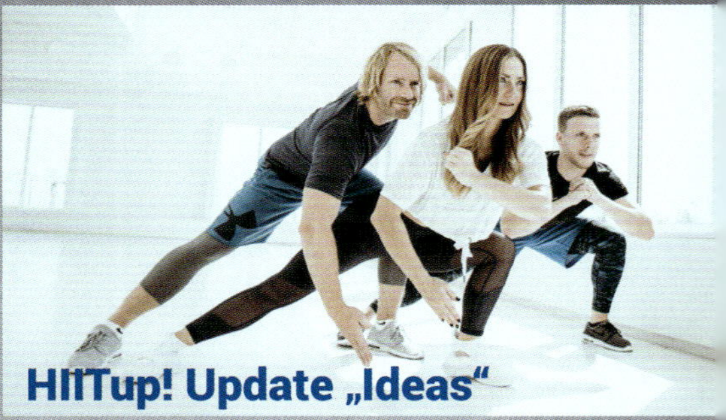